U0277033

# 协和外周血管药物治疗学

Pharmacotherapeutics of Peripheral Vascular Disease

主　编　陈跃鑫　郑月宏
主　审　梅　丹　张　波

中国协和医科大学出版社
北　京

图书在版编目（CIP）数据

协和外周血管药物治疗学 / 陈跃鑫，郑月宏主编. —北京：中国协和医科大学出版社，2022.5
ISBN 978-7-5679-1840-5

Ⅰ. ①外⋯  Ⅱ. ①陈⋯ ②郑⋯  Ⅲ. ①血管疾病－药物疗法  Ⅳ. ①R543.05

中国版本图书馆CIP数据核字（2022）第044245号

**协和外周血管药物治疗学**

主　　编：陈跃鑫　郑月宏
责任编辑：李元君
封面设计：许晓晨
责任校对：张　麓
责任印制：张　岱

出版发行：中国协和医科大学出版社
　　　　　（北京市东城区东单三条9号　邮编100730　电话010-65260431）
网　　址：www.pumcp.com
经　　销：新华书店总店北京发行所
印　　刷：三河市龙大印装有限公司

开　　本：889mm×1194mm　　1/16
印　　张：15.75
字　　数：458千字
版　　次：2022年5月第1版
印　　次：2022年5月第1次印刷
定　　价：168.00元

ISBN 978-7-5679-1840-5

谨以此书献给北京协和医院建院100周年

## 编者名单

**主　审**　梅　丹　张　波

**主　编**　陈跃鑫　郑月宏

**副主编**　都丽萍　唐筱婉

**编　者**（按姓氏笔画排序）

丁　征　中国医学科学院阜外医院　　　　张学民　北京大学人民医院

马浩程　北京大学人民医院　　　　　　陈苗苗　浙江大学医学院附属邵逸夫医院

王　磊　中国医学科学院北京协和医院　陈星伟　中国医学科学院阜外医院

尹　杰　北京大学第一医院　　　　　　陈跃鑫　中国医学科学院北京协和医院

师春焕　东营市人民医院　　　　　　　周　双　北京大学第一医院

任　爽　北京积水潭医院　　　　　　　郑月宏　中国医学科学院北京协和医院

刘　芳　首都医科大学附属北京潞河医院　房　杰　中国医学科学院阜外医院

刘文静　中国医学科学院北京协和医院　屈静晗　中国医学科学院北京协和医院

刘秀梅　郑州人民医院　　　　　　　　赵琳婧　哈尔滨医科大学附属第一医院

李　莹　中国医学科学院肿瘤医院　　　赵辉娟　长治医学院附属和济医院

李心玥　沧州市中心医院　　　　　　　柳　鑫　首都医科大学附属北京天坛医院

李春英　佳木斯市中心医院　　　　　　保　芸　甘肃省人民医院

杨　思　浙江大学医学院附属第一医院　袁汝奎　西南医科大学附属中医医院

杨　淼　中国中医科学院西苑医院　　　都丽萍　中国医学科学院北京协和医院

宋　钰　中国医学科学院北京协和医院　唐筱婉　中国医学科学院北京协和医院

张　韬　北京大学人民医院　　　　　　接恒博　中国医学科学院北京协和医院

张丽新　内蒙古自治区人民医院　　　　滕乐群　中国医学科学院阜外医院

　　外周血管疾病是一类常见的严重危害人民群众健康的疾病。根据其受累的部位，可以累及全身多处动静脉系统，如主动脉、下腔静脉、内脏动静脉、四肢动静脉、头颈动静脉等。动脉疾病病因中以动脉粥样硬化最为常见，其次为血栓、血管炎性疾病等；静脉疾病病因中主要以血栓较为多见。值得注意的是，外周血管疾病具有易反复发作的特点，轻则影响正常生活工作，重则截肢及丧失劳动能力。因此，规范的诊治是这类疾病治疗及预后的关键。

　　尽管通过开放手术或腔内微创手术等措施处理外周血管病变是治疗外周血管疾病的重要手段，但是在疾病的早期、手术干预的围手术期以及术后的随访观察期，药物治疗扮演着不可替代的重要角色，覆盖了外周血管疾病防治的全过程。为外周血管疾病患者提供规范化的药物治疗手段，指导临床医师、临床药师切实有效地对患者实施药物治疗方案，是本书撰写的初衷。在书籍的编写过程中，我们参考了药物治疗学的常规药品分类，并结合外周血管疾病药物治疗的特点，从临床药物治疗学的基本概念、周围血管常用药物及应用方法、常见外周血管疾病及药物治疗等三个部分，构建了外周血管药物治疗体系。临床药物治疗学相关基础知识部分内容精炼，便于读者对临床药物治疗学有梗概认识；周围血管常用药物及应用方法介绍了国内外常用外周血管疾病相关药物，尤其是各种类型的抗血小板药物、抗凝药物、血管活性药物等，并结合最新的国内外循证医学证据及诊疗指南和专家共识，旨在为临床医师和临床药师实施药物治疗提供证据；常见外周血管疾病及药物治疗，在介绍外周血管疾病基础理论的同时配合典型案例和药师点评，通过理论联系实际的方式，便于读者理解并实际运用，这也是本书的特点之一。

　　本书在编排上力求体现"实用、全面"的特点，可适用于外周血管疾病专业方向的各级别临床医师、抗栓专业的临床药师以及研究生、进修生等。本书通过专业知识和典型案例的结合，使临床医师和临床药师迅速掌握常见外周血管疾病的药物治疗原则及监护重点，是临床医师和临床药师工作中必不可少的案头手册。

　　由于临床医学及药学的不断发展及编者的水平和经验有限，本书中可能存在欠妥之处，敬请读者斧正。希望每一位读者和同道多提宝贵意见，让我们共同努力，为外周血管疾病的药物治疗营造更加广泛、安全的发展环境。

编　者

2022年4月

# 目　录

# 第一章

# 临床药物治疗学概述

## 第一节　临床药物治疗学的内容和任务

药物（drug）是指用于预防、治疗、诊断疾病，并规定有适应证或功能主治、用法用量的物质。药物是防治疾病的重要武器。近年来，随着医药科技的不断进步，药物的品种迅速增加，这为人们防病治病提供了有利条件，但同时也给医药工作者带来了挑战。

临床药物治疗学（clinical pharmacotherapeutics）主要是研究药物预防、治疗、诊断疾病的理论和方法的一门学科。临床药物治疗学的任务是运用基础医学、临床医学和药学的基础知识，针对疾病的病因和病理发展过程，依据患者的生理、心理和遗传特征，制定和实施合理的个体化药物治疗方案，以获得最佳疗效和最低治疗风险。

临床药物治疗学诞生于经验医学，并随着临床用药实践的需求而逐渐成熟。目前在临床用药实践中，依赖临床经验用药仍然占很大的比例，还没能全面正确地运用相关学科的知识科学指导合理用药。现代科学技术的发展要求药物治疗方案的选择要建立在科学设计、正确分析、可靠证据的基础上，因此需要临床医药工作者采用循证医学、循证药学的方法，同时结合药理学、药物基因组学等多学科知识来指导临床实践。

临床药物治疗学的主要内容是研究在临床实践中如何合理的使用药物。这就要求临床医师和药师要根据疾病的病因和发病机制、患者的个体特征，结合药物的作用特点，对患者实施合理用药。合理用药聚焦于用药的安全、有效、经济、方便，主要包括以下含义：①所选药物的药理作用能够针对疾病的病因和病理生理改变；②明确遗传多态性与药物反应多态性，采用个体化给药方案，确定临床用药剂量、用法和疗程，药物调剂配伍适当；③患者无禁忌证，药物治疗引发不良反应的可能性最低或易于控制和纠正；④在达到最佳治疗效果的同时，消耗最低的药物成本；⑤患者对所选药物依从性好。

合理用药还需要研究药物之间的相互作用。药物相互作用既可以发生在吸收、分布、代谢和排泄的药代学过程中，也可以通过药物靶点的作用体现在药效学上。

（都丽萍）

## 第二节　药物代谢动力学与药物效应动力学

药物代谢动力学（pharmacokinetics），简称药动学。主要是研究药物的体内过程（吸收、分布、代谢和排泄），并运用数学原理和方法阐释体内药物浓度随时间变化的动态规律。药物用于人体后，从用药部位进入体循环的过程，称为吸收（absorption）。药物吸收后，随着血液循环通过细胞膜屏障进入各器官、组织和细胞内的过程，称为分布（distribution）。药物在体内各种酶的作用下发生化学结构变化，生成多种代谢物的过程，称为代谢（metabolism）。药物以原形或代谢产物的形式排出体外的过程，称为排泄（excretion）。

药物在作用部位能否达到安全、有效的浓度是确定给药剂量和时间间隔的依据。大量资料表明，很多疾病对药物在体内的吸收、分布、代谢和排泄可产生明显的影响，直接影响药物疗效。掌握药物代谢动力学的基本方法和原理，可以估算给药的适当剂量、恰当的给药间隔时间以及在体内的稳态平衡血药浓度，用以制订给药方案；再依据患者的具体情况（如体重、肝、肾、心功能，有无酸、碱中毒，尿液 pH 等）加以调整，指导临床合理用药。

药物效应动力学（pharmacodynamics），简称药效学，主要研究药物对机体的作用及作用机制。药物作用（drug action）是指药物对机体的初始作用，是动因。药理效应（pharmacological effect）是药物作用的结果，是机体反应的表现。药物作用改变机体器官原有功能水平，功能提高称为兴奋（excitation），功能降低称为抑制（inhibition）。多数药物是通过化学反应而产生药理效应的。这种化学反应的专一性使药物的作用具有特异性（specificity）。药理作用的基本类型和选择性是药物分类的基础，又是临床用药时选择药物和制定治疗方案的主要依据。

药物对机体产生的作用总是会有两个方面，一方面是对机体有利的作用，即药物作用的结果有利于改变患者的生理、生化功能或病理过程，使患病的机体恢复正常，称为治疗作用（therapeutic effect）；另一方面则是对机体不利的作用，即与用药目的无关，并为患者带来不适或痛苦，统称为药品不良反应（adverse reaction）。药效学的研究为临床合理用药、避免药品不良反应和新药研究提供依据，也为促进生命科学发展发挥重要作用。

（都丽萍）

# 第三节　药品不良反应与治疗药物监测

药品不良反应是指合格药品在正常用法用量下出现的与用药目的无关的有害反应。如何保障药物治疗的有效性与安全性，是临床医师和药师的共同责任，而治疗药物监测则是医师和药师实现这一目标的有力工具。

治疗药物监测是通过测定血浆中的药物浓度，运用药物代谢动力学和临床药理学原理，应用计算机专业软件，拟合各种数学模型，求算出药物代谢动力学参数，根据患者临床特点设计个体化给药方案，包括给药剂量、给药途径和给药频次，促使药物疗效达到最高、不良反应减至最低。治疗药物监测是一门新兴交叉学科，是临床药物主要研究内容之一，对指导临床合理用药意义重大。

药物多具有两重性，既能治疗疾病，又能导致疾病或加重病情。现今，药品不良反应已成为继心脏病、癌症与脑卒中之后的第四主要死亡原因，但目前临床对其重视程度还不够，我国每年5000万住院患者中，有250多万（5%）因药品不良反应入院，住院期间有500万～1000万（10%～20%）发生药品不良反应。药品不良反应中的A型反应（量变型异常）是由药物药理作用的延伸或加强引起，与剂量改变具有一定的相关性，发生率较高、死亡率较低，可以预测。治疗药物监测对A型反应有较高的临床指导意义，一方面优化药物治疗方案，提高药物疗效、降低副作用；另一方面通过合理用药节省治疗费用。

药物治疗过程中，需基于患者及疾病特点选择药物品种，确定使用剂量，在明确血药浓度、生物标志物或基因等因素的基础上，给予个体化治疗。例如在外周血管疾病与抗栓药物的使用过程中，出血事件较常见，不同抗血栓药物在临床应用中，引起出血的发生率及程度均不同，轻度出血表现为黏膜出血等，重度出血表现为颅内出血等，血栓易感患者在应用抗血栓药物前，应评估凝血/出血风险。例如在使用华法林抗凝治疗期间，需定期监测凝血酶原时间（prothrombin time，PT）和国际标准化比值（international normalized ratio，INR）值。根据患者的发病特点、并发症、INR值、合并用药和生活方式等因素，为患者制定个性化监测INR值的时间间隔。直接口服抗凝药物无须常规监测凝血指标，监测重点在于对肾功能的动态监测，并根据肾功能调整药物剂量。对于正常或肾功能轻微下降的患者应每年测定肾功能，中度肾功能不全患者每4～6个月监测1次，并根据肾功能调整剂量。

在医疗机构开展治疗药物监测，研究个体化药物治疗机制与方法，建立相关临床诊疗标准与共识，有利于促进研究结果的临床转化，制定适合患者的个体化治疗方法，使患者最大程度获益。

（柳　鑫）

## 第四节　影响药物效应的因素

药物在体内的代谢与转运过程，以及不同药物作用靶点基因的遗传差异和药物代谢酶的表达水平都有可能影响药物的体内浓度和有效性，导致药物反应性的个体差异。近些年，药物基因组学受到广泛关注，随着人类基因组学的发展，越来越多的药物基因组相关生物标记物及检测方法相继出现，在药品使用过程中，了解药物代谢酶与相关基因多态性，有助于评估药品不良反应及风险，进一步指导临床个体化给药。

细胞色素P450家族（cytochromeP450，CYP450）最早发现于1995年，因该酶系与一氧化碳反应后在450nm处的吸收峰产生的光谱具有识别共性而被命名。CYP450酶广泛分布于小肠、肝脏与肾脏等组织。细胞内的CYP450主要存在于合成蛋白质的滑面内质网和产生能量的线粒体中。根据氨基酸序列，CYP450分为CYP1、CYP2和CYP3亚类。CYP450作为重要代谢酶，参与内源性底物和外源性化合物如脂肪酸、类固醇、毒素以及大多数药物的氧化还原反应，对机体抵抗外来物质，清除体内代谢产物，以及有害物质发挥重要作用。

CYP450基因多态性影响药效，导致个体间药物的代谢程度产生一定差异，主要多态性包括CYP1A2、CYP2A6、CYP2B6、CYP2C8、CYP2D6、CYP2C9、CYP2C19、CYP3A4和CYP3A5。CYP450酶在体内药物代谢动力学过程中可呈现不同表型，其中，超快代谢型（UM）指代谢表型变异导致功能增强；快代谢型（EM）是指代谢能力正常；中间代谢型（IM）只携带一个正常基因或功能缺陷，引起药物氧化还原能力降低；慢代谢型（PM）指纯合或杂合子基因携带者，导致药物的代谢功能完全丧失。例如在临床抗栓药物使用中，氯吡格雷存在抵抗现象，使用标准剂量的氯吡格雷治疗后，仍有部分患者发生血栓栓塞等不良血管事件。CYP2C19基因多态性是导致氯吡格雷抵抗的重要原因。CYP2C19遗传变异可导致酶活性的个体差异，使人群出现超快代谢者（UM）、快代谢者（EM）、中间代谢者（IM）和慢代谢者（PM）4种表型。当患者携带无功能等位基因CYP2C19*2、CYP2C19*3时，氯吡格雷活性代谢产物血药浓度降低，血小板聚集抑制率降低，主要心血管不良事件发生率将明显增加；而CYP2C19*17携带者应用氯吡格雷后，活性代谢产物含量增加，血小板聚集抑制率增加，出血风险也增加。

药物代谢酶发生基因突变后，应依据药物在体内代谢状态，适时更换或调整给药剂量，探索药物代谢酶与基因多态性，可指导临床合理用药，提高治疗效果，降低毒副反应，制定个体化给药方案，确保用药安全。

（柳　鑫）

## 第五节　临床用药原则与特殊人群治疗

在临床用药过程中，有时需根据患者的具体状态，以及年龄、性别等因素调整药物剂量与品种。不同患者的肝肾功能不同，这些因素都会影响药物的分布、代谢与排泄，增加发生药品不良反应的风险，甚至造成残疾与死亡等严重后果。

肝脏疾病导致肝功能降低，引起肝CYP450酶活性和含量减少，影响药物的体内代谢过程，进而影响临床用药的安全性和有效性。对肝功能不全者用药时要考虑患者肝功能的状态，以及药物对肝脏的毒性。例如某些通过肝脏代谢成活性代谢产物的前体药物疗效可能降低，如氯吡格雷，而西洛他唑在体内经肝代谢失活，肝功能受损者应用时，暴露水平升高，不良反应也增加。

肾功能不全会影响许多药物的排泄，使药物的半衰期延长，导致药物在体内蓄积，甚至产生毒性反应。当肾功能发生障碍时，药物清除能力降低，需减少剂量或降低静脉滴注速度。例如磺达肝癸钠、利伐沙班与阿哌沙班禁用于重度肾功能损害患者。肾功能不全时，需适当降低给药剂量，或更换相关药物，从而减少药物蓄积带来的不良反应。

儿童的生理、病理、对抗血栓药物反应性、流行病学特征及药物治疗的长期效果与成人不同，血液系统呈动态发育阶段，某些外周抗血栓药物和血液系统间的相互作用不同于成人。例如抗血栓药物在婴儿和儿童体内药物代谢动力学性质呈年龄依赖性，婴儿血容量不足，常规实验室监测有一定困难。因此，增加了抗血栓治疗的风险。婴儿和儿童抗血栓治疗常用抗血栓药物有肝素、低分子肝素与维生素K拮抗剂，一些新型抗血栓药物也逐渐用于预防和治疗婴儿和儿童血栓形成。通常儿童的抗血栓治疗方案是由成人治疗方案比较而来，但这种方法未能充分考虑到儿童生理病理状态的特殊性。直接以抗血栓药物在儿童体内的药代和药效性质制定个体化的治疗方案，可以显著提高治疗的成功率。

年龄的增加是血管疾病的一个重要危险因素。老年人合并其他疾病多，联合用药多，多重用药易产生药物相互作用。其次，老年人的生理状态发生变化，如肝肾功能降低、血小板反应性增强，脂肪组织相对增加，导致脂溶性药物分布容积增加，血药浓度达稳态所需时间和药物清除时间增加，非脂肪组织和水所占比例减少，水溶性药物分布容积减少，均影响抗血栓药物在体内的药物代谢动力学性质，肾小球滤过率、肾小管对药物的分泌能力和肾血流量降低，肾清除降低，经肾清除的药物易蓄积。例如对于老年人的抗栓治疗，美国心脏病学会推荐阿司匹林用于老年不稳定心绞痛、急性冠状动脉综合征（acute coronary syndrome，ACS）和经皮冠状动脉介入治疗（percutaneous coronary intervention，PCI）的抗血栓治疗。75～150mg阿司匹林的疗效和高剂量相当，不良反应少。氯吡格雷联合阿司匹林不需调整剂量，是老年人抗血栓的标准治疗，一般不推荐使用普拉格雷和替格瑞洛。

在妊娠期患者的临床药物治疗中，需综合考虑胎儿和母体的顺应性。对静脉血栓栓塞妊娠期妇女推荐使用低分子肝素进行抗血栓治疗，病情严重者，推荐产后持续用药6个月。某些药物（肝素和低分子肝素）不会分泌进入乳汁，可安全地应用于哺乳期妇女。大剂量阿司匹林可损害血小板功能，引起婴儿低凝血酶原血症，如果新生儿的维生素K储备不足还会导致瑞氏综合征，因此应禁止使用。维生素K拮抗剂能通过胎盘，导致胎儿先天性异常风险增高，如先天性心脏缺陷、脑室增宽、自然流产、胎儿神经系统异常等。因此华法林在孕期不适合使用，尤其是妊娠前3个月和后3个月。

在临床药物治疗中，根据不同患者的疾病状态与用药问题，重视特殊人群药物治疗，提高医疗质量，保证患者用药安全，临床医学和药学专家加强合作，为促进临床合理用药提供依据。

（柳　鑫）

# 第六节　临床药物治疗学的研究进展和未来

临床药物治疗学是研究药物预防、治疗疾病的理论和方法的一门学科，它是架构在药学与临床之间的桥梁课程，将临床医学与药学有机结合、相互渗透，临床药物治疗学的形成和发展与临床药学的建立和发展紧密相连。

近年来，临床药物治疗学的发展方向集中在重视循证医学与药物基因组学的发展两个方面。

循证医学的核心思想是在临床医疗实践中，对患者的诊治决策都应依赖于客观的科学证据，而不是某些个人的主观经验。尽管有些经验可能是正确的，但循证医学为合理的药物治疗提供了更加科学的证据，为评价疾病治疗的效果提供了可靠依据，其结论来自临床药物治疗学的研究和实践。循证医学应用到临床药物治疗学中，就是尽可能应用对药物疗效和不良反应评价最佳的证据，制定对患者的用药方案。

药物基因组学是根据生物多样性理论，利用基因组学的技术与方法，研究药物作用相关基因，阐述药物作用相关基因的多态性造成的药物代谢动力学和药效学的变化。2009年美国国立卫生研究院与Pharm GKB联合成立了临床药物基因组学实施联盟（CPIC），目前CPIC共组织专家制订了24个以药物基因组学为基础的治疗指南，覆盖20种基因与62种药物，用于指导临床用药。2011年，美国FDA发布《行业指南：临床药物基因组学：早期临床研究的上市前评价》，提出应在新药上市前各阶段开展临床药物基因组学研究，其作为一种革命性的手段可以提高新药的安全性与有效性。2015年7月，国家卫生计生委医政医管局印发了《药物代谢酶和药物作用靶点基因检测技术指南（试行）》和《肿瘤个体化治疗检测技术指南（试行）》，是国内首次发布的具有统筹性指导作用的药物基因组学指南。2020年广东省药学会发布《基于药物基因组学的抗血小板药物个体化药学服务指引（2020年版）》，为抗血小板药物的药物基因组学在临床药物治疗学中的应用做出了指导。临床药师可以利用成熟的Pharm GKB数据库、CPIC与DPWG指南等权威信息，将PGx基础研究向有循证药学支撑的临床个体化用药转化，将患者的基因检测结果切实有效地应用于临床药物治疗。目前一些三甲医院已开设了临床药物基因组学与个体化用药方面的临床药师培训基地，能从一定程度上规范化引导相关药师的输出。后续应逐步构建基因检测技师——临床药师——医师联动的合作模式，更规范地推动临床药学治疗学向精准药物治疗发展。

（刘　芳）

# 第七节　药学监护点和用药干预

随着社会经济不断发展，药学服务也在逐渐适应和满足患者的高水平要求。药学监护点和用药干预是医院实施医疗服务工作的重要一环，由专业药师来进行药学监护点和用药干预是当代医疗改革的重要基础之一，为保障用药安全、普及用药知识、促进用药合理化等做出贡献。

## 一、药学监护点

药学监护点（pharmaceutical care，PC）是指药师应用药学专业知识向公众提供直接、负责任、与药物使用有关的服务，以期提高药物治疗的安全性、有效性与经济性。在20世纪70年代中期，美国Mikeal等首先提出药学监护点理念，定义为"对特定患者的用药进行监护，以确保其安全和合理的使用药品"，随后不断研究完善和更新。医院药学发展经历了3个时期：①以调剂为主的传统药学时期；②以药学服务为主的临床药学时期；③以患者为中心，提供专业的药学知识、规范用药行为的药学监护点实践时期。2011年，国家卫生部发布《医疗机构药事管理规定》，第十二条规定应开展以患者为中心、以合理用药为核心的临床药学工作，组织药师参与临床药物治疗，提供药学专业技术服务。随后2016年，国家卫生健康委员会发布《医疗质量管理办法》，第三章第十八条规定医疗机构应当加强药学部门建设和药事质量管理，提升临床药学服务能力，推行临床药师制，发挥药师在处方审核、处方点评、药学监护点等合理用药管理方面的作用。我国的药学监护点发展起步虽晚但逐步加快。

**（一）药学监护点的内容**

药学监护点计划是临床药师为达到治疗目标或者预防和解决药物治疗问题，而为患者制订的详细计划。药学监护点计划的基本内容包括：建立治疗目标、确定适宜的干预措施、设立随访评估的时间表等。药学监护点计划是在整体评估了患者情况基础上制订的，当药师确定了药学监护点对象及做好相关准备工作后，就可以进行监护工作。

**（二）药学监护点中药师的职责**

药学监护点中药师的职责是为患者提供全面、连续、主动的药学服务，以保障患者用药安全、有效、经济。主要包括：①个体化用药：覆盖患者用药全过程（患者进入病区接诊开始，至转出或离院为止，如患者有转科，再次转回病区后，应重新评估并实施患者监护，至再次转出或离院为止）。对药物治疗做出综合评价，发现和报告ADR；②综合管理药学监护点所必需的资源：药物使用管理及评价，对医师、护师、患者进行药学指导，提供有关药物的专业信息咨询服务；③保证临床合理用药，包括选药正确、指征适宜、疗效安全、价格适宜、剂量用法疗程妥当、调配无误等；④建立患者用药档案（药历）。这需要药师具备3种能力：①发现潜在或实际存在的用药问题的能力；②解决实际发生的用药问题的能力；③防止潜在用药问题的能力。

**（三）药学监护点的重要环节**

（1）收集资料 患者的资料包括患者的主诉、病史、药物过敏史、既往用药史、生命体征、临床各种生化检验指标、影像学检查、血药浓度测定等。

（2）确定当前的诊疗问题。

（3）设定治疗目标 以下是四个主要的治疗目标：治愈疾病、减轻或者消除患者的症状和/或体征、减缓或终止疾病的进一步发展、预防疾病、化验指标正常化及辅助诊断过程。

（4）分析患者资料，确定药物相关问题 为了帮助鉴别患者是否已经存在或者可能会出现药物相关问题，临床药师应该对患者使用药物进行分析，具体问题包括以下；适应证与禁忌证、用法用量、有效性、安全性及依从性。

（5）设计药物治疗方案 应考虑不同类别的药物或非药物治疗方案，备选方案应权衡药效区别、药物风险、对患者其他疾病的影响及经济性，但有效性和安全性永远是最基本的要求。药物治疗方案应遵循个体化给药原则。

（6）制订药物治疗的监护计划 一般而言，低廉、快捷和非创伤性的监测项目比较容易被接受，反之费用高、冗长或具损伤性，患者采纳就比较困难。监护计划应该具有条理性，依据药物治疗疾病的优先顺序考虑解决。临床药师要监测患者的临床指征和症状，生化和血液学数据，血药浓度的水平，药物不良反应等，必要时进行药物基因检测。

（7）药学监护点计划的执行 药学监护点的实际结果是由期望结果结合治疗目标来评价的，应当对药学监护点计划进行回顾和评价，必要时可考虑实行药物治疗的备选方案。

## 二、用药干预

随着现代药学服务逐渐从传统的"以药品为中心"向"以患者为中心"转换，药物相关问题（Drng Related Problems，DRPs）管理已经成为现代药学服务的重要内容，用药干预就是其中一项重要手段，也是药学监护点过程中的重要一环。2018年4月，医政医管局发布《关于进一步加强患者安全管理工作的通知》，着力推进患者用药安全。要求医疗机构积极开展用药咨询、用药教育、用药干预、药学监护点、药物合理使用监测和评价工作，推进临床合理用药，保障患者用药安全。

　　药师对患者用药过程中出现的DRPs作出判断和回应，从药物的有效性、经济性和安全性等方面优化其治疗结果。目前，对于药物相关问题分类和用药干预并没有统一的分类标准，国际上使用最广泛的DRPs分类系统是PCNE和Strand，PCNE分类系统的干预模式主要分为4部分，分别为问题、诱因、干预和结果（干预措施详见表1-1）。在Strand分类系统的干预模式中，对患者感受的评估尤为重要，若患者提及药物不良反应，药师应首先询问其不良反应是否可以忍受，若患者认为可以忍受，则不进行DRPs分类和干预；若患者不能忍受，则进行后续干预，具体实施步骤见图1-1。

表1-1　PCNE分类系统主要用药干预层面及措施

| 干预层面 | 干预措施 |
| --- | --- |
| 医师层面 | ①仅告知医师；②医师咨询；③药物干预建议；④与医师讨论干预方案 |
| 患者层面 | ①患者用药咨询；②（仅）提供书面资料；③告知患者咨询医师；④告知家属/看护人员 |
| 药物层面 | ①药物品规调整；②剂量调整；③使用方法调整；④药物停用；⑤新药启用 |
| 其他层面 | ①其他干预；②药物不良反应上报 |

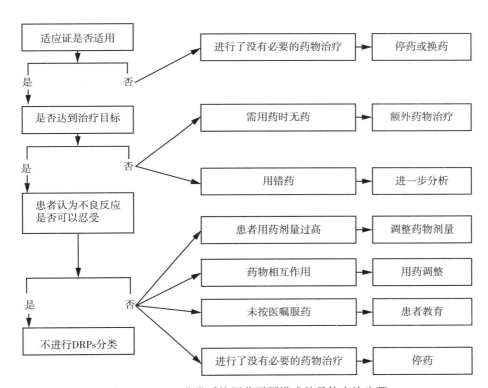

图1-1　Strand分类系统用药干预模式的具体实施步骤

　　根据《药学监护点实践方法——以患者为中心的药物治疗管理服务》（第三版），用药干预的内容包括开始新的药物治疗、增加剂量、减少剂量、终止药物治疗、为患者提供具体的药物信息或信息解释、介绍患者到另一位具有解决更为复杂问题能力的专业医疗人员那里。

　　DRPs管理的干预包括药物给药剂量的完整调整方案。包括开始新的药物治疗、更换药品、调整剂量和/或给药间隔、终止药物治疗。每次用药干预是患者潜在获益与潜在风险之间的平衡。在实践过程中，每实施一次用药干预则认为DRPs已被解决。因此当用药干预开始实施则DRPs记录为已解决（治愈），当选择适宜的干预措施来解决患者的DRPs，可以执行另外的干预措施及个体化的药物治疗，从而达成治疗目标。在干预与决策的过程中，患者的依从性也十分重要。

（刘　芳）

# 第八节　护理在外周血管疾病药物治疗中的作用

外周血管疾病，在治疗过程中会使用各种不同类型的抗凝药物进行治疗，而抗凝药物在使用过程中存在一定的风险，所以除了合理的诊疗计划以外，护理人员也在其中扮演着很重要的角色。

## 一、药物治疗的实施者

在医疗实践中，进行药物治疗是护士的任务之一，外周血管疾病患者在住院期间会应用不同抗凝药物，抗凝药物的使用对给药时间、给药剂量、给药途径、操作方法的要求都比较高，须严格按照医嘱给药，护理人员通过专业的知识技能，对进行药物治疗的患者进行观察和解释，掌握药物的配伍禁忌和相互作用，保证药物合理用药，发挥药物的最大疗效。例如，还要了解药物治疗中道德、伦理和法律方面的知识。所以护理人员是各种药物治疗的直接实施者。

## 二、药物治疗的宣教者

健康教育不仅可以使患者对疾病有更进一步的认识，而且通过对患者用通俗易懂的方法讲明各种药物的治疗目的，注意事项以及配合方法，可以降低患者的焦虑情绪，使患者积极配合治疗，提高患者用药依从性。同时，通过健康教育，使患者掌握药物不良反应的表现，对自己用药后的身体状况进行观察，更好地预防药物不良反应的发生。比如华法林与药物和食物都有相互作用，引起药物疗效的变化，护士要通过简单易懂的宣教方法，通过多维媒介教给患者，让患者学会自我管理，提高患者管理正在服用药物的能力，这在抗凝药物的治疗上有很重要的作用。不同患者使用利伐沙班时，疾病不同，剂量不同，如果出现漏服的情况，应如何保证药物剂量，而不是简单地补服。这些都需要和患者宣教清楚，以保障药物的疗效，降低药物不良反应的发生。另外责任护士更加了解患者的情况，可以根据不同个体的不同阶段、不同需求、不同的健康问题以及文化程度等，给予患者个体化的健康教育，以提高患者的兴趣，达到有效的教育目的。

## 三、药物治疗的观察者

由于抗凝药物属于高危药物，在给药之后容易发生出血等并发症，轻者影响患者的治疗，增加医疗费用，若症状严重，未及时发现，则可能造成严重的后果，甚至威胁到患者的生命。所以使用抗凝药物后需要护理人员对患者进行细致观察，定期询问患者的感受，通过专业沟通，了解患者用药情况。比如利伐沙班主要通过CYP3A4代谢，与其他抗凝药物、抗血小板药物或非甾体抗炎药联合使用可能会增加出血风险，所以要对患者的用药情况进行记录，为医师制定更加合理的个性化诊疗方案提供依据。

## 四、药物治疗的监督者

鉴于抗凝药物对给药时间、给药剂量都有一定的要求，为了提高治疗效果，降低药物不良反应的发生，需要患者具有很强的药物依从性，特别是口服类抗凝药物，服药时间以及与食物药物的相互作用都会影响药物的疗效，护理人员的监督提醒，在一定程度上可以提高患者的药物依从性，达到治疗目的。

为了更好地为患者提供药物治疗，护理人员需要利用丰富的药理知识、护理操作技能以及工作的责任心，更好地为患者服务，与医师和药师共同合作，提高患者的用药依从性，保证患者用药安全。

（王　磊　刘文静）

## 参 考 文 献

［1］姜远英，文爱东. 临床药物治疗学［M］. 第四版. 北京：人民卫生出版社，2016.

［2］李俊. 临床药物治疗学总论［M］. 北京：人民卫生出版社，2015.

［3］杨宝峰，陈建国. 药理学［M］. 第九版. 北京：人民卫生出版社，2018.

［4］陈新谦，金有豫，汤光，等. 新编药物学［M］. 第十八版. 北京：人民卫生出版社，2019.

［5］张相林，缪丽燕，陈文倩. 治疗药物监测工作规范专家共识（2019版）［J］. 中国医院用药评价与分析，2019，19（8）：897-898.

［6］中华医学会心血管病学分会，中国老年学学会心脑血管病专业委员会. 华法林抗凝治疗的中国专家共识［J］. 中华内科杂志，2013，（1）：76-82.

［7］胡大一，林三仁，陈曼湖. 抗血小板药物消化道损伤的预防和治疗中国专家共识［J］. 中华内科杂志，2009，48（7）：607-610.

［8］Scott SA，Sangkuhl K，Stein CM，et al. Clinical Pharmacogenetics Implementation Consortium guidelines for CYP2C19 genotype and clopidogrel therapy：2013 update［J］. Clin Pharmacol Ther，2013，94（3）：317-323.

［9］Sweetman SC. 马丁代尔药物大典［M］. 李大魁，金有豫，汤光，译. 北京：化学工业出版社，2018.

［10］Relling MV，Klein TE，Gammal RS，et al. The clinical pharmacogenetics implementation consortium：10 years later［J］. Clin Pharmacol Ther，2020，107（1）：171-175.

［11］孙路路，粟芳，奚宝晨. 培养药学专业型人才教育改革的设想［J］. 中国药学杂志，2014，49（7）：622-624.

［12］娄小娥. 英国药学教育及医疗体制对我国临床药学发展的启示［J］. 中国现代应用药学，2016，33（7）：948-953.

［13］许雄伟，吴委，张嘉颖，等. 国外临床药学专业培养模式的比较与启示［J］. 福建医科大学学报（社会科学版），2020，21（1）：52-56.

［14］陈幽攸，何霜，黄韵蓓，等. 临床药物基因组学在个体化用药中的应用［J］. 中国医院药学杂志，2021，41（2）：226-234.

［15］侯文婧，卜一珊，金朝辉，等. 医疗机构药学服务规范第7部分用药监护［J］. 中国药房，2019，30（24）：3318-3321.

［16］王智超，武丹威，邵晓楠，等. 我国药学监护现状调查与补偿机制探讨［J］. 中国医院，2020，24（2）：16-19.

［17］罗伯特J. 奇波利，琳达M. 斯特兰德，彼得C. 莫利，等. 药学监护实践方法——以患者为中心的药物治疗管理服务［M］. 第三版. 康震，金有豫，朱珠，等译. 北京：化学工业出版社，2016.

# 第二章

# 外周血管常用药物与应用方法

## 第一节　抗血小板药物

抗血小板药物是一类具有抑制血小板黏附、聚集及释放，抑制血栓形成等功能的药物，目前抗血小板药物的使用已成为预防和治疗血管系统栓塞的重要策略。

### ■ 阿司匹林

阿司匹林，化学名乙酰水杨酸，2-（乙酰氧基）苯甲酸。具有解热、镇痛和消炎作用，在外周血管疾病领域主要是应用其抗血小板的作用。

**（一）在外周血管疾病中的适应证**

在外周血管疾病中主要适应证是抗血栓，用于预防周围动脉闭塞性疾病及此类疾病患者心血管事件的二级预防，用于预防动脉外科和介入手术后的血栓形成，在一些指南中也可以用于预防大手术后深静脉血栓和肺栓塞。

**（二）用法用量**

阿司匹林通常为口服给药。普通片应在饭后服用，降低胃肠道不良反应发生率。肠溶片应饭前用适量水送服。

（1）心脑血管事件的一级预防：每日 75 ～ 150mg。

（2）心脏事件的二级预防：首次剂量 300mg 嚼服，之后每日 100 ～ 300mg。

（3）脑卒中的二级预防：每日 100 ～ 300mg。

（4）外周动脉闭塞性疾病，每日 75 ～ 100mg。

（5）用于动脉外科手术或介入手术后预防血栓形成，每日 100 ～ 300mg。

（6）颈动脉狭窄和颈动脉内膜切除术后，每日 75 ～ 100mg。

（7）用于预防大手术后深静脉血栓和肺栓塞，每日 100 ～ 200mg。

**（三）特殊人群用法用量**

1. 妊娠期妇女

妊娠期妇女服用阿司匹林应权衡利弊。作为预防性措施，长期治疗的剂量尽量不超过每天 150mg。妊娠前 3 个月使用水杨酸盐可能使畸形危险性升高。在分娩前服用，会导致母亲和胎儿的出血风险增加，因此禁用于妊娠最后 3 个月的妇女，除非在临床专家建议和严密监测下，极有限的应用于心血管科和产科。

2. 哺乳期妇女

水杨酸盐及降解产物能少量的进入母乳。常规服用或高剂量摄入时应尽早停止哺乳。

3. 儿童

一般不建议用于儿童和青少年。有限的证据提示在急性动脉缺血性卒中的儿童患者中，应用起始剂量是 1 ～ 5mg/（kg·d）。

4. 重度肝肾功能损害的患者

在重度肾功能损害（GFR ＜ 10ml·min）和重度肝功能损害的患者中，禁用阿司匹林，透析的患者可以在透析后给予维持剂量。

5. 老年患者

老年患者由于肾功能下降，服用阿司匹林易出现毒性反应，应注意用药监护。

**（四）指南推荐**

1. 2017年欧洲心脏病学会（European Society of Cardiology，ESC）外周动脉疾病诊治指南

（1）颈动脉疾病的抗栓治疗

对于所有症状性颈动脉狭窄患者，推荐长期单药抗血小板治疗（single anti-platelet therapy，SAPT）（阿司匹林或氯吡格雷）【Ⅰ A】。

对于颈动脉狭窄程度＞50%的无症状患者，如出血风险低，推荐长期单药抗血小板治疗（通常是低剂量的阿司匹林）【Ⅱa C】。如果患者对阿司匹林不耐受，可以选择氯吡格雷（75mg/d）替代。

对于行颈动脉开放手术的患者，推荐SAPT【Ⅰ A】。

对于行颈动脉支架植入术（carotid artery stenting，CAS）术后患者，推荐阿司匹林联合氯吡格雷双联抗血小板治疗（dual anti-platelet therapy，DAPT）至少1个月【Ⅰ B】。然后进行单药抗血小板治疗。

（2）下肢动脉疾病（lower extremity artery disease，LEAD）的抗栓治疗

对于有症状的LEAD患者，推荐长期SAPT（阿司匹林或氯吡格雷）【Ⅰ A】。

对于所有进行血运重建的LEAD患者，指南推荐长期SAPT【Ⅰ C】。

对于需要进行抗血小板治疗的LEAD患者，可优先考虑氯吡格雷，而不是阿司匹林【Ⅱb B】。

对于不合并其他心血管疾病的无症状LEAD患者，不推荐常规抗血小板治疗【Ⅲ A】。

对于单纯无症状性LEAD患者不推荐抗血小板治疗【Ⅱb B】。

对于腹股沟旁路术后的患者，推荐SAPT【Ⅰ A】。对于膝关节以下的人工血管旁路术后患者，推荐DAPT（阿司匹林加氯吡格雷）【Ⅱb B】，但对于膝关节以下的自体静脉移植患者推荐选择SAPT而不是DAPT【Ⅲ B】。

对于血管腔内治疗后的LEAD患者，无论支架类型（裸金属支架或药物洗脱支架）如何，均推荐术后DAPT维持治疗至少1个月【Ⅱa C】。之后进行长期SAPT。

对于近3年有过心肌梗死病史的LEAD患者，可考虑在低剂量阿司匹林的基础上合并替格瑞洛长期DAPT【Ⅱb A】。

对于腹股沟经皮血运重建的LEAD患者，当存在急性冠脉综合征和/或经皮冠状动脉介入治疗的病史（＜1年）时，DAPT可能需要超过1个月，并且应根据患者的临床状况对DAPT进行年度重新评估【Ⅱb C】。

2. 2019年慢性重症肢体缺血全球指南

（1）对于慢性重症肢体缺血患者使用小剂量阿司匹林＋利伐沙班2.5mg bid，可减少心血管事件和下肢缺血事件【2B】。

（2）对于慢性重症肢体缺血的患者行腹股沟下人工血管旁路术后，考虑双联抗血小板（阿司匹林

＋氯吡格雷）治疗6～24个月以保持通路畅通【2B】。

（3）对于慢性重症肢体缺血的患者行腹股沟下腔内介入术后，考虑双联抗血小板（阿司匹林＋氯吡格雷）治疗至少1个月【2C】。

（4）对于反复进行导管介入治疗且出血风险较低的慢性重症肢体缺血的患者，考虑双联抗血小板（阿司匹林＋氯吡格雷）治疗1～6个月【2C】。

3. 2019年欧洲血管外科学会（The European Society for Vascular Surgery，ESVS）临床实践指南

腹主动脉-髂动脉瘤的管理：推荐在开腹和腹主动脉瘤腔内修复术的围手术期继续使用阿司匹林或噻吩吡啶类药物（如氯吡格雷）【1B】。

4. 2018年中国血栓性疾病防治指南

（1）急性深静脉血栓形成（deep venous thrombosis，DVT）抗凝疗程结束后的替代治疗

特发性中心型DVT，抗凝疗程结束（无须延展期抗凝或不愿继续抗凝治疗）后，如无禁忌，建议口服阿司匹林预防复发【2B】。

（2）下肢动脉硬化闭塞症的抗栓治疗

非手术患者的抗栓治疗：

动脉粥样硬化导致的间歇性跛行，推荐口服阿司匹林75～325mg/d【1A】。推荐氯吡格雷75mg/d可替代阿司匹林进行抗血小板治疗【1B】。

低出血风险且高心脑血管事件发生风险的症状性外周动脉疾病（peripheral arterial disease，ASO），建议联合应用阿司匹林和氯吡格雷，能够减少心脑血管事件的发生【2B】。

外科干预后的抗栓治疗：

接受腔内治疗的ASO患者，推荐应用阿司匹林75～100mg/d，或氯吡格雷75mg/d【1A】。

股腘动脉病变腔内治疗术后，推荐阿司匹林100mg/d联合氯吡格雷75mg/d或阿司匹林100mg/d联合沙格雷酯（100mg/d，3次/天）治疗【1B】。

腹股沟水平以下的血管旁路术后，不推荐抗凝联合抗血小板治疗；对于采用自体静脉桥血管者，推荐给予抗凝治疗；对于采用人工血管者，推荐给予抗血小板治疗【1B】。

膝下动脉人工血管旁路，推荐给予阿司匹林联合氯吡格雷治疗【1A】。阿司匹林可以改善旁路血管的远期通畅率，其在预防心脑血管意外事件方面具有明确作用，推荐术前即服用阿司匹林75～150mg/d【1A】。

对于已行血管重建的重症下肢缺血患者，阿司匹林联合氯吡格雷能够延长患者生存期【2A】。

（3）急性肢体动脉缺血的抗栓治疗

继发于慢性动脉硬化闭塞症的急性肢体动脉缺血，血管复通后推荐采用抗血小板维持治疗【1A】。

5. 2016年美国胸科医师学会（American College of Chest Physicians，ACCP）静脉血栓栓塞症的抗血栓治疗指南

对于无诱因的近端DVT或肺栓塞（pulmonary embolism，PE）患者，停用抗凝治疗且没有阿司匹林禁忌证时，建议使用阿司匹林预防静脉血栓栓塞症复发，优于不使用阿司匹林【2B】。

6. 2012年ACCP抗栓治疗与血栓预防临床实践指南

（1）对于年龄≥50岁且伴有无症状性周围动脉疾病或无症状性颈动脉狭窄的患者，建议使用阿司匹林（75～100mg/d）治疗用于心血管事件的一级预防，优于不予治疗【2B】。

（2）对于将行周围动脉经皮腔内血管成形与支架植入术的患者，建议使用单一抗血小板药物治疗，而不是双联抗血小板药物治疗【2C】。

（3）对于难治性跛行的患者，除了运动疗法和戒烟外，建议使用阿司匹林（75～100mg/d）或氯吡格雷（75mg/d）联合西洛他唑（100mg bid）治疗【2C】。

7. 2013年抗血小板治疗中国专家共识

对于伴有症状的周围动脉疾病患者（包括已行或将行周围动脉搭桥手术或经皮腔内血管成形术的患者），推荐长期服用阿司匹林（75 ～ 100mg/d）或氯吡格雷（75mg/d）用于心血管疾病的二级预防【1A】。不建议对有症状的ASO患者使用华法林联合阿司匹林治疗【1B】。踝肱指数减低（≤0.90）或有颈动脉粥样斑块狭窄的无症状ASO患者，可用阿司匹林（75 ～ 100mg/d）或氯吡格雷（75mg/d）。

**（五）药理机制**

本药为非甾体抗炎药，可通过以下途径抑制血小板聚集：

（1）可使血小板的环氧合酶乙酰化，减少血栓素$A_2$（$TXA_2$）的生成，对$TXA_2$诱导的血小板聚集产生不可逆的抑制作用。

（2）对腺苷二磷酸（adenosine diphosphate，ADP）或肾上腺素诱导的Ⅱ相聚集也有阻抑作用。

（3）可抑制低浓度胶原、凝血酶、抗体-抗原复合物、某些病毒和细菌所致的血小板聚集和释放反应及自发性聚集，从而抑制血栓形成。

**（六）药物代谢动力学**

（1）吸收：口服吸收迅速，生物利用度为40% ～ 50%。吸收率和溶解度与胃肠道pH有关。食物可降低吸收速率，但不影响吸收量。

（2）分布：吸收后分布于各组织中，也可渗入关节腔和脑脊液中。蛋白结合率低，但水解后的水杨酸盐蛋白结合率为65% ～ 90%。

（3）代谢：首过效应强，大部分在胃肠道、肝脏和血液内迅速水解为水杨酸盐，然后在肝脏中代谢。普通剂型血药浓度达峰时间为30 ～ 40分钟，肠溶片3 ～ 4小时。

（4）排泄：以结合的代谢物和游离的水杨酸形式经肾脏排泄。半衰期为15 ～ 20分钟。水杨酸盐的半衰期取决于剂量的大小和尿pH，单次服用小剂量时为2 ～ 3小时，服用大剂量时可达20小时以上，反复用药时可达5 ～ 18小时。

**（七）不良反应**

（1）胃肠道不良反应：常见的胃肠道不良反应有恶心、呕吐、上腹部不适或疼痛等，停药后多可消失。长期或大剂量服用可能有胃肠道出血或溃疡，表现为血性或柏油样便、胃部剧痛或呕吐血性或咖啡样物。罕见胃肠道炎症。也可见穿孔（表现为大便潜血）、消化不良、牙龈出血。

（2）变态反应：表现为哮喘、荨麻疹、血管神经性水肿或休克。多发生于易感者，表现为服药后迅速出现呼吸困难，严重者可致死亡，称阿司匹林哮喘。某些患者出现阿司匹林过敏、哮喘和鼻息肉三联征，往往与遗传和环境因素有关。

（3）血液系统：长期使用本药可使凝血因子Ⅱ减少，凝血时间延长，出血倾向（如鼻出血、皮肤紫癜、瘀斑、牙龈出血、消化道出血、泌尿生殖系统出血等）增加。本药引起的胃肠道出血可导致缺铁性贫血。本药还可促使葡萄糖-6-磷酸脱氢酶缺陷患者发生溶血和溶血性贫血。

（4）肝肾功能损害：如丙氨酸氨基转移酶、天门冬氨酸氨基转移酶及血清碱性磷酸酶异常，与剂量大小有关（血药浓度达250μg/ml时易发生），损害是可逆性的，停药后可恢复，但有引起肾乳头坏死的报道。

**（八）药学监护点**

1. 有效性监护

不推荐血小板功能试验用于阿司匹林疗效的常规监测。但存在临床不良预后高风险时，可考虑血小板功能试验指导抗血小板治疗药物方案选择。

阿司匹林反应多样性的检测方法有各种诱导剂（如花生四烯酸等）诱导的血小板聚集率测定、VerifyNow检测等。通常在阿司匹林稳定给药至少2天后采血。接受长期抗血小板治疗的患者，建议每3～6个月监测1次血小板功能，在治疗策略调整时，应增加监测频率。

目前在全球范围内尚无公认的血小板功能抑制的临床治疗临界值（cut-off值）。原因在于检测方法不同，或检测方法相同而诱聚剂的种类、浓度不同，或临床治疗的药物剂量不同所得到的血小板功能结果也不同。

目前常用的监测指标有：

花生四烯酸（arachidonic acid，AA）诱导后获得剩余血小板活性（MA-AA），参考范围＜15.1mm。

花生四烯酸（AA）诱导聚集后的血小板抑制率（AA抑制率）用于监测阿司匹林疗效，AA诱导的血小板抑制率小于50%，称为AA诱导的高血小板反应性（High on-treatment platelet reactivity，HPR）。AA抑制率＜50%为无效，50%～75%为起效，＞75%为良好，总有效率≥50%。

阿司匹林药物反应性结果仅供参考，不推荐依据花生四烯酸诱导的血小板功能检测结果，增加阿司匹林剂量（＞100mg）。

2. 安全性监护

服用方式：普通片在饭后服用，以降低胃肠道不良反应，提高耐受性。肠溶或肠溶缓释剂型，因具有抗酸包衣，阻止了阿司匹林在胃内释放，降低了对胃黏膜的直接刺激作用，减少胃肠道不良反应的发生，应空腹服用，有利于药物吸收和提高生物利用度。

与口服抗凝药联合应用导致出血风险明显增加，应将抗凝药物和阿司匹林调整到最低有效剂量。与华法林联合时，国际标准化比值（international normalized ratio，INR）应该控制在2.0～2.5，阿司匹林的剂量不超过100mg/d。

避免与其他非甾体抗炎药合用，包括与选择性COX-2抑制剂合并用药。与其他抗栓药和皮质类固醇激素合用会增加出血风险。

监测消化道相关性出血：阿司匹林相关胃肠道不良反应发生的高峰时间在用药的第1年，服药期间应注意观察有无黑便，或定期（3个月）进行便潜血或血常规检测。发生急性消化道出血后，需权衡利弊，酌情减量或停用阿司匹林，静脉应用大剂量质子泵抑制剂（proton pump inhibitor，PPI），如有条件可采用内镜下止血。上述治疗无效时，可考虑输注新鲜血小板。如患者血栓风险不高，应暂停抗血小板治疗，直到无再出血的迹象。发生消化道出血后，应尽早地重启阿司匹林治疗，尤其是心血管病高危人群。通常在溃疡治愈后8周可恢复抗血小板治疗。对高危人群，建议在内镜下止血和/或积极使用PPI后尽早恢复抗血小板治疗，同时要密切监测患者溃疡出血复发的可能。如果在3～7天内临床判断没有发生再出血（无呕血和黑便，便潜血阴性），可重新开始抗血小板治疗。

监测牙龈出血和痔出血：出血轻微，可在不中断治疗的情况下进行适当的局部处理。如果局部处理使出血完全控制，则不需要停用阿司匹林。严重痔出血者应暂停阿司匹林，积极处理原发病。

监测皮肤瘀斑：首先应该判断严重程度，轻者可严密观察，重者应寻找原因，如有无合并出血性疾病，并测定血小板计数和血小板聚集力。若无明显异常，可在严密观察皮肤出血情况的基础上继续使用阿司匹林或酌情减量；若出现血小板减少，考虑停用阿司匹林。同时，注意有无其他脏器出血倾向，进行尿、便潜血测定等。

监测血常规：服药期间，前3个月每2周监测血常规，一旦出现血小板或白细胞计数呈下降趋势，需立即停药并继续监测至恢复正常。通常血小板计数低于$50×10^9$/L时禁用抗血小板药物。

监测肝肾功能：肝肾功能不全者应定期（3个月）检查肝肾功能。

与其他药物之间的相互作用：

（1）甲氨蝶呤（剂量为15mg/w或更多）：通过与血浆蛋白竞争性结合，减少甲氨蝶呤的肾清除，增加甲氨蝶呤的血液毒性。应避免合用或慎重使用。

（2）丙磺舒、苯磺唑酮等促尿酸排泄的抗痛风药：阿司匹林降低其促尿酸排泄的作用，可诱发痛风。

（3）地高辛：阿司匹林减少肾清除，从而增加地高辛的血浆浓度。

（4）血管紧张素转换酶抑制剂：高剂量阿司匹林与血管紧张素转换酶抑制剂合用，可通过抑制前列腺素而减少肾小球滤过，从而降低其抗高血压的作用。

（5）胰岛素、磺酰脲类抗糖尿病药物：阿司匹林具有降血糖作用，合用可增强降糖效果。

3. 漏服的处理

偶尔忘记服用1次阿司匹林不会影响其疗效，在下一次服药时间服用常规剂量阿司匹林即可，不需要在下一次服药加倍剂量，过量服用阿司匹林不良反应会增加。连续漏服将会导致血栓风险增加。

## ■ 氯吡格雷

### （一）在外周血管疾病中的适应证

在外周血管疾病中主要适应证是用于预防和治疗外周动脉闭塞性疾病血栓的形成。也可以用于合并有心脑血管事件患者的预防和治疗。

### （二）用法用量

口服，成人每日1次，每次75mg。但根据年龄、体重、症状可50mg每日1次给药。与或不与食物同服。急性冠脉综合征的患者首次负荷剂量300mg，然后每日1次，每次75mg连续服药。外周动脉性疾病的患者推荐剂量为每天75mg。

### （三）特殊人群用法用量

1. 老年患者
同成年人，但年龄极大的低体重老年人可以每日1次，每次50mg给药。
2. 妊娠期妇女
临床上尚无妊娠期服用氯吡格雷的有关资料，谨慎起见，应避免给妊娠期妇女使用氯吡格雷。
3. 哺乳期女性
氯吡格雷和/或其代谢物可从乳汁中排泄。服用氯吡格雷治疗期间应停止哺乳。
4. 儿童和未成年人
18岁以下患者的安全有效性尚未建立。有一项研究在0～24月龄的婴儿中，使用0.2mg/kg作为动脉血栓的预防剂量。
5. 肝肾功能损害患者
肾功能损害患者和轻中度肝功能损害患者应慎用氯吡格雷。严重肝功能损害的患者，避免应用氯吡格雷。

### （四）指南推荐

指南推荐参见"阿司匹林"章节。

### （五）药理机制

氯吡格雷是血小板聚集抑制剂，选择性地抑制腺苷二磷酸（adenosine diphosphate，ADP）与其血小板P2Y12受体的结合及继发的ADP介导的糖蛋白GP Ⅱ b/ Ⅲ a复合物的活化，从而抑制血小板聚集。也可抑制非ADP诱导的血小板聚集。对血小板ADP受体的作用是不可逆的。

### （六）药物代谢动力学

（1）吸收：氯吡格雷吸收迅速，口服生物利用度约50%。肠道P-糖蛋白限制氯吡格雷的吸收，食物和抑酸剂不影响其生物利用度。

（2）分布：原形药物及活性代谢产物的蛋白结合率分别为98%和94%。

（3）代谢：85%被肠道酯酶水解成羧酸盐衍生物，无药理活性。另15%在肝脏经两步氧化，首先被代谢为2-氧基-氯吡格雷中间代谢物，随后被代谢形成活性代谢物，即氯吡格雷硫醇衍生物，该代谢途径由CYP2C19、CYP3A、CYP1A2和CYP2B6介导。活性代谢产物$T_{max}$为30～60分钟。单次口服75mg，2小时后起效，连续给药3～7日达到稳态。达稳态后，对ADP诱导的血小板聚集抑制率约为40%～60%。50～150mg剂量范围内主要循环代谢产物呈线性药动特征。

（4）排泄：约50%由尿液排出，约46%由粪便排出。单剂量口服氯吡格雷75mg后，氯吡格雷的半衰期为6小时，活性代谢产物的半衰期约为30分钟。

### （七）遗传药理学

CYP2C19参与氯吡格雷活性代谢产物的中间代谢物2-氧-氯吡格雷的形成，氯吡格雷活性代谢物的药物代谢动力学和抗血小板作用（后者通过体外测定血小板聚集率来衡量）随着CYP2C19基因型的不同而有差异。

CYP2C19*1为正常功能等位基因，CYP2C19*2和CYP2C19*3为功能缺失，CYP2C19*17为功能增强。CYP2C19*17在中国汉族人中基因频率很低（＜1%）。CYP2C19*2和CYP2C19*3等位基因在白人中占慢代谢型等位基因的85%，在亚洲人中占99%。慢代谢患者携带两个如上所述的功能缺失型等位基因：已报告的CYP2C19慢代谢基因型的分布频率分别为白人约2%，黑人约4%，中国人约14%。CYP2C19*2和CYP2C19*3突变基因患者氯吡格雷在体内活化代谢率低，抗血小板聚集作用下降。携带CYP2C19功能缺失等位基因的患者，推荐换用其他抗血小板的药物，如普拉格雷、替格瑞洛等。

### （八）不良反应

（1）心血管系统：冠状动脉支架内血栓形成。

（2）皮肤：固定型药疹。

（3）胃肠道：结肠炎，胃肠道出血（2%；与阿司匹林合用时为2.7%）。

（4）血液系统：粒细胞缺乏症（＜1%），再生障碍性贫血（＜1%），大出血（0.8%～3.7%），全血细胞减少（严重），血栓性血小板减少性紫癜。

（5）肝脏：肝炎，肝毒性，肝衰竭。

（6）免疫系统：变态反应。

（7）神经系统：硬膜外血肿，颅内出血。

（8）眼：眼内出血（0.05%）。

（9）其他：撤药后会出现反跳效应。

（10）警告：应用氯吡格雷后极少出现血栓性血小板减少性紫癜（thrombotic thrombocytopenic purpura，TTP），有时在短时间（＜2周）用药后出现。TTP可能威胁患者的生命，其特征为血小板减少、微血管病性溶血性贫血、伴有神经系统异常表现、肾功能损害或发热。TPP需要紧急治疗，包括进行血浆置换。

### （九）药学监护点

1. 有效性监护

不推荐使用血小板功能试验常规监测抗血小板治疗，但存在不良临床预后高风险时，可考虑测定血小板功能试验指导抗血小板治疗药物方案选择。如需监测P2Y12抑制剂治疗中残余血小板反应性，推荐使用对药物反应性特异的ADP诱导的血小板功能试验。根据现有的临床证据，推荐ADP诱导的血小板聚集试验、VerifyNow P2Y12试验、ADP诱导的血小板弹力图和血管扩张刺激磷酸蛋白VASP试验用于P2Y12抑制剂治疗监测（表2-1）。

通常建议氯吡格雷在稳定给药至少2天后采血。接受长期抗血小板治疗的患者，建议每3～6个月监测1次血小板功能，在治疗策略调整时，应增加监测频率。

表2-1　与缺血和出血事件相关的血小板反应性阈值

| 检测方法 | 缺血事件临界值 | 出血事件临界值 |
| --- | --- | --- |
| LTA（20μmol/L ADP） | ≥64.5% | — |
| VerifyNow（PRU） | >208 | <85 |
| VASP（PRI） | ≥50% | <16% |
| TEG最大振幅（mm） | >47 | <31 |

注：LTA：光学比浊法；VASP：血管扩张刺激磷酸蛋白；TEG：血栓弹力图。

ADP诱导的血小板抑制率小于30%，称为ADP诱导的高血小板反应性（high on-treatment platelet reactivity，HPR）。高血小板反应性是不良血栓事件的独立预测因素，如果出现HPR可考虑换用替格瑞洛。

P2Y12抑制剂治疗过程中发生过不良出血事件且存在再次出血风险的患者，可考虑监测血小板功能试验用于指导减弱抗血小板的治疗。

2. 安全性监护

活动性病理性出血者禁用，包括消化性溃疡或者颅内出血。

在治疗的最初几周密切随访，包括隐性出血的任何体征，在治疗过程中一旦出现出血的临床症状，就应立即考虑进行血细胞计数和/或其他适当的检查。

对于有重大出血风险的择期手术，如有可能应在术前5天停药。

氯吡格雷与噻吩并吡啶类药物有交叉过敏反应，可能发生轻至重度过敏。

应避免中断治疗，如必须停用氯吡格雷，需尽早恢复用药。过早停用氯吡格雷可能导致心血管事件的风险增加。

部分制剂含有乳糖，患有罕见的遗传性疾病-半乳糖不耐症，Lapp乳糖酶缺乏症或葡萄糖-半乳糖吸收不良的患者不应使用此药。

与其他药物之间的相互作用

（1）口服抗凝药：合用可能增加出血强度和出血风险，不提倡氯吡格雷与口服抗凝药合用。

（2）阿司匹林：阿司匹林与氯吡格雷合用增加出血风险，两药合用时应注意药学监护点。

（3）糖蛋白Ⅱb/Ⅲa拮抗剂：因出血风险增加，应谨慎合用。

（4）质子泵抑制剂：氯吡格雷部分由CYP2C19代谢为活性代谢物，抑制此酶活性的药物将导致氯吡格雷活性代谢物水平降低。奥美拉唑每日1次，每次80mg与氯吡格雷合用，使氯吡格雷活性代谢物的血药浓度下降45%，从而降低血小板聚集抑制率。埃索美拉唑与氯吡格雷可能会产生类似的相互作用。不推荐联合使用强效或中度CYP2C19抑制剂（如奥美拉唑和埃索美拉唑）。泮托拉唑、兰索拉唑与氯吡格雷合用后未观察到氯吡格雷代谢物的血药浓度有大幅度下降，提示氯吡格雷可以与其联合用药。

3. 漏服的处理

在常规服药时间的12小时内漏服：患者应立即补服1次标准剂量，并按照常规服药时间服用下一次剂量；超过常规服药时间12小时后漏服：患者应在下次常规服药时间服用标准剂量，无须剂量加倍。

## ■ 替格瑞洛

### （一）在外周血管疾病中的适应证

在外周血管疾病中主要适应证是预防周围动脉硬化闭塞性疾病，降低心血管事件的发生风险；在合并有冠状动脉硬化性心脏病的患者（急性冠脉综合征、有心肌梗死病史的患者、经皮冠状动脉介入治疗的患者）中预防血栓形成。

### （二）用法用量

首次给药可以采用单次负荷量180mg（90mg×2片），维持量为90mg，每日2次。持续用药1年以后可以改为60mg，每日2次维持。可在饭前或饭后服用。除非有明确禁忌，应与阿司匹林联合用药。在服用首剂负荷量阿司匹林后，阿司匹林的维持剂量为每次75～100mg，每日1次。

对于无法整片吞服的患者，可将替格瑞洛片碾碎成细粉末，并用半杯水与之混合，立即饮服，之后再用半杯水清洗杯子，饮服杯中所有内容物。此混合物还可以通过鼻胃管（CH8或更大型号）进行给药，但给药后必须用水冲洗鼻胃管。

### （三）特殊人群用法用量

1. 妊娠期妇女

只有潜在获益大于对胎儿的致畸风险时，才能在妊娠期间使用替格瑞洛。

2. 哺乳期妇女

不能排除替格瑞洛可通过乳汁排泄，对哺乳婴儿有潜在严重不良反应可能，因此应在考虑替格瑞洛对母亲的重要性后，再决定停止哺乳还是停药。

3. 儿童

常规剂量安全性和有效性尚未在儿童患者中确认。

4. 肾功能损害患者

无须调整剂量。不推荐肾透析患者应用替格瑞洛。

5. 肝功能损害患者

替格瑞洛禁用于重度肝功能损害患者。在中度肝功能损害患者中的数据有限，不推荐进行剂量调整，但替格瑞洛用药应谨慎。轻度肝功能损害的患者无须调整剂量。

6. 老年患者

老年患者无须调整剂量。但不能确定老年与年轻患者之间的药效差异是否一致，不能排除某些老年患者对药物更为敏感的情况。

（四）指南推荐

2017 ESC外周动脉疾病诊治指南中，对于近3年有过心肌梗死病史的下肢动脉疾病的患者，可考虑在低剂量阿司匹林的基础上合并替格瑞洛长期双联抗血小板治疗【ⅡbA】。

（五）药理机制

替格瑞洛是一种环戊三唑嘧啶类化合物。替格瑞洛及其主要代谢产物能可逆性地与血小板P2Y12受体结合，阻断信号传导和血小板活化。替格瑞洛及其活性代谢产物的活性相当。替格瑞洛还可通过抑制红细胞膜上平衡型核苷转运体-1（ENT-1）对腺苷的摄取，增加血浆腺苷浓度，发挥额外的血小板抑制功能。

（六）药物代谢动力学

（1）吸收：口服吸收迅速，生物利用度约为36%，血浆浓度达峰时间为1.5小时。
（2）分布：分布体积为1.26L/kg。蛋白结合率＞99%。
（3）代谢：主要经CYP3A4代谢，少部分由CYP3A5代谢。活性代谢产物$T_{max}$约为2.5小时。服用推荐剂量替格瑞洛，2小时达平均血小板抑制水平，活性代谢产物在2～4小时达效应峰值。
（4）排泄：58%经粪便排泄，26%经尿液排泄。活性代谢产物的主要消除途径为经胆汁分泌。替格瑞洛的平均半衰期约为7小时，其活性代谢产物约为9小时。

（七）不良反应

（1）常见不良反应：
1）血液系统：重度及轻度出血（2.4%～7.7%）。
2）呼吸系统：呼吸困难（13.8%～14.2%）。
3）肾脏：血清肌酐升高（4%～7.4%）。
（2）严重不良反应：
1）血液系统：严重出血（1.7%～3.9%）。
2）心血管系统：心动过缓（6%）。
3）免疫系统：血管神经性水肿。
4）呼吸系统：肺出血。

（八）药学监护点

1. 有效性监护
监测方法和常用监测指标同上述氯吡格雷章节。不同的是采血时机，建议在稳定给药后至少24小时采血。替格瑞洛和氯吡格雷的对照，见表2-2。
2. 安全性监护
（1）禁忌证：活动性病理性出血（如消化性溃疡或颅内出血）的患者；有颅内出血病史者；中重度肝脏损害患者；对替格瑞洛或其任何成分过敏者。
（2）呼吸困难：哮喘/慢性阻塞性肺病患者在替格瑞洛治疗中发生呼吸困难的绝对风险可能加大，有哮喘和/或慢性阻塞性肺病病史的患者应慎用替格瑞洛。如果患者报告出现了新的、持续的或加重的呼吸困难，应该对其进行仔细研究，如果无法耐受，则应停止替格瑞洛治疗。替格瑞洛相关的呼吸困难常在用药后早期出现，多数患者可以耐受或在3天内自发改善。在排除其他原因后，如呼吸困难持续3天仍不缓解，可考虑换用氯吡格雷。

表2-2　氯吡格雷、普拉格雷、替格瑞洛对比

| | 氯吡格雷 | 普拉格雷 | 替格瑞洛 |
| --- | --- | --- | --- |
| 药理机制 | P2Y12受体抑制剂（不可逆） | P2Y12受体抑制剂（不可逆） | P2Y12受体抑制剂（可逆） |
| 生物利用度 | 50% | ≥79% | 36% |
| $t_{max}$ | 0.5～1.0h | 0.5h | 1.5～2.5h |
| $t_{1/2}$ | 6h | — | 7h |
| 活性代谢产物 $t_{1/2}$ | 0.5h | 7h | 9h |
| 血浆蛋白结合率 | 98% | 98% | ＞99% |
| 代谢 | 前药，肝脏两步代谢 | 前药，肝脏一步代谢 | 原药和代谢物均有药理活性，脏脏一步代谢 |
| 涉及的肝脏代谢酶 | 主要经CYP2C19代谢，少量经CYP3A、CYP1A2、CYP2B6代谢 | 主要经CYP3A4、CYP2B6代谢，少量经CYP2C9、CYP2C19代谢 | 主要经CYP3A4代谢，少量经CYP3A5代谢 |
| 对肝脏CYP450酶依赖程度 | 高，应避免与肝药酶抑制剂或诱导剂同时服用 | 低，可与肝药酶抑制剂或诱导剂同时服用 | 高，应避免与肝药酶抑制剂或诱导剂同时服用 |
| 排泄 | 50%经尿液排泄，46%经粪便排泄 | 68%经尿液排泄，27%经粪便排泄 | 58%经粪便排泄，26%经尿液排泄。活性代谢产物主要经胆汁分泌 |
| 血小板聚集抑制率 | 40%～60% | 75%～85% | 85%～95% |
| 达最大血小板聚集抑制率时间 | 4～8h | 2～4h | 2～4h |
| 作用持续时间 | 5～7d | 5～7d | 3～5d |
| 术前几天停药 | 5d | 7d | 5d |
| 出血风险 | 低 | 较高（FDA黑框警告） | 长期应用略高于氯吡格雷，短期相似；较普拉格雷低 |
| 作用特点 | 约有1/3患者存在氯吡格雷抵抗，不良反应少 | 起效快，作用强，个体差异小，非应答率低；但出血风险大 | 起效快，作用强，出血风险低，疗效不受基因型影响，停药后恢复相对较快 |

（3）心动过缓：在心动过缓事件风险较高的患者中，如患有病态窦房结综合征、2度或3度房室传导阻滞或心动过缓相关晕厥但未装起搏器，替格瑞洛临床经验有限，使用时需谨慎。替格瑞洛与已知的可以引起心动过缓的药物（如β受体拮抗药、钙通道阻滞药和地高辛等）联合用药时也应小心。

（4）肌酐水平升高：在替格瑞洛治疗期间肌酐水平可能会升高。建议应根据常规临床实践检查肾功能，在替格瑞洛治疗1个月后进行检查，应特别关注≥75岁的患者、中度/重度肾损害患者和接受血管紧张素受体拮抗剂合并治疗的患者。

（5）血尿酸增加：替格瑞洛治疗期间可能出现高尿酸血症。对于有既往高尿酸血症或痛风性关节炎的患者应慎用替格瑞洛。为谨慎起见，不建议尿酸性肾病患者使用替格瑞洛。

（6）头晕和意识模糊：替格瑞洛治疗期间报告了头晕和意识模糊症状，因此，出现这些症状的患者在驾驶或操作机械时应格外小心。

（7）警惕出血风险：替格瑞洛与阿司匹林联合时，阿司匹林在初始负荷剂量（300mg）之后的维持剂量不应高于100mg/d。不推荐替格瑞洛与口服抗凝药合用。替格瑞洛使用过程中发生的出血，应根据

出血部位及严重程度进行处理：轻微出血应尽可能采用局部压迫或药物止血，除非出血风险大于缺血风险，不建议停用替格瑞洛；严重或危及生命的出血，应停用P2Y12受体拮抗剂，在积极对症支持治疗的基础上，使用止血药物或输注血小板；出血控制后，当临床判断安全时，应尽快恢复替格瑞洛的使用。

（8）其他合并用药

1）PPI：替格瑞洛与PPI联合使用是合理、安全的。

强效CYP3A诱导剂：避免使用强效CYP3A诱导剂（如利福平、地塞米松、苯妥英钠、卡马西平、苯巴比妥），因为合并用药可能会导致替格瑞洛的暴露量和有效性下降。

2）强效CYP3A抑制剂：避免使用强效CYP3A抑制剂（如阿扎那韦、克拉霉素、茚地那韦、伊曲康唑、酮康唑、奈法唑酮、奈非那韦、利托那韦、沙奎那韦、泰利霉素、伏立康唑），因为合并用药可能会导致替格瑞洛的暴露量增加。

3）治疗指数窄的CYP3A4底物：避免与治疗指数窄的CYP3A4底物（即西沙必利和麦角生物碱类）联合用药，因为替格瑞洛可能会使这些药物的暴露量增加。

4）P-糖蛋白的抑制剂：替格瑞洛是弱P-糖蛋白的底物和抑制剂，与P-糖蛋白的抑制剂合用（如环孢素）会增加暴露量。无法避免与维拉帕米、奎尼丁等强效P-糖蛋白抑制剂合用时用药应谨慎。

5）他汀类药物：替格瑞洛与辛伐他汀及洛伐他汀合用，后两者的剂量勿超过40mg。

3. 漏服的处理

治疗中应尽量避免漏服。如果患者漏服了1剂，并不会影响抗血小板效果，无须补服，应在预定的下次服药时间正常服用1片（患者的下一个剂量）。

4. 与其他抗血小板药物的切换

如果将其他抗血小板药物更换为替格瑞洛，应在其他抗血小板药物最后一次给药后24小时给予首剂替格瑞洛。

5. 围手术时期应用

有重大出血风险的择期手术替格瑞洛应停用至少5日；急诊手术至少停用24小时；如急诊手术获益大于出血风险，也可以考虑在使用替格瑞洛24小时内行急诊手术，术后根据手术情况应尽早恢复替格瑞洛治疗。告知患者在进行任何手术前应主动告知医师目前正在服用本药。

## ■ 西洛他唑

### （一）在外周血管疾病中的适应证

改善由于慢性动脉硬化性闭塞症引起的慢性溃疡、疼痛、发冷及间歇性跛行等症状。在外周血管疾病中超说明书适应证包括预防外周血管介入治疗后动脉闭塞。在合并心脑血管动脉硬化的外周动脉疾病患者中预防原发性和继发性心脑血管事件。

### （二）用法用量

（1）口服，每次100mg，每日2次。可以根据病情、年龄适当增减。至少在餐前半小时或2小时后服用。用药3个月，如果症状没有改善应停药。

（2）间歇性跛行：每次100mg，每日2次。

（3）预防外周血管介入治疗后动脉闭塞：每次100mg，每日2次，可以联合阿司匹林75～200mg/d，和/或氯吡格雷75mg/d。

（4）预防继发性脑血管意外：每次100mg，每日2次。

### （三）特殊人群用法用量

1. 妊娠期妇女

有致畸风险，妊娠期妇女或计划妊娠的妇女禁用。

2. 哺乳期女性

必须使用西洛他唑时，应避免哺乳。

3. 儿童

儿童患者的安全性与疗效尚未明确。

4. 肾功能不全患者

无须调整剂量。重度肾功能不全患者中，西洛他唑血药浓度可能升高，应谨慎给药。

5. 肝功能不全患者

轻至中度肝功能不全，无须调整剂量。重度肝功能不全患者中，西洛他唑血药浓度可能升高，应谨慎给药。

### （四）指南推荐

1. 2018年中国血栓性疾病防治指南

无充血性心力衰竭的间歇性跛行，建议使用西洛他唑（100mg，2次/天）3个月，以改善无痛行走距离【2A】。

2. 2016年美国心脏协会/心脏病学会（American Heart Association/American College of Cardiology，AHA/ACC）下肢外周动脉疾病管理指南

西洛他唑可有效改善跛行患者的症状，增加行走的距离【ⅠA】。

### （五）药理机制

西洛他唑可强效选择性抑制血小板环核苷磷酸二酯酶；抑制平滑肌细胞上磷酸二酯酶活性，扩张血管；抑制腺苷酸再摄取和抗有丝分裂；抑制胶原蛋白、ADP、花生四烯酸和腺苷酸诱导的血小板聚集；抑制血栓素$A_2$生成。但不影响花生四烯酸代谢，不干扰血管内皮细胞合成前列环素。对血小板聚集的抑制作用是可逆性的，停药后可迅速恢复。

### （六）药物代谢动力学

（1）吸收：吸收迅速，高脂饮食可以使$C_{max}$增加90%，AUC增加25%，$T_{max}$为2.7±1.4小时。

（2）分布：血浆蛋白结合率95%～98%。广泛分布于机体各组织，最高分布脏器是胃，在肝、肾的浓度也比血药浓度高，在中枢神经系统的分布极低。

（3）代谢：主要经肝药酶CYP3A4代谢，少量经CYP2C19代谢，代谢产物有药理活性。多次给药4天后血药浓度达稳态，累积系数为1.7。

（4）排泄：主要经尿液排泄（74%），尿液中未检测到原形药物，少量经粪便排泄（20%）。消除半衰期为11～13小时。

### （七）不良反应

（1）神经系统：头痛（27%～34%）、头晕（9%～10%）。

（2）胃肠道：腹泻（12%～19%）、粪便异常（12%～15%）、恶心（7%）、消化不良（6%）、腹痛（4%～5%）。

（3）呼吸系统：鼻炎（7%～12%）、咽炎（7%～10%）、咳嗽（3%～4%）。

（4）心血管系统：外周水肿（7%～9%）、心悸（5%～10%）、心动过速（4%）、左心室流出道阻塞、房颤（<2%）、低血压（<2%）。

（5）血液系统：白细胞减少、血小板聚集、血小板减少症。

（6）皮肤：皮疹、荨麻疹。

（7）其他：感染性疾病（10%～14%）。

### （八）药学监护点

1. 有效性监护

症状改善需要2～4周的时间，至少坚持服用12周才有可能获益，如果服用3个月症状没有得到改善，则停药。

2. 安全性监护

禁忌证：西洛他唑禁忌用于任何程度的心力衰竭；对西洛他唑或其任何成分过敏者。

监测出血风险：在以下患者中出血风险可能会增加，应慎重给药：月经期患者；有出血倾向的患者；正在使用口服抗凝药（华法林等）或抗血小板药物（阿司匹林、噻氯匹定等）、溶栓药物（尿激酶、组织型纤溶酶原激活物）、前列腺素 $E_1$ 制剂（如前列地尔）及衍生物的患者；糖尿病或糖耐量异常的患者；重度肝肾功能损害患者；恶性高血压患者。

监测不良反应：如果出现心悸、发热、头痛、头晕、眼花、低血压、失眠等不良反应，应减量或停药。在合并冠状动脉狭窄的患者当中，西洛他唑可能出现过度心率增加，有诱发心绞痛的可能性，应采取减量或停药等适当的措施。出现皮疹、荨麻疹、瘙痒感，应考虑停药。

与其他药物食物之间的相互作用：

（1）与强效CYP3A4酶抑制剂合用需减少剂量，如与地西泮、红霉素、酮康唑、伊曲康唑等合用时，剂量为每次50mg，每日2次。

（2）与强效CYP2C19酶抑制剂合用需减少剂量，如与奥美拉唑等合用时，剂量为每次50mg，每日2次。

（3）避免与西柚汁同时服用。

3. 漏服的处理

当发现漏服的时候，立即补服正常1次的剂量；如果距离下一次服药时间很近，无须补服，在下一次服药时间服用正常剂量，不可1次服用2倍的剂量。

## ■ 双嘧达莫

### （一）在外周血管疾病中的适应证

在外周血管中主要用于抗血小板聚集，用于预防血栓形成，同时对血管有扩张作用。

### （二）用法用量

（1）口服剂型，1次25～50mg（1～2片），1日3次，餐前1小时空腹或餐后2小时服药，若出现胃刺激可以与食物或牛奶同服。

（2）预防心脏瓣膜置换血栓栓塞性疾病：75～100mg口服每日4次，作为华法林的辅助用药。

（3）在放射性核素心肌灌注研究中，采用静脉剂型，0.142mg/（kg·min）静脉注射，持续4分钟，最大剂量为60mg。

### （三）特殊人群用法用量

1. 哺乳期妇女

对婴儿的风险不能排除。

2. 儿童

2岁以下儿童用药的安全性和疗效未确定。

3. 老年患者

老年患者使用口服短效剂型可能出现体位性低血压，应慎用或禁用。

### （四）循证证据

双嘧达莫与阿司匹林合用可改善血管的通畅性并很可能延长患者的存活时间；外周血管疾病可通过阿司匹林（100～300mg qd）＋双嘧达莫（225～450mg qd）改善血运重建术后的终点。

阿司匹林或阿司匹林联合双嘧达莫的抗血小板治疗，对于外周血管旁路移植术后的主要通畅性方面是有明显获益的。

### （五）药理机制

双嘧达莫具有抗血栓形成作用，可抑制血小板聚集，作用机制可能为：

（1）抑制血小板、上皮细胞和红细胞摄取腺苷，治疗浓度为0.5～1.9mg/L时该抑制作用成剂量依赖性。

（2）抑制血栓烷素A2（TXA2）形成，刺激腺苷酸环化酶。

（3）抑制磷酸二酯酶，使血小板内环磷酸腺苷（cAMP）增多。抑制血小板活化因子（PAF）、胶原和腺苷二磷酸（ADP）等引起的血小板聚集。

### （六）药物代谢动力学

（1）吸收：口服吸收迅速，平均达峰浓度时间约75分钟。

（2）分布：与血浆蛋白结合率高。

（3）代谢：在肝内代谢，与葡萄糖苷酸结合。

（4）排泄：从胆汁排泄。血浆半衰期为2～3小时。

### （七）不良反应

（1）治疗剂量不良反应轻而短暂，长期服用时最初的副作用多消失；若不良反应持续或不能耐受者，停药后可消除。

（2）常见不良反应：

（3）心血管系统：胸痛（静脉注射，高达30%），心电图异常（静脉注射，0.8%～7.5%）。

（4）皮肤：颜面潮红（静脉注射，3.4%），皮疹（口服，2.3%）。

（5）胃肠道：腹部不适（口服，6.1%）。

（6）神经系统：头晕（口服，13.6%；静脉注射，11.8%），头痛（口服，2.3%；静脉注射，12.2%～20.0%）。

（7）呼吸系统：呼吸困难（静脉注射，2.6%～25.0%）。

（8）严重不良反应：

（9）心血管系统：心绞痛、心脏停搏、心肌梗死（静脉注射，0.1%）、心肌缺血、心室颤动、室性心动过速（静脉注射，0.2%）。

（10）肝脏：肝衰竭。

（11）免疫系统：变态反应。

（12）神经系统：脑血管意外、癫痫。

（13）呼吸系统：支气管痉挛（静脉注射，0.2%）。

### （八）药学监护点

1. 有效性监护

双嘧达莫联合阿司匹林可有效防止外周动脉血栓形成，其有效性观察主要基于临床数据。

2. 安全性监护

（1）出血监护：本品与抗凝剂、抗血小板聚集剂及溶栓剂合用时应注意出血倾向。

（2）药物相互作用监护：与阿司匹林有协同作用，与阿司匹林合用时，剂量减至每日100～200mg；与双香豆素抗凝剂合用时出血并不增多。

（3）药物过量监护：如果发生低血压，必要时可用升压药；急性中毒时可能出现共济失调、腹泻、呕吐、抑郁等症状，双嘧达莫与血浆蛋白高度结合，透析可能无益。

## ■ 沙格雷酯

### （一）在外周血管疾病中的适应证

在外周血管疾病中用于改善慢性动脉闭塞症所引起的溃疡、疼痛以及冷感等缺血性症状。

### （二）用法用量

通常成人每天3次，每次100mg，饭后口服。可根据年龄、症状适当增减。

### （三）特殊人群用法用量

1. 妊娠期妇女

妊娠期妇女或计划妊娠的妇女禁用。

2. 哺乳期妇女

动物试验中药物可能分泌进入乳汁，哺乳期妇女必须使用此药时应停止哺乳。

3. 老年患者

老年患者用药应酌情减量并从低剂量开始。

### （四）指南推荐和循证证据

（1）2018年《中国血栓性疾病防治指南》专家委员会中国血栓性疾病防治指南

无充血性心力衰竭的间歇性跛行，沙格雷酯（100mg bid）可增加患肢灌注压，改善无痛行走距离【1B】。

（2）2017年中华医学会外科学分会血管外科学组颈动脉狭窄诊治指南。

（3）颈动脉内膜切除术围手术期可根据患者情况选用沙格雷酯。

（4）颈动脉支架血管成形术（CAS）术后若双联抗血小板期间患者不耐受氯吡格雷，替代的药物中包括沙格雷酯。

（5）循证证据：一项多中心随机对照研究显示，对于周围血管疾病中的股髂血管腔内治疗的患者，沙格雷酯对支架内再狭窄发生率的控制与氯吡格雷比较为非劣效。

### （五）药理机制

沙格雷酯对于血小板以及血管平滑肌的5-羟色胺2受体具有特异性拮抗作用，因而显示抗血小板及抑制血管收缩的作用。可能的药理机制包括：

（1）抑制血小板凝聚：对健康成人及慢性动脉闭塞症患者，本品可抑制由于5-羟色胺合并胶原蛋白所导致的血小板凝聚及ADP或肾上腺素所导致的继发性凝聚。

（2）抗血栓作用：在使用周围动脉闭塞症模型的试验中，本品可抑制其病症的发作；在使用动脉血栓模型的试验中，本品可抑制其血栓的形成。

（3）抑制血管收缩：在使用大鼠血管平滑肌进行的试验中，本品可抑制5-羟色胺和血小板聚集导致的血管平滑肌收缩。

（4）改善微循环：本品可使慢性动脉闭塞症患者的透皮性组织氧分压以及皮肤表面温度升高。在使用侧支血循环障碍模型的试验中，本品可改善其循环障碍。

### （六）药物代谢动力学

（1）吸收：$C_{max}$（μg/ml）：0.54±0.10；$T_{max}$（h）：0.92±0.59；$t_{1/2}$（h）：0.69±0.10。

（2）分布：大部分组织内浓度在15～30分钟达最高值，且肝脏、肾脏以及肺中的浓度要高于血液中。

（3）代谢：沙格雷酯在各组织内消失迅速。

（4）排泄：用药后96小时之内从尿中排泄30%～40%，从粪便中排泄60%～70%。

### （七）不良反应

（1）主要不良反应：恶心（0.25%）、烧心（0.21%）、腹痛（0.19%）。

（2）严重不良反应：脑出血、消化道出血（均为0.1%以下）；血小板减少（发生率不详）；肝功能障碍、黄疸（均发生率不详）。

### （八）药学监护点

1. 安全性监护

禁忌证：在出血性患者（血友病、消化道溃疡、尿血、咯血、玻璃体积血等）、妊娠期妇女或已有可能妊娠的妇女中禁用。

2. 出血风险监护

（1）对于出现脑出血、消化道出血、血小板减少以及肝功能障碍、黄疸等不良反应的患者，在使用本品时需进行充分观察，若发现异常应停药并进行适当处理。

（2）月经期患者有加剧出血的可能。

（3）正在使用抗凝剂（华法林等）或具有抑制血小板凝聚作用的药物（阿司匹林、噻氯匹啶、西洛他唑）的患者，有加剧出血的可能。

（4）依诺肝素与沙格雷酯会导致药效增加，应谨慎合用。

（5）严重肾功能障碍的患者，有影响排泄的可能，应该慎用。

3. 血液系统监护　本品可能引起血小板减少和粒细胞缺乏症（同类药物有发现）应定期进行血液检查，加以注意。

## ◼ 贝前列素

### （一）在外周血管疾病中的适应证

改善慢性动脉闭塞性疾病引起的溃疡、间歇性跛行、疼痛和冷感等症状。

### （二）用法用量

成人每次40μg，每日3次，饭后口服。

### （三）特殊人群用法用量

1. 妊娠期妇女

妊娠或可能妊娠的妇女禁服本品。

2. 哺乳期妇女

哺乳期妇女应避免服用本品，必须服用时应停止哺乳。

3. 老年患者

老年患者服用本品可酌情减量。

### （四）指南推荐和循证证据

1. 2019年急性血栓性疾病急诊专家共识组《中国急性血栓性疾病抗栓治疗共识》

前列腺素类药物，如前列地尔或贝前列素钠等可有效减轻静息痛，促进肢体溃疡愈合。

2. 2017年中华医学会外科学分会血管外科学组《颈动脉狭窄诊治指南》

（1）颈动脉内膜切除术围手术期可根据患者情况选用贝前列素钠。

（2）颈动脉支架血管成形术（CAS）术后若双联抗血小板期间患者不耐受氯吡格雷，替代的药物中包括贝前列素钠。

3. 2012美国胸科医师协会《外周动脉疾病抗栓治疗》

对主要肢体缺血和静息痛而不能进行血运重建的ASO患者，推荐前列腺素类【2C】。

4. 循证证据

一项研究表明，贝前列素2～4周为1个疗程，用药6个月，主要在截肢或死亡方面有显著效果。

### （五）药理机制

本药作用于血小板和血管平滑肌的前列环素受体，激活腺苷酸环化酶、使细胞内cAMP浓度升高，抑制$Ca^{2+}$流入以及血栓素A2生成等，从而有抗血小板和扩张血管的作用。主要的机制包括：

（1）抗血小板作用：末梢循环障碍的患者和健康成人口服本品，可抑制血小板聚集和血小板黏附，能抑制聚集诱导物质引起的人血小板聚集，对人血小板聚集块有溶解作用（体外实验）。

（2）扩张血管增加血流量作用：健康成人口服本品后，皮肤血流量增加；末梢循环障碍的患者口服本品，可提高安静时组织内氧分压，缩短肢体缺血试验的缺血恢复时间。

### （六）药物代谢动力学

（1）吸收：$C_{max}$（ng/ml）：0.44；$T_{max}$（h）：1.42；$t_{1/2}$（h）：1.11。

（2）分布：连服10日，50μg/次，每日3次，最高血浆原药浓度为0.3～0.5ng/ml，没有出现因反复给药引起的药物蓄积。

（3）排泄：4小时内尿中原形药物的排泄量2.8μg，β-氧化物的排泄量5.4μg。总排泄量中游离形式的原形药物和β-氧化物的占比分别是14%和70%。

### （七）不良反应

（1）出血倾向：脑出血（低于0.1%）、消化道出血（低于0.1%）、肺出血、眼底出血（低于0.1%）。

（2）休克：低于0.1%。

（3）其他不良反应：过敏（皮疹、湿疹、瘙痒）、间质性肺炎、肝功能低下（黄疸、肝酶升高等）、肾功能不全（血尿、尿频、BUN升高）、心绞痛、心肌梗死等。

（4）每日服药180μg时，有不良反应发生率增加的报道。

### （八）药学监护点

1. 安全性监护

禁忌证：在出血性患者（血友病、消化道溃疡、尿血、咯血、玻璃体出血等）、妊娠期妇女或已有可能妊娠的妇女中禁用。

2. 出血风险监护

（1）本品与抗凝药、抗血小板药、溶栓药应谨慎合用，因有协同增加出血倾向的可能，若需合用应密切观察，一旦发现异常，应减量或停止合用，并适当处置。

（2）月经期妇女和有出血倾向及出血危险因素的患者，应注意出血风险。

3. 低血压和休克监护

（1）用药期间有引起休克的报告，应密切观察，如发现血压降低、心率加快、面色苍白、恶心等症状，应停药并适当处置。

（2）本品与前列腺素$I_2$合用，有协同导致血压下降的可能，应密切监测血压。

4. 其他不良反应的监护

应密切观察间质性肺炎、肝功能异常、心脏缺血等症状和实验室检查指标，如出现异常应停药并适当处置。


## ■ 吲哚布芬

吲哚布芬，化学名（±）2-［4-（1-氧代-2-异二氢吲哚基）苯基］丁酸。既可通过抗血小板抑制动脉血栓，又可通过抗凝抑制静脉血栓，在外周血管疾病领域可通过抗血小板、抗凝相结合的作用，全面预防动静脉血栓。

### （一）在外周血管疾病中的适应证

主要用于周围动脉闭塞性疾病及静脉血栓性疾病的二级预防，用于预防外科手术后的深静脉血栓形成。

### （二）用法用量

通常饭后口服，对于无法经口进食的患者，也可选择鼻饲或胃导管等方式给药。

（1）心血管事件的二级预防：首次剂量200mg，继以100mg每日2次。

（2）短暂性脑缺血发作和脑卒中二级预防：100mg每日2次。

（3）房颤抗凝或心源性卒中的二级预防：200mg 每日2次。

（4）外周动脉闭塞性疾病一、二级预防：100mg 每日2次。

（5）外周静脉血栓性疾病一、二级预防：200mg 每日2次。

（6）用于预防大手术后深静脉血栓：200mg 每日2次。

（7）用于预防肾功能不全患者血栓事件：100mg 每日1次或2次。

### （三）特殊人群用法用量

1. 妊娠期妇女及哺乳期妇女

妊娠期妇女及哺乳期妇女禁用。

2. 儿童

一般不建议用于儿童。本品在儿科患者中的疗效、安全性尚未确立。

3. 重度肝肾功能损害的患者

肾功能不全患者（Ccr：30～80ml/min）可减量服用，建议100mg 每日两次为宜，重度肾功能损害患者（Ccr＜30ml/min），建议100mg 每日1次。透析患者可以在非透析日维持100mg 每日1次用药。本品在重度肝功能损害的患者中的疗效和安全性尚未确立。

4. 老年患者

65岁以上老年患者由于肾功能下降，用药剂量在每日100～200mg 为宜。

### （四）指南推荐和循证证据

1. 2016年《血栓闭塞性脉管炎临床路径》

对于血栓闭塞性脉管炎患者，手术治疗后长期用药推荐应用吲哚布芬预防血栓形成。

2. 急性冠状动脉综合征非血运重建患者抗血小板治疗中国专家共识（2018）

接受DAPT伴或不伴有口服抗凝药治疗的患者出血推荐处理措施：中度出血（如泌尿系统、呼吸系统或上／下消化道有明显失血或需要输血），有明显的失血（血红蛋白降低＞30g/L）和/或需要住院，引起血流动力学不稳定但并非紧急发生的出血，病情稳定后，在确保安全的情况下尽快恢复抗血小板治疗，一般3～5天后恢复氯吡格雷，5～7天后恢复阿司匹林，或改用西洛他唑或吲哚布芬。

3. 2018年《内科学》

（1）对于肾病综合征患者，应用吲哚布芬等抗凝药物对肾功能有一定的保护作用。

（2）肾动脉栓塞或血栓形成应尽早治疗，包括经皮肾动脉插管局部溶栓，全身抗凝，抗血小板聚集（如吲哚布芬、双嘧达莫等）及外科手术取栓。

（3）肾静脉血栓确诊后应尽早开始抗凝治疗，通常采取静脉肝素抗凝5～7天，然后口服华法林或吲哚布芬维持1年，高危者应维持更长时间。

（4）对于肾脏替代治疗患者，人工血管或深静脉导管透析需长期抗凝，可选择低分子量肝素或吲哚布芬。

4. 文献资料

（1）用于骨科术后，预防深静脉血栓

意大利博洛尼亚IRCCS骨科研究所筛选2300例骨科大手术后患者，分为肝素钙组（$n=294$）、依诺肝素组（$n=468$）和吲哚布芬组（$n=1538$）。研究回顾性分析了患者术后在院内的并发症（心力衰竭、心律失常等）情况，结果显示3组患者在并发症发生率方面存在差异，吲哚布芬组仅6.9%，依诺肝素组11.12%，肝素钙组17.69%；在深静脉血栓发生率上，吲哚布芬组仅0.32%，依诺肝素组1.28%，肝素钙组1.36%。

意大利博洛尼亚IRCCS骨科研究所筛选1640例行全髋关节置换术患者，接受3种不同的预防方案，分别是低剂量普通肝素组（$n=192$）、低分子肝素组（$n=457$）和吲哚布芬组（$n=991$）。研究回顾性分析了患者术后30天内的血栓栓塞预防和并发症情况，结果显示吲哚布芬组深静脉血栓形成率仅为0.3%，而低分子肝素组为1.3%，普通肝素组为3.6%。

一项中国开展的研究筛选了216例行全髋关节置换术的患者，分为吲哚布芬组（$n=110$）和低分子肝素组（$n=106$），回顾性分析了术后35天受试者深静脉血栓形成情况，吲哚布芬组相比低分子肝素组肌间静脉血栓发生率（17.3% vs 19.8%）、腓骨和胫骨后静脉血栓发生率（2.7% vs 4.7%）、腘静脉和股静脉血栓发生率（0 vs 1.8%），结果表明吲哚布芬组各类型静脉血栓发生率均低于低分子肝素组。

意大利临床试验中心对123例下肢深静脉血栓患者开展一项为期3年的随访研究，分为吲哚布芬组（200mg bid，$n=60$）和安慰剂组（$n=63$）。治疗后经彩色多普勒超声扫描检查表明，吲哚布芬组3年内血栓形成发生率仅为5%，而安慰剂组则为46%。

（2）预防外周动脉血栓，改善间歇性跛行

一项意大利开展的随机对照研究，纳入290例因外周血管疾病导致间歇性跛行患者，分为间歇性跛行组、糖尿病跛行组和短距跛行组，每组分别给予3种治疗方案：吲哚布芬组（200mg bid，$n=182$），阿司匹林组（0.5g bid，$n=74$）和安慰剂组（$n=34$）。治疗并观察1年后，吲哚布芬组治疗前后的非疼痛行走和总行走距离均明显长于阿司匹林组和安慰剂组，且吲哚布芬组胃肠道副作用发生率低于阿司匹林组。

### （五）药理机制

1. 吲哚布芬抗血小板机制

（1）选择性抑制血小板环氧合酶1（COX-1），减少血栓素A2（TXA2）的生成，同时对前列环素（PGI2）的抑制作用较低，抑制TXA2诱导的血小板聚集的同时，胃肠道反应更少。

（2）可逆性抑制血小板聚集，停药24小时后，即可恢复血小板功能。

（3）抑制腺苷二磷酸（ADP）、肾上腺素、血小板活化因子（PAF）、胶原和花生四烯酸（AA）诱导的血小板聚集。

2. 吲哚布芬抗凝机制

通过降低血小板因子3、4含量，从而减少因子 II、X 的激活。

### （六）药物代谢动力学

吲哚布芬口服吸收快，2小时后血浆浓度达峰值，半衰期为6～8小时，血浆蛋白结合率＞99%，75%的药物以葡萄糖醛酸结合物形式随尿排泄，部分以原形排出。

### （七）不良反应

常见消化不良、腹痛、便秘、恶心、呕吐、头痛、头晕、皮肤过敏反应、齿龈出血及鼻出血；少数病例可出现胃溃疡、胃肠道出血及血尿，如出现荨麻疹样皮肤过敏反应应立即停药。

### （八）药学监护点

1. 注意事项

餐后服用吲哚布芬，若出现荨麻疹样皮肤过敏反应，应立即停药。

2. 药物相互作用

使用非甾体抗炎药的患者慎用，与其他抗凝血药联合应用时出血风险增加。

3. 漏服处理

单次漏服会影响血药浓度，原则上不得漏服，如漏服，尽量在下一次服药时间服用常规剂量吲哚布芬，不需要在下一次服药加倍剂量，连续漏服将会导致血栓风险增加。

（屈静晗　李春英　张丽新）

# 第二节　抗 凝 血 药

抗凝血药（anticoagulants）是通过影响凝血因子，从而阻止血液凝固过程的药物，可用于防治血管内栓塞或血栓形成引起的疾病，预防中风或其他血栓性疾病。

## ■ 肝素

### （一）在外周血管疾病中的适应证

1. 在外周血管疾病中的适应证
（1）预防和治疗静脉血栓栓塞症，预防和治疗肺栓塞。
（2）房颤并发动脉血栓栓塞。
（3）预防和治疗周围动脉血栓性疾病。
（4）外周血管介入操作中的抗凝处理。
（5）预防周围血管血栓复发。
（6）防治血栓形成或栓塞性疾病（如心肌梗死、血栓性静脉炎、肺栓塞等）；血液透析、体外循环、导管术、微血管手术等操作中及某些血液标本或器械的抗凝处理。

2. 其他适应证
（1）实验室血液标本采集时的抗凝处理。
（2）血液制品输注时的抗凝处理。
（3）房颤并发血栓栓塞。
（4）弥漫性血管内凝血。
（5）血液透析。
（6）体外循环、心脏手术。
（7）预防和治疗心肌梗死。

### （二）用法用量

用药途径包括皮下注射、静脉注射和静脉滴注，前两者为主要采用的用药方式。
（1）皮下注射：首次5000～10000U，以后每8小时8000～10000U或每12小时15000～20000U；每24小时总量30000～40000U。
（2）静脉注射：首次5000～10000U，之后，或按体重每4小时100U/kg，用氯化钠注射液稀释后应用。
（3）静脉滴注：每日20000～40000U，加至氯化钠注射液1000ml中持续滴注。滴注前可先静脉注射5000U作为初始剂量。
（4）预防性治疗：高危血栓形成患者防止深部静脉血栓。在外科手术前2小时先给5000U肝素皮下注射，但麻醉方式应避免硬膜外麻醉，后每隔8～12小时5000U，共约7日。

### （三）特殊人群用法用量

#### 1. 妊娠期妇女

可以作为妊娠期妇女预防和治疗用药。但注意不要给予含苯甲醇成分的产品。

（1）妊娠期预防用药：①妊娠早期，5000～7500U皮下注射q12h；②妊娠中期，7500～10000U皮下注射q12h；③妊娠晚期，10000U皮下注射q12h，监测肝素水平使中值或峰值水平达到0.05～0.25U/ml。

（2）妊娠期治疗用药：整个妊娠期间10000U（或者更多剂量）皮下注射q12h，使肝素注射后6小时的APTT达到正常值的1.5～2.5倍。

#### 2. 哺乳期妇女

可以用于哺乳期妇女。但注意不要给予含苯甲醇成分的产品。产后6周内，5000～7500U皮下注射q12h。

#### 3. 儿童

可以用于儿童和婴幼儿。但注意不要给予含苯甲醇成分的产品。

（1）静脉血栓栓塞症治疗：①1岁以下婴儿：负荷剂量75U/kg持续给药10分钟，之后28U/（kg·h）维持；②1岁以上：负荷剂量75U/kg持续给药10分钟，之后20U/（kg·h）维持。监测APTT达到相当于抗凝Xa为0.35～0.70U/ml的水平。

（2）静脉血栓栓塞症预防：0.25～1.00U/ml，通过导管以1ml/h持续输注，总剂量为25～200U/（kg·d）。

（3）新生儿导管相关性血栓预防：从中心静脉通路装置以0.5U/（kg·h）速率输注。

#### 4. 老年患者

老年患者如果肾功能处在正常范围之内，用药无须减量。

### （四）指南推荐

1. 2017年中华医学会外科学分会血管外科学组深静脉血栓形成的诊断和治疗指南（第三版）

下肢深静脉血栓早期抗凝治疗：普通肝素，剂量个体差异较大，使用时必须监测凝血功能，一般静脉持续给药。起始剂量为80～100U/kg静脉注射，之后以10～20U/（kg·h）静脉泵入，以后每4～6小时根据激活的部分凝血酶原时间（APTT）再做调整，使其延长至正常对照值的1.5～2.5倍；肾功能不全的患者建议使用普通肝素、直接Xa因子抑制剂。

2. 2012年美国胸科医师学会（American College of Chest Physicians，ACCP）血栓防治临床实践指南（第9版）：胃肠外抗凝药

静脉给予治疗剂量的普通肝素剂量调整见表2-3。

表2-3　肝素剂量调整表

| 起始剂量 | 静脉注射80U/kg，之后持续静脉滴注18U/（kg·h） |
| --- | --- |
| APTT＜35s | 追加静脉注射80U/kg，之后持续静脉滴注上调4U/（kg·h） |
| APTT35～45s | 追加静脉注射40U/kg，之后持续静脉滴注上调2U/（kg·h） |
| APTT46～70s* | 无变化 |
| APTT71～90s | 下调静脉滴注速度2U/（kg·h） |
| APTT＞90s | 暂停静脉滴注1小时，之后下调滴注速度3U/（kg·h） |

注：*为APTT治疗目标值为46～70s（但不同实验室APTT数值存在误差，即1.5～2.5倍基线值），对应抗Xa活性0.3～0.7U/ml或鱼精蛋白滴定0.2～0.4U。

### （五）药理机制

因结构中带有强负电荷，可干扰凝血过程多个环节，在体内外均发挥抗凝作用。通过与抗凝血酶（AT，又称抗凝血酶Ⅲ）结合抑制活化的因子Ⅱ、Ⅸ、Ⅹ、Ⅺ和Ⅻ，干扰凝血级联反应，最终抑制纤维蛋白原变为纤维蛋白而发挥抗凝血作用；也有阻止血小板聚集和破坏的作用。

### （六）药物代谢动力学

（1）吸收：口服不吸收，皮下吸收良好。

（2）分布：血浆蛋白结合率80%；不能通过胸膜、腹膜和胎盘组织。

（3）代谢：网状内皮系统代谢、肾脏排泄，其中少量以原形排出。

（4）排泄：排泄时间随给药剂量增大而延长，单次给予100、400或800U时，$t_{1/2}$ 分别为1小时、2.5小时和5小时；血浆内肝素浓度不受透析影响。

### （七）不良反应

（1）出血：用药过多可致自发性出血，故每次注射前应测定凝血时间。如注射后引起严重出血，可静注硫酸鱼精蛋白进行急救（1mg硫酸鱼精蛋白可中和100U肝素）。

（2）血液系统：血小板减少症（高达30%），肝素诱导的血小板减少症（1%～10%），肝素诱导的血小板减少症伴血栓形成（小于1%）。肝素治疗期间应定期监测血小板计数。

（3）免疫系统：变态反应。

（4）肝脏：常见肝转氨酶水平升高，应定期复查肝功能。肝功能不全者长期使用可引起抗凝血酶Ⅲ耗竭而有血栓形成倾向。

（5）骨科：长期应用可引起骨质疏松和自发性骨折。

（6）其他：偶见一次性脱发和腹泻。

### （八）药学监护点

UFH的剂量个体差异大，一般静脉持续给药，使用时必须进行用药监护。在给药之前应检测患者的血常规、凝血功能、肝肾功能及电解质水平。

1. 有效性监护

治疗量肝素须常规监测APTT，目标值为正常值的1.5～2.5倍。开始时应每6小时根据APTT数值调整给药速度，稳定后每日监测1次即可。

2. 安全性监护

药物治疗期间注意观察患者有无出血，包括大小便颜色、皮肤浅表出血点、血肿及其他出血现象。监测血红蛋白、血小板计数、肝功能、D-二聚体等，警惕出血及血栓事件的发生。要了解患者在肝素用药期间联合应用其他抗血小板药物或者抗凝药物的情况。联合用药会增加出血风险。

出现出血并发症时可以缓慢静脉注射鱼精蛋白进行中和，1mg鱼精蛋白可中和1mg肝素产生的抗凝作用，但要考虑肝素的代谢情况。需要注意的是鱼精蛋白不能完全中和肝素的抗Ⅹa活性。

## ■ 低分子量肝素

分子量为4000～6000的肝素。在外周血管疾病领域主要是应用其抗凝作用。

## （一）在外周血管疾病中的适应证

预防和治疗深部静脉血栓形成和肺栓塞，预防血液透析时血凝块形成。

## （二）用法用量

不同低分子肝素的用法用量因人而异，应个体化给药。临床常用制剂有依诺肝素、达肝素、那屈肝素等，不同类型的低分子肝素用药剂量不同，具体见表2-4。

表2-4　低分子肝素的用法用量

| 低分子肝素种类* | 预防静脉血栓栓塞 | 治疗深静脉血栓/肺栓塞 |
| --- | --- | --- |
| 依诺肝素（克赛） | 中度血栓形成风险（如腹部手术）：皮下注射每日1次2000U或4000U<br>高度血栓形成倾向（如矫形外科手术）：皮下注射每日1次4000U | 每日1次皮下注射150U/kg或每日2次100U/kg；复杂性栓塞性疾病，推荐后者 |
| 达肝素（法安明） | 中度血栓风险：每日1次皮下注射2500U直到患者可以活动；持续性活动受限患者每日1次皮下注射5000U<br>高度血栓风险：每日1次皮下注射5000U | 每日1次皮下注射200U/kg或每日两次皮下注射100U/kg，也可持续静脉输注 |
| 那屈肝素（速碧林） | 中度血栓形成风险：每日1次皮下注射2850U<br>高度血栓形成风险：每日1次皮下注射38～57U/kg | 每日2次皮下注射85U/kg |
| 帕肝素（希弗全） | 每日1次皮下注射3200～4250U | 每日2次皮下注射4250～6400U |
| 低分子肝素钠注射液（齐征） | 每日1次皮下注射2500～5000U | 每日1次皮下注射200U/kg或每日2次皮下注射100U/kg |

注：* 为已上市多种低分子肝素，按照相应的说明书推荐用法给药。

## （三）特殊人群用法用量

1. 妊娠期妇女

现有经验未发现妊娠期妇女接受低分子肝素治疗会损害胚胎或胎儿的证据，有关在妊娠期使用低分子肝素的对照研究数量非常有限。各厂家药品说明书表述意见有差别，建议参考具体使用药品说明书。根据2012年美国胸科医师学会（American College of Chest Physicians，ACCP）血栓防治临床实践指南（第9版）：静脉血栓栓塞、血栓形成倾向、抗栓治疗与妊娠，推荐低分子肝素可用于妊娠期妇女。

2. 哺乳期妇女

低分子肝素为多糖大分子量药物，仅少量进入乳汁，在乳汁中的抗Ⅹa因子活性浓度很低，一般认为对婴儿产生的抗凝作用很小。尽管如此，只有当治疗对母亲的益处大于对婴儿的潜在风险时才能使用。各厂家药品说明书表述意见有差别，建议参考具体使用药品说明书。根据2012年美国胸科医师学会血栓防治临床实践指南（第9版）：静脉血栓栓塞、血栓形成倾向、抗栓治疗与妊娠，对于哺乳期妇女，哺乳期间可继续使用低分子肝素。

3. 儿童

因在该人群当中相关药物的有效性和安全性并未确定或清晰，因此药品说明书未推荐该人群使用低分子肝素。《中国国家处方集化学药品与生物制品卷——儿童版》（2013年）对于依诺肝素、达肝素有相关的推荐用法与用量，其参考资料来自于《英国国家儿童处方集》（BNFC 2010-2011）。

4. 肝肾功能不全患者

肝功能不全患者应给予特别注意；肾功能不全者慎用，肾功能损害时出血危险性增大，轻中度肾功能不全者，治疗时严密监测，严重肾功能不全时需要调整剂量或避免使用。

5. 老年患者

由于老年患者肾功能减弱，本品的清除半衰期略延长。一般如果肾功能仍在正常范围内（如轻度减弱），老年患者预防性用药时无须调整剂量或每日用药次数。

不同的低分子肝素在特殊人群中的用法用量见表2-5、表2-6。

表2-5　低分子肝素在特殊人群中的使用建议

| 低分子肝素 | 妊娠期妇女 | 哺乳期妇女 | 儿童 | 肝肾功能不全患者 | 老年患者 |
|---|---|---|---|---|---|
| 依诺肝素（克赛） | 医师确认需要时使用 | 接受本品治疗应停止哺乳 | 不推荐 | 肝功能不全应给予特别注意；中度及轻度肾功能不全建议治疗时严密监测，严重肾功能不全需调整剂量 | 无须减量，在治疗剂量时应密切观察 |
| 达肝素（法安明） | 现有经验未发现妊娠期妇女接受治疗会损害胚胎和胎儿的证据 | 当治疗对母亲的益处大于对婴儿的潜在风险时才能使用 | 尚未确定儿童使用达肝素钠的安全性和有效性 | 慎用于严重肝肾功能不全，肾衰竭患者应考虑监测抗Ⅹa水平 | 治疗剂量应进行密切临床监测 |
| 那屈肝素（速碧林） | 不建议在妊娠期间使用，除非治疗益处超过可能的风险 | 不推荐在哺乳期使用 | 无相关资料 | 肝衰竭时使用应特别注意出血风险；严重肾功能损害不宜使用 | 建议在开始治疗前评价肾脏功能 |
| 帕肝素（希弗全） | 妊娠前3个月与产后禁用，其他妊娠时期慎用 | 不推荐哺乳期使用 | 未进行针对儿童的药物代谢动力学研究且无可靠参考文献 | 治疗时肝功能不全、肾功能不全患者慎用 | 没有针对老年患者的特别注意事项，用药时无须调整剂量 |
| 低分子肝素钠注射液（齐征） | 妊娠初3个月妇女或产后妇女使用本品可能增加出血风险，须慎用。为保险起见，妊娠期不宜使用本品 | 哺乳期并非禁忌 | 本品不适用于儿童 | 肝肾功能不全患者应小心使用本品，严重的肾功能损害不推荐使用 | 使用本品期间可能易出血，须注意 |

表2-6　低分子肝素在肾功能不全患者中的用法用量

| 低分子肝素 | 轻度肾功能不全 | | 中度肾功能不全 | | 严重肾功能不全 | |
|---|---|---|---|---|---|---|
| | 预防剂量 | 治疗剂量 | 预防剂量 | 治疗剂量 | 预防剂量 | 治疗剂量 |
| 依诺肝素（克赛） | 严密监测 | 严密监测 | 严密监测 | 严密监测 | 每日1次2000U | 每日1次100U/kg |
| 达肝素（法安明） | / | / | / | / | 监测抗Ⅹa水平 | 监测抗Ⅹa水平 |
| 那屈肝素（速碧林） | / | / | / | / | 不宜使用 | 不宜使用 |
| 帕肝素（希弗全） | / | 慎用 | / | 慎用 | 严重肾病禁用 | 严重肾病禁用 |
| 低分子肝素钠注射液（齐征） | 小心使用 | 小心使用 | 小心使用 | 小心使用 | 不推荐使用 | 不推荐使用 |

### （四）指南推荐

1. 2017年中华医学会外科学分会血管外科学组深静脉血栓形成的诊断和治疗指南（第3版）

下肢深静脉血栓早期抗凝治疗：低分子肝素（如那屈肝素等）临床按体重给药，每次100U/kg，每12小时1次，皮下注射，肾功能不全者慎用；早期DVT非肿瘤患者，建议直接使用新型口服抗凝药物（如利伐沙班），或使用低分子肝素联合维生素K拮抗剂，在INR达标且稳定24小时后，停低分子肝素；早期DVT肿瘤患者，建议首选低分子肝素抗凝。

2. 2016年美国胸科医师学会（American college of chest physicians，ACCP）指南：静脉血栓栓塞疾病的抗血栓治疗

下肢深静脉血栓/肺栓塞合并恶性肿瘤患者，长期抗凝治疗建议LMWH优于VKA、达比加群、利伐沙班、阿哌沙班等【2C】；对于正在接受VKA或新型口服抗凝药治疗期间静脉血栓复发患者，建议改为低分子肝素治疗；对于正在接受低分子肝素治疗期间静脉血栓复发患者，建议在原剂量基础上增加1/4～1/3剂量。

### （五）药理机制

低分子肝素是由普通肝素解聚而成，分子量比普通肝素小，平均分子量为4000～6000。作用机制主要通过与抗凝血酶（AT）结合，抑制因子Ⅹa和因子Ⅱa（凝血酶）发挥抗栓作用。相比普通肝素，低分子肝素对因子Ⅹa的抑制能力高于因子Ⅱa，对血小板激活功能和血小板黏附能力更小，对APTT延长不明显。

不同低分子肝素平均分子量以及对因子Ⅹa和Ⅱa的抑制能力以及药物经肾排泄情况见表2-7：

**表2-7 不同低分子肝素的分子量以及对凝血因子的抑制能力和肾排泄能力**

| 低分子肝素种类 | 平均分子量 | 抗Ⅹa/Ⅱa | 肾排泄 |
| --- | --- | --- | --- |
| 依诺肝素（克赛） | 3500～5500 | 3.6 | 有 |
| 达肝素（法安明） | 5000 | 2.5 | 有 |
| 那曲肝素（速碧林） | 4470 | 3.2 | 有 |
| 低分子肝素（希弗全） | 4500 | ＞4 | 有 |
| 低分子肝素钠注射液（齐征） | ＜8000 | 无数据 | 有 |

### （六）药物代谢动力学

皮下注射后，低分子肝素很快吸收，生物利用度多在90%以上，甚至接近100%，在给药后3～4小时达到血浆活性峰值。半衰期约为3.5小时，重复给药半衰期延长，主要在肝脏代谢，经肾脏排泄，不能透过胎盘。血液透析患者，将足量的低分子肝素注于血液透析环路的动脉端以防止透析环路凝血，理论上，推荐剂量不会导致低分子肝素进入血透患者的体循环中。

### （七）不良反应

常见血肿、出血、刺激、疼痛，注射部位不适；偶见转氨酶升高；罕见血小板减少症，皮炎、红斑、瘙痒、紫癜、皮疹和荨麻疹，注射部位皮肤坏死；十分罕见脊髓硬膜外血肿（接受脊髓、硬膜外和腰椎注射的同时使用肝素）。

### （八）药学监护点

1. 有效性监护

低分子肝素无须常规进行药效学监测，肾功能不全患者可以进行抗Ⅹa监测，建议用药后4小时抽血测定，肥胖、妊娠期妇女和儿童也需要监测抗Ⅹa活性。根据ACCP指南，不同低分子肝素的抗Ⅹa活性监测推荐目标范围详见表2-8。

表2-8　不同低分子肝素的抗Ⅹa活性监测目标范围

| 低分子肝素种类 | 给药频率 | 目标范围抗Ⅹa（U/ml） |
|---|---|---|
| 依诺肝素（克赛） | 每日2次 | 0.6～1.0 |
| 那曲肝素（速碧林） | 每日2次 | 0.6～1.0 |
| 达肝素（法安明） | 每日2次 | 0.5～1.0* |
| 依诺肝素（克赛） | 每日1次 | ＞1.0 |
| 那曲肝素（速碧林） | 每日1次 | 1.3 |
| 达肝素（法安明） | 每日1次 | 1.05 |

注：*为达肝素钠注射液（法安明）药品说明书。

2. 安全性监护

用药期间及每次注射前后均应详细检查患者的局部（如腹部注射部位）出血情况，全身各系统有无出血倾向及其他不良反应。

无论因何适应证使用或使用何种剂量，都应进行血小板计数监测。建议在使用前进行血小板计数，并在治疗中进行常规计数监测。如果血小板计数显著下降（低于原值的30%～50%），应停用。

下述情况中应小心使用：凝血障碍、肝肾功能不全患者，有消化道溃疡史或有出血倾向的器官损伤史，近期出血性脑卒中，难以控制的严重高血压，糖尿病性视网膜病变；近期接受神经或眼科手术和蛛网膜下腔/硬膜外麻醉。

与其他药物之间的相互作用：不推荐联合使用下述药物（合用可增加出血倾向）：用于解热镇痛剂量的乙酰水杨酸（及其衍生物），非甾体抗炎药（全身用药），噻氯匹定，右旋糖酐40（肠道外使用）。与下列药物共同使用时应注意：口服抗凝剂，溶栓剂，用于抗血小板凝集剂量的乙酰水杨酸（用于治疗不稳定性心绞痛及非Q波心梗），糖皮质激素（全身用药）。

## ■ 磺达肝癸钠

### （一）在外周血管疾病中的适应证

（1）预防静脉血栓栓塞症：用于进行下肢重大骨科手术如髋关节骨折、重大膝关节手术或者髋关节置换术等患者，预防静脉血栓栓塞事件的发生。

（2）其他适应证：用于无指征进行紧急（＜120分钟）侵入性治疗（PCI）的不稳定性心绞痛或非ST段抬高心肌梗死患者的治疗；使用溶栓或初始不接受其他形式再灌注治疗的ST段抬高心肌梗死患者的治疗。

### （二）用法用量

（1）用于接受骨科大手术的患者预防静脉血栓栓塞症：推荐剂量2.5mg，每日1次，手术后皮下注射给药，首次给药时间不应早于外科手术后6小时，并且只有在已经确定止血后才能给药。治疗应持续直至静脉血栓栓塞的风险已减少，通常直至患者起床走动，至少术后5～9天。在接受髋关节骨折手术的患者中，应延长预防使用磺达肝癸钠的时间，可延长到33天。皮下注射给药部位在腹壁左右前外侧位和左右后外侧位交替。注射针的全长应垂直插入由拇指和食指提起的皮肤皱褶中，整个注射过程中应维持皮肤皱褶的存在。

（2）用于不稳定性心绞痛或非ST段抬高心肌梗死（UA/NSTEMI）患者的治疗：推荐剂量2.5mg，每日1次，皮下注射给药。持续用药时间最长为8天，如果不到8天出院则直至出院为止。行PCI患者首次给药时间不早于鞘管拔出后2小时。CABG患者，如果可能，可以在手术后48小时开始用药。

（3）用于ST段抬高心肌梗死（STEMI）患者的治疗：2.5mg，每日1次。首次剂量应静脉内给药，随后剂量通过皮下注射给药。持续用药时间最长为8天，如果不到8天出院则直至出院为止。行PCI患者：首次给药时间不早于鞘管拔出后2小时。CABG患者，如果可能的话可以在手术后48小时开始用药。

### （三）特殊人群用法用量

1. 妊娠期妇女

除非有明确的需要，否则磺达肝癸钠不应用于妊娠期妇女。

2. 哺乳期妇女

使用磺达肝癸钠治疗期间不推荐哺乳。

3. 儿童

磺达肝癸钠不建议应用于17岁以下的儿童。

4. 肝肾功能损害患者

用于静脉血栓栓塞症的预防：①CrCL＜20ml/min的患者：禁用；②CrCL20～50ml/min的患者：给药剂量减少为1.5mg，每日1次皮下注射；严格注意首次给药的时间不应早于手术结束后的6小时；③CrCL＞50ml/min的患者：无须减量。

用于UA/USTEMI/STEMI的患者治疗：①CrCL＜20ml/min的患者：禁用；②CrCL＞20ml/min的患者：无须减量。

严重肝功能损害的患者慎用磺达肝癸钠，其余肝功能损害无须调整药物剂量。

5. 老年患者

应谨慎应用。年龄≥75岁和/或体重＜50kg的老年人，应严格遵守首次给药时间预防静脉血栓栓塞症，原则上不超过骨科手术结束后的6小时内。CrCL＜50ml/min的老年患者禁用。

### （四）指南推荐

中国医师协会心血管内科医师分会血栓防治专业委员会肝素诱导的血小板减少症中国专家共识（2017）

肝素诱导血小板减少（HIT）初始抗凝治疗剂量一般为5～10mg/d皮下注射，应根据肾功能和体质量进行调整，依据体重建议的剂量为：体重＜50kg，5.0mg皮下注射，1次/天；体重50～100kg，7.5mg皮下注射，1次/天；体重＞100kg，10mg皮下注射，1次/天。依据肾功能给予的建议剂量为：CrCL＞50ml/min时，正常剂量应用；CrCL 20～50ml/min时，慎用磺达肝癸钠；CrCL＜20ml/min时，禁用磺达肝癸钠。不建议常规监测，如需监测，建议调整剂量至抗Xa活性峰值为1.5U/ml；磺达肝癸钠对INR影响小。

## （五）药理机制

该药为人工合成的、活化因子X的选择性抑制剂，其抗血栓活性是抗凝血酶Ⅲ介导的对因子Ⅹa选择性抑制的结果。通过选择性结合于ATⅢ，增强后者对Ⅹa的中和活性约300倍，从而抑制凝血酶的形成和血栓增大。磺达肝癸钠不能灭活凝血酶（活化因子Ⅱ），对血小板没有作用。磺达肝癸钠在2.5mg剂量时，不常规影响凝血实验如APTT、PT、INR等。

## （六）药物代谢动力学

（1）吸收：皮下给药后，磺达肝癸钠能完全快速被吸收（绝对生物利用度为100%），达峰时间约2小时，给药后3～4天达到稳态血浆浓度。

（2）分布：分布容积7～11L，与抗凝血酶蛋白高度特异性结合（0.5～2.0mg/L的浓度范围内为98.6%～97.0%），与其他血浆蛋白结合不明显，包括血小板因子4，因此预期不会与其他药物发生蛋白结合置换方面的相互作用。

（3）代谢：尚无有关磺达肝癸钠代谢，特别是形成活性代谢物的证据，体外试验对肝药酶无明显抑制。

（4）排泄/消除：年轻和老年健康受试者中的消除半衰期大约分别为17小时和21小时，64%～77%被肾脏以原形药物代谢。

## （七）不良反应

根据各器官系统分类、发生频率及不良反应如下表2-9：

表2-9　各器官系统不良反应发生频率及表现

| 器官系统 | 发生频率及表现 |
| --- | --- |
| 血液和淋巴系统异常 | 常见：贫血、出血（不同部位，包括颅内和腹膜后出血罕见）、紫癜<br>不常见：血小板减少症、血小板增多症、血小板异常、凝血障碍 |
| 免疫系统异常 | 罕见：变态反应 |
| 代谢和营养异常 | 罕见：低钾血症 |
| 神经系统异常 | 不常见：头痛 |
| 血管功能异常 | 罕见：低血压 |
| 呼吸系统、胸腔及纵隔异常 | 罕见：呼吸系统、咳嗽 |
| 胃肠道异常 | 不常见：恶心、呕吐<br>罕见：腹痛、消化不良、胃炎、便秘、腹泻 |
| 肝胆异常 | 不常见：肝功能异常、肝酶升高<br>罕见：胆红素血症 |
| 皮肤和皮下组织异常 | 不常见：皮疹、瘙痒、伤口分泌物 |
| 全身异常以及给药部位状况 | 常见：水肿<br>不常见：发热<br>罕见：注射部位反应、胸痛、下肢痛、疲劳、潮红、晕厥 |

## （八）药学监护点

1. 有效性监护

为间接因子Ⅹa抑制剂，剂量个体差异小，2.5mg剂量时，对凝血时间无影响，对血小板无作用。

2. 安全性监护

（1）禁忌证：活动性大出血；细菌性心内膜炎；严重肾功能损害（CrCL＜20ml/min的患者）；血小板计数低于$10 \times 10^4/mm^3$；磺达肝癸钠存在时体外抗血小板抗体检测阳性，与之相关的血小板减少症患者；严重超敏反应病史（如血管神经性水肿）的患者。

（2）联合用药：用于预防静脉血栓栓塞症，应避免与增加出血风险的药物合用，这些药物包括地西芦定、溶栓药物、GPⅡb/Ⅲa受体拮抗剂、肝素、肝素类似物或低分子肝素以及维生素K拮抗剂。与其他抗血小板药物（如氯吡格雷、噻氯匹定、双嘧达莫等）及非甾体抗炎药物合用时应谨慎。如有必要合用应严密监测。

（3）出血风险监测：对具有出血风险的患者，避免同时使用增加出血风险的药物，除非必须使用，需对患者进行监护。这些出血风险包括先天性或后天性出血性疾病、活动性溃疡、血管发育不良性胃肠疾病、出血性卒中、未控制的高血压、糖尿病性视网膜病变、脑/脊柱或眼科手术后。术后使用硬膜外留置导管期间，应避免使用磺达肝癸钠。椎管手术后如果给予磺达肝癸钠，应监测患者神经功能缺损的症状或体征和/或肠道、膀胱功能障碍。磺达肝癸钠的消除随体重减轻而降低，体重＜50kg的患者出血风险增加，应谨慎使用；该药主要通过肾脏排泄，血浆清除随肾功能损害程度增加而降低，并与出血风险增加相关。对于CrCL＜30ml/min者，发生大出血风险增加，因此应监测患者肾功能情况；治疗期间还应监测肝功能等。

血小板检测：曾报道出现中度和重度血小板减少症，包括血栓形成引起的血小板减少症。其临床表现与肝素诱导的血小板减少症相似。建议进行血小板监测，如果血小板计数降低到$10\times10^4/mm^3$，则停药。

## ■ 阿加曲班

### （一）在外周血管疾病中的适应证

（1）用于发病48小时内的缺血性脑梗死急性期患者的神经症状（运动麻痹）和日常活动（步行、起立、坐位保持、饮食）的改善。

（2）治疗和预防肝素诱导性血小板减少症（HIT）患者中的血栓形成。

（3）超适应证应用：用于DVT的早期抗凝治疗，适用于急性期、HIT及存在HIT风险的患者（深静脉血栓形成的诊断和治疗指南第三版）；用于周围血管性疾病患者缺血相关症状的缓解（间歇性跛行、麻木、发凉、疼痛）；用于血液透析的抗凝治疗。

### （二）用法用量

（1）缺血性脑梗死急性期患者：通常对于成人患者，在开始的2日内每日给予60mg，并以适当量的输液稀释，经24小时持续静脉滴注。其后的5日内每日给予20mg，以适当量的输液稀释，早晚各1次，每次10mg，均以3小时静脉滴注。可根据年龄、症状适当增减。

（2）预防和治疗肝素诱导性血小板减少症（HIT）的患者中的血栓形成：2μg/（kg·min），连续静脉输注，调整剂量直至达到稳态时的APTT值为初始基线值的1.5～3倍，且不超过100秒；最大剂量10μg/（kg·min）。

（3）心肌梗死：①专家共识推荐剂量：静脉注射30～100μg/kg，随后以每分钟2～4μg/kg的速率持续静脉滴注72小时，根据APTT调整剂量。②临床研究剂量：100μg/kg静脉推注，然后1～3μg/（kg·min）连续静脉输注6～72小时，维持APTT在50～85秒，并与阿替普酶和阿司匹林联合使用。

（4）PCI中，预防伴有HIT和HIT风险的患者冠状动脉血栓形成：350μg/kg静脉推注，推注时间3～5分钟，同时开始25～40μg/（kg·min）连续静脉输注，保持活化凝血时间（ACT）在300～450秒。无法维持ACT在300秒以上时，可以追加150μg/kg静脉推注，并加快输液速度至40μg/

（kg·min）。ACT超过450秒时，可以降低输液速度至15μg/（kg·min）。剂量变更后5～10分钟应复查ACT。

（5）用于周围血管性疾病患者缓解与缺血相关的症状：10mg稀释后静脉滴注2～3小时，每日2次。

### （三）特殊人群用法用量

1. 妊娠期妇女

不宜使用。

2. 哺乳期妇女

使用阿加曲班治疗期间应停止哺乳。

3. 儿童

18岁以下儿童的用药安全性和有效性尚不明确。在用于治疗和预防HIT的患儿中的血栓形成时，起始剂量0.75μg/（kg·min）静脉输注，以0.10～0.25μg/（kg·min）的增量进行调整，维持APTT值为初始基线值的1.5～3倍，不超过100秒。

4. 肝肾功能不全患者

肾功能不全患者无须调整剂量。对肝功能损害的患者，应监测并做剂量调整。当肝酶（AST/ALT）水平为正常上限3倍或更高，应避免大剂量使用阿加曲班。

5. 老年患者

老年患者无须调整剂量。高龄患者因生理功能降低，应适当减量。

6. 多脏器功能衰竭或心力衰竭的重症患者

起始剂量：0.2～0.6μg/（kg·min）。

### （四）指南推荐

1. 2017年中华医学会外科学分会血管外科学组深静脉血栓形成的诊断和治疗指南（第3版）

阿加曲班用于下肢深静脉血栓早期抗凝治疗，静脉用药，主要适用于急性期DVT、HIT及存在HIT风险的患者。

2. 中国医师协会心血管内科医师分会血栓防治专业委员会肝素诱导的血小板减少症中国专家共识（2017）

HIT初始抗凝治疗：阿加曲班初始给药时，不建议静脉推注负荷剂量，肝功能正常者输注速率为2μg/（kg·min）。该药主要从肝脏代谢，肝功能异常患者需减量。对于肝脏功能异常（如血清总胆红素＞25.6μmol/L）、心力衰竭、严重全身水肿或心脏外科术后患者，建议初始输注速率为0.5～1.2μg/（kg·min），仅有肾功能异常的患者无须调整剂量。对于多脏器功能异常的危重患者合并HIT时维持剂量为0.2～0.5μg/（kg·min），调整剂量需充分考虑个体差异。药物监测：目标APTT水平为基线的1.5～3倍（不超过100秒），剂量调整后每4小时根据APTT水平调整输注速率，连续2次监测结果达标后，可每日监测1次。注：应用大剂量阿加曲班可影响INR数值，与华法林合用时应考虑此影响。也可在转换为华法林之前，先从阿加曲班转换为磺达肝癸钠作为过渡（该药对INR影响小）。

### （五）药理机制

阿加曲班为凝血酶抑制剂，可逆地与凝血酶活性位点结合，其抗血栓作用不需要辅助因子抗凝血酶Ⅲ。通过抑制凝血酶催化或诱导的反应，包括纤维蛋白形成，因子Ⅴ、Ⅷ和ⅩⅢ的活化，蛋白C的活化及血小板聚集发挥其抗凝血作用。阿加曲班对游离的及与血凝块相联的凝血酶均有抑制作用，与肝素诱导的抗体间没有相互作用。

### （六）药物代谢动力学

阿加曲班给药后人血清蛋白及人血清白蛋白的结合率分别为53.7%和20.3%。健康成人使用阿加曲班以300μg/min的速度静脉滴注30分钟，到给药后24小时之内，22.8%以原形、1.7%以代谢物形式由尿中排泄，12.4%以原形、13.1%以代谢物形式由粪便中排泄。给药后24小时内尿、粪中的原药、代谢物的总排泄量为50.1%，主要代谢物为喹啉环的氧化物。从血中消除迅速，血浆消除半衰期为15分钟（α相）、30分钟（β相）。

### （七）不良反应

（1）常见不良反应

心血管系统：胸痛、低血压。

胃肠道系统：腹泻、恶心、呕吐。

神经系统：头痛。

呼吸系统：呼吸困难。

其他：背痛、发热。

（2）严重不良反应

心血管系统：心绞痛、冠状动脉出血、动脉血栓形成、心搏骤停、冠状动脉血栓形成、冠状动脉闭塞、心肌梗死、心肌缺血、血管疾病。

胃肠道系统：胃肠道大出血、腹膜后大出血。

血液系统：严重血红蛋白减少、大出血、上肢及膝关节以下肢体大出血。

免疫系统：脓毒症。

神经系统：颅内出血。

肾脏：泌尿生殖系统大出血、大量血尿。

呼吸系统：肺水肿。

### （八）药学监护点

1. 有效性监护

通常不需要进行实验室监测，对于特殊人群可监测APTT，参考范围为基线值的1.5～3倍，停药后APTT在2～4小时恢复至正常。PCI患者监测ACT，使ACT达到300～450秒。

2. 安全性监护

出血风险监测：对于有出血风险的患者应加强监测。有出血风险的患者包括：消化道溃疡、内脏肿瘤、消化道憩室炎、大肠炎、亚急性感染性心内膜炎、脑出血病史、血小板减少症、重症高血压病和严重糖尿病、严重肝功能障碍，以及合用抗凝剂、抗血小板药物或溶栓药物的患者。在必须与抗凝剂、抗血小板药物或溶栓药物合用时，需十分谨慎，注意减少剂量并进行严密的临床监测。

在治疗过程中进行密切观察，一旦发现以下不良反应应停药，进行适当的处理：①出血性脑梗死；②脑出血、消化道出血；③休克、过敏性休克。

发生以下症状时，应减少药量或停药：①血液系统：凝血时间延长、出血、血尿、贫血（红细胞、血红蛋白、血细胞压积减少）、白细胞增多、白细胞减少、血小板减少；②变态反应：皮疹（红斑性皮疹）、瘙痒、荨麻疹。

## ■ 华法林

华法林，化学名3-（α-丙酮基苄基）4-羟基香豆素，是一种消旋混合物，由两种具有光学活性的同分异构体R型和S型等比例构成。主要用于防治血栓栓塞性疾病。

### （一）在外周血管疾病中的适应证

适用于长期持续抗凝的患者，包括①静脉血栓栓塞性疾病的治疗和预防；②肺动脉栓塞的治疗和预防；③房颤-血栓栓塞性疾病的治疗和预防；④瓣膜病和人工瓣膜置换术患者心腔内血栓形成的治疗和预防；⑤心肌梗死后血栓形成的预防，以及预防心肌梗死复发。

【FDA适应证】预防复发性心肌梗死（MI）和血栓栓塞事件如脑卒中或体循环栓塞的死亡风险。防治静脉血栓形成及其扩展，如肺栓塞（PE）；防治心房颤动（AF）和心脏瓣膜置换后血栓栓塞并发症。

### （二）用法用量

口服给药，避免冲击治疗，应从小剂量开始，根据国际标准化比值（INR）调整剂量。初始剂量1～3mg。用药2～3天监测凝血指标，可在2～4周达到抗凝目标值。对于大多数患者需要INR维持在2～3。

治疗过程中剂量调整应谨慎，频繁调整剂量会使INR波动。如果INR连续测得结果位于目标范围之外再开始调整剂量，1次升高或降低可以不急于改变剂量而应寻找原因。INR如超过目标范围，可升高或降低原剂量的5%～20%，调整剂量后注意加强监测。如INR一直稳定，偶尔波动且幅度不超过目标范围上下0.5，可不必调整剂量，酌情复查INR（可数天或1～2周）。当剂量调整幅度较小时，可以采用计算每周剂量，比调整每日剂量更为精确。

华法林起效缓慢，治疗初期因抑制蛋白C和蛋白S存在短暂高凝状态，如需快速产生抗凝作用，可合用肝素或低分子肝素，待华法林达到治疗剂量后停用肝素或低分子肝素。

### （三）特殊人群用法用量

1. 妊娠期妇女

华法林易通过胎盘并致畸胎。妊娠期使用可致"胎儿华法林综合征"，发生率可达5%～30%。表现为骨骺分离、鼻发育不全、视神经萎缩、智力低下，心、肝、脾、胃肠道、头部等畸形。妊娠后期应用可致出血和死胎，故妊娠早期3个月及妊娠晚期3个月禁用华法林。妊娠中期服用华法林需谨慎权衡胎儿风险与母体血栓风险。

2. 哺乳期妇女

少量华法林可分泌入乳汁，哺乳期妇女每日服5～10mg，血药浓度一般为0.48～1.80μg/ml，乳汁及婴儿血浆中药物浓度极低，对婴儿影响较小。

3. 儿童用药

本品可用于治疗患儿（不包括新生儿）血栓栓塞性疾病，如川崎病心肌梗死；也可用于治疗血管内或心内血栓；预防应用于心房颤动、扩张型心肌病、部分复杂的先天性心脏病术后、心脏瓣膜疾病或人工瓣膜置换术后引起的血栓栓塞并发症（卒中或体循环栓塞）。

1个月至18岁患儿用量为：首日0.2mg/kg，每日1次口服，最大量为10mg，从第2天开始改为0.1mg/kg，每日1次口服，最大量5mg（但是如果INR仍低于1.5，可应用0.2mg/kg，每日1次口服，最大量10mg；如果INR高于3.0，可下调剂量为0.05mg/kg，每日1次口服，最大量2.5mg；如果INR高于

3.5，则须停药）。此后根据INR调整剂量，一般维持量为0.1～0.3mg/kg，每日1次。

4. 老年人用药

老年人应慎用，建议采用低起始剂量及维持剂量。

5. 亚洲人群

可能需要调低起始剂量及维持剂量。

### （四）指南推荐

1. 2017年中华医学会外科学分会血管外科学组深静脉血栓形成的诊断和治疗指南（第3版）推荐

（1）DVT的早期治疗：早期DVT非肿瘤患者，建议直接使用新型口服抗凝药物（如利伐沙班），或使用低分子肝素联合维生素K拮抗剂，在INR达标且稳定24小时后，停低分子肝素。早期DVT肿瘤患者，建议首选低分子肝素抗凝，也可以使用维生素K拮抗剂或新型口服抗凝药物。

（2）DVT的慢性期治疗：对于不伴有肿瘤的下肢DVT或PE，使用新型口服抗凝药物或维生素K拮抗剂；伴有肿瘤的下肢DVT或PE，推荐低分子肝素抗凝治疗。维生素K拮抗剂在整个治疗过程中应使INR维持在2.0～3.0，需定期监测。

2. 2016 ACCP指南：静脉血栓栓塞疾病的抗血栓治疗

腿部DVT或PE且无癌症的患者，长期（3个月）抗凝治疗，推荐达比加群、利伐沙班、阿哌沙班或依度沙班，优于维生素K拮抗剂（VKA）【均为2B级】。腿部DVT或PE且无癌症的患者，未接受达比加群、利伐沙班、阿哌沙班或依度沙班治疗者，建议维生素K拮抗剂，优于低分子肝素（LMWH）【2C级】。

3. 2020 ASH指南：静脉血栓栓塞的管理——深静脉血栓形成和肺栓塞的治疗

对于DVT和/或PE患者建议使用DOACs优于VKAs。

4. 2015年中华医学会下肢动脉硬化闭塞症诊治指南

血运重建后的抗血小板和抗凝治疗：有研究显示腹股沟以下自体静脉旁路术后采用维生素K抑制剂（华法林）抗凝治疗的通畅率优于阿司匹林，人工血管旁路术后采用阿司匹林的通畅率更高；但华法林抗凝治疗的大出血风险增大。

### （五）药理机制

因子Ⅱ、Ⅶ、Ⅸ、Ⅹ需经过γ-羧化后才能具有生物活性，而这一过程需要维生素K参与。华法林是一种双香豆素衍生物，通过抑制维生素K及其2,3-环氧化物（维生素K环氧化物）的相互转化而发挥抗凝作用。羧基化能够促进凝血因子结合到磷脂表面，进而加速血液凝固；而华法林抑制羧基化过程。此外，华法林还因可抑制抗凝蛋白C和S的羧化作用而具有促凝血作用。

### （六）药物代谢动力学

（1）吸收：口服胃肠吸收迅速而完全，生物利用度100%。口服90分钟后血药浓度达高峰。

（2）分布：分布体积0.14L/kg，血浆蛋白结合率为99.4%（主要与白蛋白结合），可通过胎盘。

（3）代谢：华法林几乎完全通过肝脏代谢清除。在肝内经CYP450酶代谢，约90%的S-华法林经CYP2C9代谢，R-华法林主要经CYP1A2和CYP3A4代谢，少量经CYP2C19代谢，主要是羟基化和还原型代谢产物，以一级速率从体内消除。

（4）排泄：华法林通过肝微粒体酶代谢成无活性代谢物在尿液中排泄，半衰期是36～42小时。

### （七）不良反应

（1）出血：抗凝治疗可增加患者出血并发症风险。出血可以表现为轻微出血和严重出血，轻微出血包括鼻出血、牙龈出血、皮肤黏膜瘀斑、月经过多等；严重出血可表现为肉眼血尿、消化道出血，最严重的可发生颅内出血。

（2）非出血不良反应：除了出血外，华法林还有罕见的不良反应：急性血栓形成，可表现为皮肤坏死和肢体坏疽。通常在用药的第3～8天出现，可能与蛋白C和蛋白S缺乏有关。此外华法林还能干扰骨蛋白的合成，导致骨质疏松和血管钙化。

### （八）药学监护点

#### 1. 有效性监测

通过PT/INR监测华法林的有效性。PT是凝血系统的一个较为敏感的筛选试验，主要反映外源性凝血是否正常。正常范围为12～14S，超过正常对照3S以上者有临床意义。INR是从PT比值和测定试剂的国际敏感指数（ISI）推算出来的，INR＝PTR，参考范围为0.86～1.15。INR是监测口服抗凝剂的首要指标。INR一般以2.0～3.0为宜，INR的值过高，出血风险增加，INR的值过低，血栓风险增加。住院患者口服华法林2～3天后开始监测INR，连续两次INR达到目标范围后，可每周监测1次，根据监测结果可延长至每4周监测1次。服用华法林INR稳定的患者最长可3个月监测1次INR。在老年患者和亚洲人群中，有少量证据表明可能需要的INR水平可以适当调低到1.8～2.5。

#### 2. 安全性监测

出血监测：一般轻微出血（如鼻出血，牙出血）而INR在目标范围内，不必立即停药或减量，应寻找原因并加强监测。患者若出现与华法林相关的严重出血，首先应该立即停药，可静注维生素K$_1$ 5～10mg，必要时输注新鲜血浆、凝血酶原复合物迅速逆转抗凝。若INR异常升高或发生出血，需采取相应措施，具体见表2-10。

**表2-10　国际标准化比值（INR）异常升高或出血时的处理**

| INR异常升高或出血状况（一） | 需采取的措施 | | |
|---|---|---|---|
| | 2013年中国专家共识 | 2018年美国血液学会VTE抗凝管理指南 | 2012年美国胸科医师协会CHEST抗凝抗栓指南 |
| INR＞3.0～4.5（无出血并发症） | 适当降低华法林剂量（5%～20%）或停服1次，1～2天后复查INR。当INR恢复到目标值以内后调整华法林剂量并重新开始治疗。或加强监测INR是否能恢复到治疗水平，同时寻找可能使INR升高的因素 | — | — |
| 4.5＜INR＜10.0（无出血并发症） | 停用华法林，肌内注射维生素K$_1$（1.0～2.5mg），6～12小时后复查INR。INR＜3后重新以小剂量华法林开始治疗 | 暂停华法林，无须维生素K | 暂停华法林，不常规使用维生素K |
| INR≥10.0（无出血并发症） | 停用华法林，肌内注射维生素K$_1$（5mg），6～12小时后复查INR。INR＜3后重新以小剂量华法林开始治疗。若患者具有出血高危因素，可考虑输注新鲜冰冻血浆、凝血酶原浓缩物或重组因子Ⅶa | — | 暂停华法林，口服维生素K |
| 严重出血（无论INR水平如何） | 停用华法林，肌内注射维生素K$_1$（5mg），输注新鲜冰冻血浆、凝血酶原浓缩物或重组因子Ⅶa，随时监测INR。病情稳定后需要重新评估应用华法林治疗的必要性 | 停用华法林，静脉给予维生素K，输注4因子PCC | 停用华法林，维生素K 5～10mg缓慢静注，输注4因子PCC |

#### 3. 华法林基因多态性与个体化用药

目前已证实华法林的种族间、个体间差异与基因多态性相关，但不提倡在应用华法林前进行常规基因检测，因为随机试验显示该做法不会影响患者的重要结局。涉及华法林敏感性的主要基因为：维生素K环氧化物还原酶复合体亚单位1（VKORC1），该基因主要影响华法林起效；以及肝脏细胞色素

P450 2C9同工酶（CYP2C9），该基因主要影响华法林代谢。

（1）VKORC1：维生素K环氧化物还原酶复合体循环利用维生素K将其转变为还原形式，该还原形式可作为维生素K依赖性凝血因子γ-羧基化的辅因子。

现已发现了编码该复合体亚单位（VK＋ORC1）基因的一些多态性，并已证实其可影响华法林和其他VKA的所需剂量。

（2）CYP2C9：CYP450 2C9是代谢清除华法林和醋硝香豆素的主要肝酶。现已证实CYP2C9基因的遗传变异会影响华法林的所需剂量，但与VKORC1变异型相比其影响程度较小。

（3）可能调控INR的其他基因包括：药物代谢酶和药物转运蛋白多态性检测芯片的遗传学筛查识别出了CYP450 4F2同工酶（CYP4F2）的一种变异型，其与华法林所需剂量的差异有关。

4. 药物、食物相互作用

与华法林相互作用的常见药物和食物见表2-11。

表2-11 药物、食物、膳食补充剂与华法林的相互作用

| 影响程度 | 抗感染药物 | 心血管药物 | 非甾体消炎药及免疫抑制剂 | 中枢神经系统药物 | 胃肠道药物和食物 | 中草药 | 其他药物 |
|---|---|---|---|---|---|---|---|
| **增强** | | | | | | | |
| 高度可能 | 环丙沙星、复方磺胺甲噁唑、红霉素；氟康唑、口服异烟肼、甲硝唑、咪康唑凝胶、咪康唑阴道栓、伏立康唑 | 胺碘酮、安妥明、地尔硫䓬；非诺贝特、普罗帕酮、普萘洛尔、磺吡酮（先增强后抑制的双相作用） | 保泰松、吡罗昔康 | 酒精（如合并肝脏疾病）、西酞普兰、恩他卡朋、舍曲林 | 甲腈咪胍、鱼油、芒果、奥美拉唑 | 博尔多、葫芦巴、龟苓膏 | 合成代谢类固醇、齐留通 |
| 很可能 | 阿莫西林、克拉维酸钾、阿奇霉素、克拉霉素、伊曲康唑、左氧氟沙星、利多那韦、四环素 | 阿司匹林、氟伐他汀、奎尼丁；罗匹尼罗、辛伐他汀 | 对乙酰氨基酚、阿司匹林、塞来昔布；右丙氧芬、干扰素、曲马多 | 双硫仑、氟伏沙明、水合氯醛、苯妥英（先增强后抑制的双相作用） | 葡萄柚 | 丹参、当归、宁夏枸杞 | 左旋咪唑、氟尿嘧啶、吉西他滨/氟尿嘧啶、紫杉醇、他莫昔芬、托特罗定 |
| 可能 | 阿莫西林、阿莫西林-氨甲环酸洗剂；氯霉素、加替沙星、咪康唑外用凝胶、萘啶酸、诺氟沙星、氧氟沙星、沙奎那韦、特比萘芬 | 中毒量胺碘酮、丙吡胺、吉非罗齐、美托拉宗 | 塞来昔布、消炎痛、来氟米特、丙氧芬、罗非昔布、舒林酸、托美汀、外用水杨酸 | 非氨酯 | 奥利司他 | 丹参/甲基水杨酸 | 阿卡波糖、环磷酰胺/甲氨蝶呤/氟尿嘧啶；达托霉素、达那唑、异环磷酰胺、曲妥单抗 |
| 不可能 | 头孢孟多、头孢咪唑、磺胺异噁唑 | 苯扎贝特、肝素 | 左旋咪唑、甲基萘、丁美酮 | 氟西汀与地西泮、喹硫平 | | | 依托泊苷/卡铂、左炔诺孕酮 |
| **抑制** | | | | | | | |
| 高度可能 | 灰黄霉素、奈夫西林、利巴韦林、利福平 | 消胆胺 | 美沙拉嗪 | 巴比妥类、卡马西平 | 含大量维生素K的食物或肠道营养剂、进食大量鳄梨 | | 巯嘌呤 |
| 很可能 | 双氯西林、利托那韦 | 波生坦 | 硫唑嘌呤 | 氯氮草 | 豆奶、硫糖铝 | 人参制品 | 螯合疗法、流感疫苗、复合维生素补充剂、盐酸雷洛昔芬 |

| 影响程度 | 抗感染药物 | 心血管药物 | 非甾体消炎药及免疫抑制剂 | 中枢神经系统药物 | 胃肠道药物和食物 | 中草药 | 其他药物 |
|---|---|---|---|---|---|---|---|
| 可能 | 特比萘芬 | 替米沙坦 | 柳氮磺吡啶 | | 含有紫菜的寿司 | | 环孢素、芳香维甲酸、辅酶$Q_{10}$ |
| 不可能 | 氯唑西林、奈夫西林/双氯西林、替考拉宁 | 呋塞米 | | 丙泊酚 | | 绿茶 | |

注：引自2013华法林抗凝治疗的中国专家共识。

5. 漏服的处理

华法林起效慢，失效也慢。抗凝作用相对持久，偶尔1次忘记服用华法林，对于抗栓作用影响不大；然而，若连续漏服将会导致血栓风险增加。忘记服药时应立即补服；如果与下次服药时间已经不到6小时，则不补服，切忌1次服用两次药量。

## ■ 利伐沙班

利伐沙班片是一种直接口服因子Ⅹa抑制剂，同类药物还包括阿哌沙班片和甲苯磺酸艾多沙班片。

### （一）在外周血管疾病中的适应证

（1）用于治疗成人深静脉血栓形成和肺栓塞，降低初始治疗6个月后深静脉血栓形成和肺栓塞复发的风险。

（2）用于择期髋关节或膝关节置换术成年患者，以预防静脉血栓栓塞症（VTE）。

（3）用于具有一种或多种危险因素（例如：充血性心力衰竭、高血压、年龄≥75岁、糖尿病、卒中或短暂性脑缺血发作病史）的非瓣膜性房颤成年患者，以降低卒中和全身性栓塞的风险。

### （二）用法用量

利伐沙班片通常是口服给药。10mg剂量可以与食物同服，也可以单独服用；15mg或20mg剂量应与食物同服。对于不能整片吞服的患者，可以在服药前将利伐沙班片压碎，与苹果酱混合后立即口服。通过胃管给药时，可以将利伐沙班片压碎，与50ml水混合成混悬液给药。具体的用量是：

（1）用于静脉血栓栓塞症的治疗：前3周15mg，每日2次；之后维持治疗20mg，每日1次。

（2）用于静脉血栓栓塞症的预防：口服10mg，每日1次。对于接受髋关节或膝关节置换术的患者，如伤口已止血，首次用药时间应在手术后6～10小时。对于接受髋关节大手术的患者，预防疗程为35天；对于接受膝关节手术的患者，预防疗程为12天。

（3）用于非瓣膜性房颤成年患者：口服20mg，每日1次。

### （三）特殊人群用法用量

1. 妊娠期妇女

动物研究显示利伐沙班有生殖毒性，由于潜在的生殖毒性、内源的出血风险以及利伐沙班可以通过胎盘的特性，禁用于妊娠期妇女。育龄妇女在接受利伐沙班治疗期间应避孕。

2. 哺乳期妇女

动物研究的数据显示利伐沙班能进入母乳，因此利伐沙班禁用于哺乳期妇女。

3. 儿童

尚无任何证据明确利伐沙班用于 0 ~ 18 岁儿童的安全性和有效性。因此，不推荐将利伐沙班用于18 岁以下的儿童。

4. 肾功能损害患者

①轻度肾功能损害（CrCL 50 ~ 80ml/min）者无须调整剂量；②中度肾功能损害（CrCL 30 ~ 49ml/min）者：用于 VTE 预防无须调整剂量；用于 VTE 的治疗时，前 3 周 15mg，每日 2 次；之后维持治疗 15mg，每日 1 次；非瓣膜性房颤患者口服 15mg，每日 1 次；③重度肾功能损害（CrCL ＜ 30ml/min）患者：避免使用。

5. 肝功能损害患者

禁用于伴有凝血异常和临床相关出血风险的肝病患者，包括：肝损害达到 Child Pugh B 和 C 级的肝硬化患者。轻度肝损伤者无须调整剂量。

6. 老年患者

老年人的剂量需要依据出血风险、肾功能及全身状态决定，多数情况下无须调整剂量。对于低体重和高龄（＞ 75 岁）患者，可根据患者情况，酌情使用 15mg 每日 1 次。

### （四）指南推荐

1. 2016 年美国胸科医师学会（American College of Chest Physicians，ACCP）指南：静脉血栓栓塞疾病的抗血栓治疗

对于下肢 DVT 或 PE 且无癌症的患者，建议优先使用达比加群、利伐沙班、阿哌沙班或艾多沙班作为长期抗凝治疗【ⅡB】。

2. 2019 年美国心脏协会（American Heart Association，AHA）、美国心脏病学学会（American College of Cardiology，ACC）和心律学会（Heart Rhythm Society，HRS）指南：心房颤动患者治疗指南

除二尖瓣中、重度狭窄以及机械瓣置换术后的房颤患者外，均应首先推 NOAC（I 类推荐）。如患者使用华法林抗凝但不能维持 INR 水平时，可以换用 NOAC（I 类推荐）。另外，指南在既往推荐的 3 种 NOAC 之外新增了依度沙班。

3. 2020 年欧洲心脏病学会（European Society of Cardiology，ESC）房颤管理指南：心房颤动管理

推荐 CHA2DS2-VASc 评分评估房颤患者卒中风险，卒中风险高的患者非维生素 K 口服抗凝剂（NOAC）作为首选抗凝药物【Ⅰ，A】。

4. 2020 年欧盟（European Medicines Agency，Human medicine European public assessment report，EPAR）说明书

利伐沙班可用于预防急性冠状动脉综合征患者的动脉粥样硬化血栓事件，推荐剂量为 2.5mg bid。应与阿司匹林合用，或与阿司匹林和氯吡格雷合用，或与阿司匹林和噻氯匹定合用。

5. 2019 年国际血栓与止血学会（International Society for Thrombosis and Hemostasis，ISTH）指南：直接口服抗凝药用于门诊癌症患者的初级血栓预防

肿瘤患者在系统性癌症治疗后 6 个月可以使用新型口服抗凝剂（利伐沙班 10mg qd、阿哌沙班2.5mg bid）预防血栓。

6. 2018 年国际血栓与止血学会（International Society for Thrombosis and Hemostasis，ISTH）指南：直接口服抗凝剂在癌症相关静脉血栓栓塞治疗中的作用

建议对急性 VTE（出血风险低、与当前治疗无药物相互作用）的肿瘤患者使用新型口服抗凝剂（利伐沙班、艾多沙班）治疗。

### （五）药理机制

利伐沙班片是一种高选择性、剂量依赖性直接抑制因子Ⅹa的口服药物。通过抑制因子Ⅹa可以中断凝血瀑布的内源性和外源性途径，抑制凝血酶的产生和血栓产生。

### （六）药物代谢动力学

（1）吸收：口服吸收迅速，服用后2～4小时达到最大浓度。进食对10mg片剂的吸收无影响；20mg片剂与食物同服，生物利用度升高。胃部pH的改变不影响药物代谢动力学。避免在胃远端进行利伐沙班给药，否则会使暴露量降低。

（2）分布：利伐沙班与人体血浆蛋白（主要是血清白蛋白）的结合率较高，为92%～95%。分布容积中等，稳态下分布容积约为50L。

（3）代谢：利伐沙班是转运蛋白P-gp（P-糖蛋白）和Bcrp（乳腺癌耐药蛋白）的底物。通过CYP3A4、CYP2J2和非依赖CYP机制进行代谢，约有2/3通过代谢降解。尚未发现主要的或具有活性的循环代谢产物。

（4）排泄：约有2/3通过代谢降解，其中一半通过肾脏排出，另外一半通过粪便途径排出。其余1/3以活性药物原型的形式直接通过肾脏主动分泌的方式排泄。年轻人半衰期为5～9小时，老年人体内为11～13小时。

### （七）不良反应

1. 警示语

（1）提前停用任何口服抗凝剂包括利伐沙班，将使血栓栓塞事件风险升高。为降低这种风险，如因病理性出血或已完成治疗之外的原因必须提前停用利伐沙班时，需考虑给予另一种抗凝剂。

（2）脊柱/硬膜外血肿：在使用利伐沙班治疗期间接受硬膜外麻醉或脊椎穿刺的患者曾出现过脊柱/硬膜外血肿。这些血肿可能导致长期或永久性瘫痪。在安排患者接受脊柱手术时需考虑这些风险。可能造成患者发生硬膜外或脊柱血肿风险升高的因素包括：使用留置导管；同时使用影响止血的其他药物，例如非甾体类抗炎药（NSAIDs）、血小板抑制剂、其他抗凝剂；创伤性或反复的硬膜外或脊椎穿刺史；脊柱畸形或脊柱手术史。利伐沙班给药与椎管内手术的最佳间隔时间尚不清楚，需对患者进行密切观察，以及时发现神经功能损伤的体征及症状。如果发现神经功能损伤，必须进行紧急治疗。对于已经或即将接受抗凝治疗以预防血栓的患者，在进行硬膜外麻醉或脊椎穿刺前应进行获益与风险评估。

2. 最常见不良反应为出血

（1）利伐沙班将使出血的风险升高，且可能引起严重或致死性的出血。在决定是否为具有较高出血风险的患者应用利伐沙班时，必须权衡血栓栓塞事件的风险与出血的风险。

（2）谨慎观察服用利伐沙班的患者，以发现出血体征。建议在出血风险较高的情况下谨慎使用。如果发生严重出血，必须停用利伐沙班。

（3）与VKA治疗相比，接受利伐沙班长期治疗的患者中出现黏膜出血（即鼻出血、牙龈出血、胃肠道出血、泌尿生殖道出血）和贫血的情况更多。

3. 临床研究及上市后的其他不良反应

上腹部疼痛、消化不良、牙痛；疲劳、晕厥；鼻窦炎、尿道感染；骨痛、骨关节炎、四肢疼痛、肌肉痉挛；口咽痛；瘙痒、水泡；黄疸、胆汁淤积、肝炎；粒细胞缺乏症、血小板减少；脑出血、硬膜下血肿、硬膜外血肿、轻偏瘫以及超敏反应、过敏反应、过敏性休克、血管性水肿等。

### （八）药学监护点

**1. 有效性监护**

利伐沙班作为因子Ⅹa直接抑制剂不需要常规监测，但在某些特定情况下，例如药物过量及急诊手术等，可使用抗因子Ⅹa标准试剂盒分析测得药物水平，了解药物暴露量有助于临床决策。目前国外研究显示高加索人服用利伐沙班10、15、20mg qd后血药浓度分别在21～110、40～141、73～183ng/ml之间；对于中国DVT患者，研究显示服用利伐沙班10、15、20mg qd后血药浓度范围分别是15.4～229.2、24.5～306.4、25.7～306.8ng/ml，服用利伐沙班10、15mg bid后血药浓度范围分别是74.2～271.4、168.5～280.1ng/ml。（目前尚无确定的有效浓度范围，以上研究数据仅供参考）。

**2. 安全性监护**

服用方式：利伐沙班10mg可与食物同服，也可以单独服用。利伐沙班15mg或20mg片剂应与食物同服，以提高生物利用度。

对于出血风险较高的患者，治疗开始后，要对这些患者实施密切监测，观察是否有出血并发症和贫血体征与症状。而对于术后人群，可以通过定期对患者进行体格检查，对手术伤口引流液进行密切观察以及定期测定血红蛋白来及时发现出血情况。

密切监测胃肠道相关出血，服药期间应注意观察有无黑便，或定期进行便潜血或血常规检测。

监测肝肾功能：肾功能不全患者应密切观察并及时评估任何失血的体征及症状。根据临床指征定期评估肾功能（在肾功能可能减弱的情况下需更频繁地评估）并对治疗进行相应调整。如发生急性肾衰竭，则立即停用。长期服用患者应定期监测肝功能。

出血的处理：国内尚无因子Ⅹa抑制剂的特异性拮抗剂（FDA已批准Andexanet用于利伐沙班和阿哌沙班的出血治疗）。若患者发生出血并发症，应适当延迟下一次给药时间，或者应停药。根据出血严重程度和部位给予个体化的处理方式，要采取适当的对症治疗，例如机械压迫（如针对重度鼻出血）、采用出血控制流程进行手术止血、补液和血流动力学支持、血液制品（浓缩红细胞或新鲜冷冻血浆，取决于相关的贫血或凝血异常）或血小板。如果上述措施无法控制出血，考虑使用特定的促凝血逆转剂，例如凝血酶原复合物（PCC），活化的凝血酶原复合物（APCC）或重组因子Ⅶa（r-FⅦa）。但是，目前将这些药物用于治疗患者的临床经验有限。

与其他药物之间的相互作用：

（1）CYP3A4及P-gp双效强抑制剂：不推荐与吡咯类抗真菌药（如酮康唑、伊曲康唑、伏立康唑及泊沙康唑）和HIV蛋白酶抑制剂（如利托那韦）等合用，若合用应密切观察症状和体征。

（2）CYP3A4诱导剂与P-gp双效强诱导剂：应尽量避免合用，若合用应密切观察症状和体征。这些药物包括利福平、苯妥英、卡马西平、苯巴比妥或圣约翰草。

（3）其他抗凝剂：联合用药出血风险升高，应谨慎用药。

（4）非甾体抗炎药/血小板聚集抑制剂：与抗血小板药物合用时出血风险增加；不推荐与NSAIDs药物长期合用。

**3. 抗凝药物的转换**

（1）从维生素K拮抗剂（VKA）转换为沙班类药物

对降低卒中和全身性栓塞风险的患者，应停用VKA，在国际标准化比值（INR）≤3.0时，开始沙班类药物治疗。

对治疗DVT及降低急性DVT后DVT复发和PE风险的患者，应停用VKA，在INR≤2.5时，开始沙班类药物治疗。

（2）从沙班类药物转换为维生素K拮抗剂（VKA）

对于从沙班类药物转换为VKA时，首先应合用VKA和沙班类药物，直至INR≥2.0.最初应使用VKA的标准起始剂量，根据INR检查结果调整VKA的给药剂量。检测INR应在沙班类给药24小时后，下一次沙班类给药之前进行。停用沙班类药物后，至少在末次给药24小时后，检测到可靠的INR值。

（3）从非口服抗凝剂转换为沙班类药物

非持续给药的（例如皮下注射低分子肝素），应在下一次预定给药时间前0～2小时开始服用沙班类药物，持续给药的（例如静脉给药的普通肝素），应在停药时开始服用沙班类药物。

（4）从沙班类药物转换为非口服抗凝剂

在沙班类药物下一次预定给药时间给予首剂非口服抗凝剂。

4．漏服的处理

（1）如果在10mg每日1次治疗期间发生漏服，患者应立即服用利伐沙班，并于次日继续每日服药1次。

（2）如果在15mg每日两次治疗期间（第1～21天）发生漏服，患者应立即服用利伐沙班，以确保每日服用30mg利伐沙班。这种情况下可能需1次服用2片15mg片剂。之后，应依照用药建议继续接受常规的15mg每日2次给药。

（3）如果在20mg每日1次治疗期间（第22天和以后）发生漏服，患者应立即服用利伐沙班，之后应依照推荐剂量继续接受每日1次给药。不应为了弥补漏服的剂量而在1日之内将剂量加倍。

## ■ 阿哌沙班

### （一）在外周血管疾病中的适应证

用于髋关节或膝关节择期置换术的成年患者，预防静脉血栓栓塞事件（VTE）。在国外批准的适应证包括：预防非瓣膜性房颤引起的栓塞；深静脉血栓形成的治疗和二级预防；肺栓塞的治疗和二级预防。

### （二）用法用量

用于预防VTE，剂量为口服2.5mg，每日2次。对于接受髋关节置换术的患者，预防疗程为32～38天；对于接受膝关节置换术的患者；预防疗程为10～14天。

### （三）特殊人群用法用量

1．妊娠期妇女

尚无妊娠期妇女应用阿哌沙班的资料，妊娠期间不推荐应用阿哌沙班。

2．哺乳期妇女

现有的动物实验数据显示阿哌沙班能进入母乳。在大鼠乳汁中，发现乳汁-母体血浆药物浓度比很高（$C_{max}$约为8，AUC约为30），可能是因为药物向乳汁中主动转运。对新生儿及婴儿的风险不能排除。必须决定究竟是停止母乳喂养还是停止阿哌沙班治疗。

3．儿童

尚无在18岁以下患者中使用阿哌沙班的安全性和有效性方面的数据。谨慎使用。

4．肾功能损害患者

①轻度或中度肾损害患者（Ccr30～79ml/min），无须调整剂量；②重度肾损害（Ccr＜30ml/min）患者：有限的临床数据表明，该患者人群的阿哌沙班血浆浓度升高，由于可能增加出血风险，阿哌沙

班单独或联合乙酰水杨酸用于这些患者时应谨慎；避免在 CrCL < 15ml/min 的患者中使用。

5. 肝功能损害患者

阿哌沙班禁用于伴有凝血异常和临床相关出血风险的肝病患者；不推荐重度肝损害的患者服用阿哌沙班；对于轻度及中度肝损害的患者（Child Pugh A 或 B 级），应当谨慎服用阿哌沙班。

6. 老年患者

无须调整剂量。

### （四）指南推荐

1. 2019 年美国 FDA（Food and Drug Administration）说明书

阿哌沙班用于非瓣膜性房颤成年患者，以降低卒中和全身性栓塞的风险，推荐剂量为 5mg 每日 2 次；用于治疗成人深静脉血栓形成（DVT）和肺栓塞（PE），前 7 天 10mg 每日 2 次，之后 5mg 每日 2 次；用于降低初始治疗 6 个月后 DVT 和 PE 复发的风险，推荐剂量为 2.5mg 每日 2 次。

2. 2019 年国际血栓与止血学会（International Society for Thrombosis and Hemostasis，ISTH）指南：直接口服抗凝药用于门诊癌症患者的初级血栓预防

肿瘤患者在系统性癌症治疗后 6 个月可以使用新型口服抗凝剂（利伐沙班 10mg 每日 1 次、阿哌沙班 2.5mg 每日 2 次）预防血栓。

### （五）药理机制

通过抑制因子 X a 抑制凝血酶的产生，并抑制血栓的形成，其抗血栓活性不依赖于凝血酶Ⅲ。对血小板聚集无直接影响，但间接抑制凝血酶诱导的血小板聚集。

### （六）药物代谢动力学

（1）吸收：吸收迅速，服用后 3 ~ 4 小时达到最大浓度，进食对阿哌沙班吸收无影响。在 10mg 剂量范围内，绝对生物利用度约为 50%；呈线性药物代谢动力学特征，具有剂量依赖性。

（2）分布：与血浆蛋白结合率约为 87%。分布容积约为 21L。

（3）代谢：是转运蛋白 P-gp 及乳腺癌耐药蛋白（BCRP）的底物。通过 CYP3A4/5 代谢，很少部分通过 CYP1A2、2C8、2C9、2C19 及 2J2 代谢。未发现具有活性的循环代谢产物。

（4）排泄：约 25% 以代谢产物形成出现，绝大多数在粪便检出。肾脏的排泄量约占总清除率的 27%。此外，临床试验还发现额外的胆汁排泄，非临床试验发现额外的肠道排泄。总清除率约为 3.3L/h，半衰期约为 12 小时。

### （七）不良反应

硬膜外或脊髓血肿：对于接受抗血栓药预防血栓形成的患者，在采用脊髓/硬膜外麻醉或穿刺时，有发生硬膜外或脊髓血肿并发症的风险，这可能导致长期或永久性瘫痪。术后使用硬膜外留置导管或伴随使用影响止血的药物，可能使上述事件的风险增加。取出硬膜外或鞘内留置导管至少 5 小时后才能服用首剂阿哌沙班。创伤或重复硬膜外或脊髓穿刺也可能使上述风险增加。应对患者进行频繁监测，观察是否有神经功能损伤的症状和体征（例如腿部麻木或无力，肠道或膀胱功能障碍）。如果观察到神经功能损伤，必须立即进行诊断和治疗。对于已接受抗凝治疗的患者或为了预防血栓准备接受抗凝治疗的患者，在进行脊髓/硬膜外麻醉或穿刺之前，医师应衡量潜在的获益和风险。尚无鞘内或硬膜外留置导管同时服用阿哌沙班的临床经验。如果有需要，根据 PK 数据，阿哌沙班末次服药与拔除导管之间应间隔 20 ~ 30 小时（即 2 个半衰期），拔除导管前至少应停药 1 次。导管拔除后至少 5 小时才能服用阿哌沙班。与所有新型抗凝药相似，在采用脊髓/硬膜外麻醉的患者中服药经验有限，因此，采用脊髓/

硬膜外麻醉的患者服用阿哌沙班时应极其谨慎。

常见不良反应包括：出血（胃肠道出血、术后出血、直肠出血、牙龈出血、眼出血、咯血、肌肉出血），贫血，挫伤及恶心。其他不良反应有血小板减少症、低血压、过敏反应等。

严重不良反应包括：消化道出血、手术出血、碱性磷酸酶升高、肝功能检测异常、血清胆红素升高、超敏反应、肌肉出血、颅内出血、脊髓硬膜下血肿、血尿等。

### （八）药学监护点

1. 有效性监护

阿哌沙班不需要常规监测，但在某些特定情况下，例如药物过量及急诊手术等，可使用抗Xa标准试剂盒分析测得药物水平，了解药物暴露量有助于临床决策。

服用阿哌沙班2.5mg每日2次后，预测其抗Xa活性的稳态波峰与波谷数值分别为1.3U/ml（第5/第95百分位数为0.67～2.40U/ml）及0.84U/ml（第5/第95百分位数为0.37～1.80U/ml），即在给药间隔内抗Xa活性的波峰/谷比值小于1.6倍。

2. 安全性监护

对于出血风险较高的患者：治疗开始后，要对这些患者实施密切监测，观察是否有出血并发症和贫血体征与症状。而对于术后人群，可以通过定期对患者进行体格检查，对手术伤口引流液进行密切观察以及定期测定血红蛋白来及时发现出血情况。

择期手术的患者：如果出血风险中危或高危，择期手术前应在48小时停药；如果择期手术低危，择期手术前至少24小时停药。

密切监测胃肠道相关出血：服药期间应注意观察有无黑便，或定期进行便潜血或血常规检测。

监测肝肾功能：肾功能不全患者应密切观察并及时评估任何失血的体征及症状。根据临床指征定期评估肾功能（即在肾功能可能减弱的情况下更频繁地评估）并对治疗进行相应调整。如发生急性肾衰竭，则立即停用。长期服用患者应定期监测肝功能。

出血的处理：国内尚无因子Xa抑制剂的特异性拮抗剂（FDA已批准Andexanet用于利伐沙班和阿哌沙班的出血治疗）。若患者发生出血并发症，应立即停药。根据出血严重程度和部位给予个体化的处理方式，要采取适当的对症治疗，例如机械压迫（如针对重度鼻出血）、采用出血控制流程进行手术止血、补液和血流动力学支持、补充血液制品（浓缩红细胞或新鲜冷冻血浆，取决于相关的贫血或凝血异常）或血小板。

药物过量：在处理阿哌沙班过量时可以考虑使用活性炭。如果采用上述治疗措施无法控制危及生命的出血，可以考虑给予重组因子Ⅶa。然而，目前尚无将重组因子Ⅶa用于服用阿哌沙班患者的经验。可以考虑重组因子Ⅶa重复给药，并根据出血改善情况调整剂量。

与其他药物之间的相互作用：

（1）CYP3A4及P-gp双效强抑制剂：不推荐阿哌沙班片与吡咯类抗真菌药（如酮康唑、伊曲康唑、伏立康唑及泊沙康唑）和HIV蛋白酶抑制剂（如利托那韦）等合用，若合用应密切观察症状和体征。

（2）CYP3A4诱导剂与P-gp双效强诱导剂：应尽量避免合用，若合用应密切观察症状和体征：利福平、苯妥英、卡马西平、苯巴比妥或圣约翰草。

（3）其他抗凝剂：联合用药出血风险升高，应谨慎用药。

（4）非甾体抗炎药/血小板聚集抑制剂：与抗血小板药物合用时出血风险增加；不推荐与NSAIDs药物长期合用。

漏服的处理：如果发生一次漏服，患者应立即服用本品，随后继续每日服药2次。

## ■ 甲苯磺酸艾多沙班

### （一）在外周血管疾病中的适应证

（1）用于伴有一个或多个风险因素（如充血性心力衰竭、高血压、年龄≥75岁、糖尿病、既往卒中或短暂性脑缺血发作病史）的非瓣膜性房颤（NVAF）成人患者，预防卒中和体循环栓塞。

（2）用于治疗成人深静脉血栓（DVT）和肺栓塞（PE），以及预防成人深静脉血栓和肺栓塞复发。

### （二）用法用量

（1）非瓣膜性房颤的治疗：口服60mg，每日1次。

（2）VTE治疗：经初始非口服抗凝剂治疗至少5天后开始给药，口服60mg，每日1次。

### （三）特殊人群用法用量

1. 妊娠期妇女

动物研究显示艾多沙班有生殖毒性，由于潜在的生殖毒性和内源的出血风险，且有证据表明艾多沙班可通过胎盘，故本品禁用于妊娠期妇女。育龄妇女在接受艾多沙班治疗期间应采取避孕措施。

2. 哺乳期妇女

动物试验数据表明艾多沙班可分泌入乳汁。因此，本品禁用于哺乳期妇女。

3. 儿童

尚未确定儿童和18岁以下青少年患者使用本品的安全性和疗效，无可用数据。

4. 肾功能损害患者

轻度肾功能损害（CrCL＞50～80ml/min）患者无须调整剂量；中度至重度肾功能损害（CrCL为15～50ml/min）患者，本品推荐剂量为30mg，每日1次；避免在CrCL＜15ml/min的患者中使用。

5. 肝功能损害患者

伴凝血障碍和临床相关出血风险的肝病患者禁用本品。重度肝损害患者不推荐使用本品；轻度至中度肝功能损害患者应慎用本品。

6. 老年患者

无须常规调整剂量。

7. 低体重患者

体重≤60kg患者，推荐每次30mg，每日1次。

### （四）指南推荐

2018年国际血栓与止血学会（International Society for Thrombosis and Hemostasis，ISTH）指南：直接口服抗凝剂在癌症相关静脉血栓栓塞治疗中的作用

建议对急性VTE（出血风险低、与当前治疗无药物相互作用）的肿瘤患者使用新型口服抗凝剂（利伐沙班、艾多沙班）治疗。

### （五）药理机制

因子Ⅹa的选择性抑制剂，可抑制游离的因子Ⅹa和凝血酶原活性，减少凝血酶生成、抑制血栓形成，并抑制凝血酶诱导的血小板聚集。其抗凝血作用不需要抗凝血酶Ⅲ的参与。

### （六）药物代谢动力学

（1）吸收：吸收后 1 ～ 2 小时内达最大浓度。绝对生物利用度约为 62%。食物导致峰暴露出现不同程度增加，但对总暴露量的影响极小。受胃酸影响，pH 为 6.0 或更高时，艾多沙班极难溶解。

（2）分布：3 天内可达到稳态浓度。平均分布容积为 107（19.9）L。体外血浆蛋白结合率约为 55%。

（3）代谢：艾多沙班是外排性 P 糖蛋白（P-gp）转运蛋白的底物，但不是摄取转运蛋白的底物。经水解（由羧酸酯酶 1 介导）、偶联或 CYP3A4/5 介导的氧化作用进行代谢（＜10%）。有 3 种活性代谢产物，水解作用产生的主要活性代谢产物（M4），暴露量低于母体化合物的 10%，其他代谢产物的暴露量低于 5%。活性代谢产物是 OATP1B1 的底物。

（4）排泄：总清除率为（22±3）L/小时；50% 经肾脏清除。其余清除途径为胆汁和小肠排泄。半衰期为 10 ～ 14 小时。

### （七）不良反应

在使用艾多沙班治疗的过程中接受硬膜外麻醉或脊椎穿刺时可能发生脊柱/硬膜外血肿。在安排患者接受脊柱手术时需考虑这些风险，并评价可能使这些患者发生硬膜外或脊柱血肿风险升高的因素。

最常见的不良反应包括：出血（皮肤软组织出血、鼻出血、阴道出血、消化道出血、口腔/咽部出血、血尿/尿道出血、穿刺部位出血）、贫血、皮疹、肝功能检查异常和间质性肺病。出血可能发生在任意部位，可能为重度甚至致死。与其他抗凝剂一样，建议出血风险增加的患者慎用本品。若出现重度出血，应终止本品给药。

其他常见不良反应有头晕、头痛、恶心、腹痛；偶见血小板减少、超敏反应、颅内出血（ICH）、结膜/巩膜出血、眼内出血、咯血、荨麻疹等。

### （八）药学监护点

1. 有效性监护

艾多沙班不需要常规监测，但在某些特定情况下，例如药物过量及急诊手术等，可使用抗 X a 标准试剂盒分析测得药物水平，了解药物暴露量有助于临床决策。

2. 安全性监护

对于出血风险较高的患者，治疗开始后，要对这些患者实施密切监测，观察是否有出血并发症和贫血体征与症状。而对于术后人群，可以通过定期对患者进行体格检查，对手术伤口引流液进行密切观察以及定期测定血红蛋白来及时发现出血情况。

密切监测胃肠道相关出血，服药期间应注意观察有无黑便或定期进行便潜血或血常规检测。

监测肝肾功能：使用本品治疗的所有患者均应在治疗开始时和治疗中监测 CrCL。开始本品治疗前应检查肝功能，推荐接受本品治疗 1 年以上的患者定期监测肝功能。

出血的处理：国内尚无因子 X a 抑制剂的特异性拮抗剂。若患者发生出血并发症，应适当延迟下一次给药时间，或者应停药。根据出血严重程度和部位给予个体化的处理方式，要采取适当的对症治疗，例如机械压迫（如针对重度鼻出血）、采用出血控制流程进行手术止血、补液和血流动力学支持、血液制品（浓缩红细胞或新鲜冷冻血浆，取决于相关的贫血或凝血异常）或血小板。如果上述措施无法控制出血，考虑使用特定的促凝血逆转剂，例如凝血酶原复合物（PCC），活化的凝血酶原复合物（APCC）或重组因子 Ⅶ a（r-F Ⅶ a）。但是，目前将这些药物用于治疗患者的临床经验有限。

与其他药物之间的相互作用：

（1）CYP3A4及P-gp双效强抑制剂：甲苯磺酸艾多沙班片与环孢素、决奈达隆、红霉素或酮康唑合并用药时剂量需减少至30mg，每日1次。

（2）CYP3A4诱导剂与P-gp双效强诱导剂：应尽量避免合用，若合用应密切观察症状和体征。这些药物包括利福平、苯妥英、卡马西平、苯巴比妥或圣约翰草等。

（3）其他抗凝剂：艾多沙班禁止与其他抗凝剂合用。

（4）非甾体抗炎药/血小板聚集抑制剂：与抗血小板药物合用时出血风险增加；不推荐与NSAIDs药物长期合用。

漏服的处理：如果发生漏服，患者应立即服用本品，并于次日继续每日服药1次。患者不得因漏服而在同一天服用2倍剂量。

## ■ 达比加群酯

达比加群酯作为新型口服抗凝药物，是一种直接凝血酶抑制剂（DTIs），在外周血管疾病领域主要是用于预防非瓣膜性房颤患者的卒中和全身性栓塞。

### （一）在外周血管疾病中的适应证

在外周血管疾病领域主要是抗血栓，用于预防存在以下一个或多个危险因素的成人非瓣膜性房颤患者的卒中和全身性栓塞（SEE）：①先前曾有卒中、短暂性脑缺血发作或全身性栓塞；②左心室射血分数＜40%；③伴有症状的心力衰竭，纽约心脏病协会（NYHA）心功能分级≥2级；④年龄≥75岁；⑤年龄≥65岁，且伴有以下任一疾病：糖尿病、冠心病或高血压。

### （二）用法用量

口服，应用水整粒吞服，餐时或餐后服用均可。请勿打开胶囊。成人的推荐剂量为每次1粒150mg的胶囊，每日2次。应维持长期的治疗。

与其他药物的转换治疗：

（1）从达比加群酯转化为胃肠外抗凝治疗：应在达比加群酯末次给药12小时之后进行。

（2）从胃肠外抗凝转换为达比加群酯治疗：应在下一次治疗前2小时服用达比加群酯。如之前患者正在接受静脉持续泵入普通肝素的维持治疗，应在停用肝素时服用达比加群酯。

（3）从维生素K拮抗剂（VKA）转换为达比加群酯治疗：停用维生素K拮抗剂，当INR＜2.0时，可立即给予达比加群酯治疗。

（4）从达比加群酯转换为维生素K拮抗剂治疗：当CrCL≥50ml/min时，在达比加群酯停药前3天开始给予VKA治疗；当30ml/min＜CrCL＜50ml/min时，在达比加群酯停药前2天给予VKA治疗。

### （三）特殊人群用法用量

1. 妊娠期妇女

尚无关于妊娠期妇女暴露本品的充分证据。除非确实必要，否则妊娠期妇女不应该接受达比加群酯治疗。

2. 哺乳期妇女

尚无达比加群酯对哺乳期婴儿影响的临床数据。使用达比加群酯治疗期间应停止哺乳。

3. 儿童

不推荐达比加群酯用于18岁以下患者。

4. 肾功能损害的患者

①轻度肾功能损害（GFR50～80ml/min）患者无须调整剂量；②中度肾功能损害患者（GFR30～49ml/min）：医师可考虑将患者的每日剂量减少为110mg每天2次；治疗过程中应注意监测肾功能。③重度肾功能损害（GFR＜30ml/min）患者中，禁用达比加群酯。

5. 老年患者

75岁及以上年龄患者治疗剂量为每日220mg，即每次110mg，每日2次。

### （四）指南推荐

1. 2012年ACCP抗栓治疗与血栓预防临床实践指南（第9版）

对于将行骨科大手术的患者，推荐使用以下任一抗栓药物：低分子量肝素，磺达肝癸钠，达比加群酯、阿哌沙班、利伐沙班（用于全髋关节置换术或全膝关节置换术，但不包括髋部骨折手术），低剂量肝素，调整剂量维生素K拮抗剂或阿司匹林（推荐级别均为1B级）。

2. 2019 AHA/ACC/HRS房颤患者管理指南

除了中度至重度二尖瓣狭窄或植入机械心脏瓣膜者，均建议NOACs（阿哌沙班、达比加群、利伐沙班和艾多沙班）优先于华法林（ⅠA）；对于接受过冠脉支架植入术、有风险的房颤患者，双联治疗（氯吡格雷＋利伐沙班15mg/d或达比加群150mg每日2次）是合理的，与三联治疗相比可有效降低出血风险（ⅡA）。

3. 2018年北美房颤患者PCI术后抗栓治疗共识

接受PCI的房颤患者口服抗凝药给药方案，已试验两种NOACs药物方案，即达比加群（150mg 2次/日＋P2Y12抑制剂、110mg 2次/日＋P2Y12抑制剂）；利伐沙班（15mg 1次/日＋P2Y12抑制剂，2.5mg 2次/日＋双联抗血小板治疗持续1、6或12个月）。高血栓风险患者优先选择150mg达比加群给药方案是合理的，而高出血风险患者可能优先选择110mg达比加群给药方案。

### （五）药理机制

达比加群酯作为小分子前体药物，未显示有任何药理学活性。口服给药后，达比加群酯可被迅速吸收，并在血浆和肝脏经由酯酶催化水解转化为达比加群。达比加群是强效、竞争性、可逆性、直接凝血酶抑制剂，也是血浆中的主要活性成分。由于在凝血级联反应中，凝血酶（丝氨酸蛋白酶）使纤维蛋白原转化为纤维蛋白，抑制凝血酶可预防血栓形成。达比加群还可抑制游离凝血酶、与纤维蛋白结合的凝血酶和凝血酶诱导的血小板聚集。

### （六）药物代谢动力学

（1）吸收：口服吸收，迅速且完全转化为活性成分达比加群。给药后0.5～2.0小时达到峰浓度。食物不会影响生物利用度，但会使血药浓度达峰时间延后2小时。

（2）分布：达比加群的分布容积为60～70L，有中度的组织分布特性。

（3）代谢：主要有在肝脏内代谢。

（4）排泄：要经肾脏排泄（85%），粪便排泄占给药剂量的6%。

### （七）不良反应

出血风险：可能会出现出血，凝血时间延长。

消化系统：恶心、呕吐、腹痛、消化不良。

心脏功能：心肌梗死，在RE-LY研究中，达比加群酯的心肌梗死事件年化率为0.82%。

### （八）药学监护点

**1. 有效性监护**

在正常情况下，没有必要监测任何的实验室指标。但是，在服用过量或有出血倾向时，监测抗凝状态是有意义的；凝血酶凝血时间（TT）可用来直接反应达比加群的活性，并与剂量与治疗效果成线性关系。

**2. 安全性监护**

服用方式：口服，应用水整粒吞服，餐时或餐后服用均可。请勿打开胶囊。

出血风险：以下为服用达比加群酯可能增加出血风险的因素，服药期间应注意：①影响药效学和药物代谢动力学的因素：年龄≥75岁；②增加达比加群血药浓度的因素：中度肾功能损害（30～50ml/min CrCL）对、联合使用P-gp抑制剂和低体重（＜50kg）；③药效学相互作用，包括以下合并用药：阿司匹林、氯吡格雷、NSAIDs药物、选择性5-羟色胺或去甲肾上腺素再摄取抑制药（SSRIs或SNRIs）以及其他可能减弱止血功能的药物；④有特殊出血风险的疾病/操作，包括：先天性或获得性凝血功能异常、血小板减少或功能性血小板缺陷、近期活检或大创伤、细菌性心内膜炎、食管炎、胃炎或胃食管反流等。

当抗凝检测指标出现异常情况时可能提示出血风险增高，具体见表2-12。

**表2-12　可能提示出血风险增高的抗凝检测指标的下限**

| 检测指标 | 下限值 |
| --- | --- |
| 稀释凝血酶时间（dTT）［ng/ml］ | ＞200 |
| 蝰蛇静脉酶（蛇毒）凝血时间（ECT）［正常上限的x倍］ | ＞3 |
| 活化部分凝血活酶时间（aPTT）［正常上限的x倍］ | ＞2 |
| 国际标准化比值（INR） | 不应进行 |

择期手术：手术或有创操作会增加使用达比加群酯患者的出血风险。因此，接受外科手术时可能需暂时停用达比加群酯，具体见表2-13。

**表2-13　有创或手术操作前停药标准**

| 肾功能（CrCL，ml/min） | 半衰期估计值（h） | 择期手术前停用达比加群 | |
| --- | --- | --- | --- |
| | | 出血风险高或大手术 | 标准风险 |
| ≥80 | ～13 | 2天前 | 24小时前 |
| 50～80 | ～15 | 2～3天前 | 1～2天前 |
| 30～50 | ～18 | 4天前 | 2～3天前 |

急诊手术：如需进行紧急操作，应暂时停用达比加群酯。在可能的情况下应延迟手术/操作至末次给药后至少12小时。如果不能推迟手术，可能会存在出血风险增加。应就出血风险与操作的紧迫性进行权衡。

监测肝肾功能：定期监测肝肾功能，发生急性肾衰竭的患者应停用本品。

与其他药物之间的相互作用：

（1）抗凝血药和抗血小板聚集药：以下与本品联合使用时可能会增加出血风险：抗凝药物如普通肝素（UFH）、低分子肝素（LMWH）、和肝素衍生物（磺达肝癸钠、地西芦定）、溶栓药物、维生素K拮抗剂、利伐沙班或其他口服抗凝药，以及抗血小板聚集药物如GPⅡb/Ⅲa受体拮抗剂、噻氯匹定、普拉格雷、替格瑞洛、右旋糖酐、磺吡酮。

（2）P-gp抑制剂：达比加群酯是外流转运体P-gp的底物。预计与强效P-gp抑制剂（如：胺碘酮、维拉帕米、奎尼丁、酮康唑、决奈达隆和克拉霉素）的联合使用会导致达比加群血药浓度升高。

（3）P-gp诱导物：预计与P-gp诱导物〔如：利福平、贯叶连翘（金丝桃）、卡马西平或苯妥英等〕联合使用会降低达比加群血药浓度，因此应该避免联合使用。

漏服的处理：若距下次用药时间大于6小时，补服本次漏服的剂量。如果距下次用药不足6小时，无须补服。不可为弥补漏服剂量而使用双倍剂量的药物。

## ■ 舒洛地特

舒洛地特，化学名称为葡糖醛酸基葡糖胺聚糖硫酸盐。

### （一）在周围血管疾病中的适应证

有血栓形成危险的血管疾病。

### （二）用法用量

有注射液和软胶囊两种剂型。注射液的规格是2ml：600LSU。软胶囊的规格是250LSU。

通常用注射剂开始治疗，每天1支，肌注或静注，维持15～20天，然后服用胶囊1粒，每天2次，服用30～40天，即45～60天为1个疗程。1年应至少使用2个疗程。软胶囊每次距用餐时间要长，如在早上10时和晚上10时服用。

### （三）特殊人群用法用量

1. 妊娠期妇女
虽然胎儿毒性研究并未表明本药有胚胎-胎儿毒性作用，妊娠期仍不建议使用本品。

2. 哺乳期妇女
哺乳期不建议使用。

3. 儿童
未进行舒洛地特针对儿童的药物代谢动力学研究，关于儿童患者的临床经验有限。不建议儿童使用。

4. 老年患者
老年患者用药无须调整剂量。

### （四）指南推荐

2018年中国血栓性疾病防治指南
（1）急性DVT抗凝疗程结束后的替代治疗：特发性中心型DVT抗凝疗程结束后，建议应用舒洛地特降低复发风险【2B】。
（2）慢性DVT的治疗：顽固持久的下肢静脉溃疡，建议在局部护理和压力治疗的基础上，使用舒洛地特、七叶皂苷类或黄酮类药物进行治疗【2B】。

### （五）药理机制

舒洛地特是一种对动脉和静脉均有较强抗血栓形成作用的葡糖胺聚糖。①可以剂量依赖性地抑制一些凝血因子，特别是抑制活化Ⅹ因子；②干扰凝血酶，通过抗凝血酶（AT Ⅲ）作用于游离凝血酶，并且通过肝素因子Ⅱ（HC Ⅱ）作用于与纤维蛋白结合的凝血酶。由此舒洛地特通过抑制凝血酶而产生的抗血栓作用体现在阻止血栓形成和血栓增长两方面；③通过抗血小板聚集，激活循环和血管壁的纤溶系统而发挥抗栓作用；④通过降低纤维蛋白原水平使有血栓形成危险的血管病变患者的血黏度参数恢复正常；⑤激活脂蛋白脂肪酶，从而使患者的脂质水平恢复正常。

### （六）药物代谢动力学

1. 舒洛地特软胶囊

（1）吸收：服药后迅速吸收，在第2小时达到血药浓度峰值。

（2）分布：非常大的表观分布容积，血管组织（尤其是内皮组织）有较大的特异性分布。在最初的绝对最大峰值后出现相对最高和最低的血药浓度水平，这可能是从血管组织中二次释放的结果。

（3）代谢：主要通过肝脏代谢。

（4）排泄：通过肾脏排泄。给药后48小时内粪便中检出的放射活性为23%。48小时后没有标记物在粪便中检出。给药后96小时内，被标记药物的55%的放射活性在尿中检出。

2. 舒洛地特注射液

（1）静脉给药：立即对活化因子Ⅹ和因子Ⅱ产生量效关系的抑制作用，但此作用消退很快；给药后其抑制作用很快达到峰值。之后虽然在1～2小时（根据给药剂量的大小）内仍可见明显的舒洛地特活性，但其活性降低很快。

（2）肌内注射：舒洛地特可见对因子Ⅹa和因子Ⅱa的抑制作用，对药物的反应是剂量依赖性的，给药后1～2小时达峰值，6小时后仍具有统计意义上的显著性，约8小时后消失。

### （七）不良反应

（1）最常见不良反应为出血；其他不良反应包括恶心、呕吐和上腹痛等胃肠道紊乱症状。

（2）少见注射部位疼痛、烧灼感以及血肿，较罕见的是在注射位点或其他位点出现皮肤过敏。

### （八）药学监护点

1. 有效性监护

无常规监测指标评价舒洛地特的疗效。

2. 安全性监护

不相容性：由于舒洛地特是一种酸性多糖，静脉输液时可能与碱性物质作用形成复合物。常见的静脉输液时不相容的药物有：维生素K、维生素B复合物、氢化可的松、透明质酸酶、葡萄糖酸钙、季铵盐、氯霉素、四环素和链霉素等，静脉输注时应注意。

由于舒洛地特是肝素样分子，可增加肝素本身或同时口服使用的其他抗凝剂的抗凝作用。联合其他抗凝剂使用时应密切观察，注意监测凝血指标、血红蛋白等。与阿司匹林等抗血小板药物合用也需要慎重。

如果出血，需注射1%的硫酸鱼精蛋白（3ml i.v. ＝ 30mg）。

（任　爽　袁汝奎　李　莹　杨　思）

# 第三节　纤维蛋白溶解药

纤维蛋白溶解药（fibrinolytics）通过激活纤溶酶而促进纤溶，又称溶栓药（thrombolytics），可用于治疗急性血栓栓塞性疾病。本书主要介绍尿激酶、阿替普酶、瑞替普酶、替奈普酶，这几种溶栓药物的横向比较具体见表2-14。

表2-14　几种溶栓药物的横向比较

| 药物 | 制备工艺 | SFDA批准适应证 | 指南推荐 | 负荷剂量 | 全身纤维蛋白原消耗 | 抗原性及变态反应 | 出血风险 | 价格 |
|---|---|---|---|---|---|---|---|---|
| 尿激酶 | 人尿中提取的丝氨酸蛋白酶 | 急性心肌梗死、急性缺血性脑卒中、静脉血栓、周围动脉血栓 | 急性缺血性脑卒中、急性肺栓塞、静脉血栓、周围动脉血栓 | 无须 | 明显 | 无 | 高 | 低 |
| 阿替普酶 | 基因工程技术 | 急性心肌梗死、急性缺血性脑卒中、急性肺栓塞 | 急性心肌梗死、急性缺血性脑卒中、急性肺栓塞、静脉血栓、周围动脉血栓 | 需要 | 轻度 | 无 | 中 | 高 |
| 瑞替普酶 | 基因工程技术 | 急性心肌梗死 | 急性心肌梗死 | 弹丸式静脉推注 | 中度 | 无 | 低 | 高 |
| 替奈普酶 | 野生型t-PA的突变体 | 急性心肌梗死 | 急性心肌梗死 | 弹丸式静脉推注 | 极小 | 无 | 低 | 高 |

## ■ 尿激酶

尿激酶直接作用于内源性纤维蛋白溶解系统，能催化裂解纤溶酶原成纤溶酶，后者不仅能降解纤维蛋白凝块，亦能降解血循环中的纤维蛋白原、因子Ⅴ和因子Ⅷ等，从而发挥溶栓作用。

### （一）在外周血管疾病中的适应证

本品主要用于血栓栓塞性疾病的溶栓治疗。包括急性广泛性肺栓塞、胸痛6～12小时内的冠状动脉栓塞和心肌梗死、症状短于3～6小时的急性期脑血管栓塞、视网膜动脉栓塞和其他外周动脉栓塞症状严重的髂-股静脉血栓形成者。也用于人工心脏瓣膜手术后预防血栓形成，保持血管插管和胸腔及心包腔引流管的通畅等。溶栓的疗效均需后继的肝素抗凝加以维持。

### （二）用法用量

本品临用前应以注射用灭菌生理盐水或5%葡萄糖溶液配制。

（1）外周动脉/静脉血栓：以0.9%氯化钠溶液配制本品（浓度2500U/ml），4000U/min速度经导管注入血凝块。每2小时夹闭导管1次；可调整滴入速度为1000U/min，直至血块溶解。

（2）肺栓塞：初次剂量按4400U/kg，以0.9%氯化钠溶液或5%葡萄糖溶液配制，以90ml/h速度在10分钟内滴完；其后以每小时4400单位的给药速度，连续静脉滴注2小时或12小时。肺栓塞时，也可按15000U/kg用0.9%氯化钠溶液配制后肺动脉内注入；必要时，可根据情况调整剂量，间隔24小时重复1次，最多使用3次。

（3）心肌梗死：建议以0.9%氯化钠溶液配制后，按6000U/min速度冠状动脉内连续滴注2小时，滴注前应先行静脉给予肝素2500～10000U。也可将本品200万～300万单位配制后静脉滴注，45分钟到90分钟滴完。

（4）防治心脏瓣膜替换术后的血栓形成：血栓形成是心脏瓣膜术后最常见的并发症之一。可用本品按4400U/kg，0.9%氯化钠溶液配制后10分钟到15分钟滴完。然后以每小时按体重4400U/kg的速度静脉滴注维持。当瓣膜功能正常后即停药；如用药24小时仍无效或发生严重出血倾向应停药。

（5）脓胸或心包积脓：常用抗生素和脓液引流术治疗。引流管常因纤维蛋白形成凝块而阻塞引流管。此时可胸腔或心包腔内注入灭菌注射用水配制的本品（浓度5000U/ml）1万～25万单位。既可保持引流管通畅，又可防止胸膜或心包黏连或形成心包缩窄。

（6）眼科应用：用于溶解眼内出血引起的前房血凝块。使血块崩解，有利于手术取出。常用量为5000U用2ml 0.9%氯化钠溶液配制冲洗前房。

**（三）特殊人群用法用量**

*1. 妊娠期妇女*

妊娠期妇女服用尿激酶应权衡利弊。除非急需使用，否则妊娠期妇女不宜使用。

*2. 哺乳期妇女*

尿激酶是否从乳汁中排泄尚无报道，哺乳期妇女慎用。

*3. 儿童*

尿激酶在儿童中应用的安全性和有效性尚未见报道。一般不建议用于儿童和青少年。

*4. 重度肝肾功能损害的患者*

无须调整剂量。

*5. 老年患者*

年龄大于70岁者慎用尿激酶。

**（四）指南推荐**

*2018版中国急性缺血性脑卒中诊治指南*

静脉溶栓是目前最主要恢复血流措施，药物包括重组组织型纤溶酶原激活剂（rt-PA）、尿激酶和替奈普酶。rt-PA和尿激酶是我国目前使用的主要溶栓药，现认为有效挽救半暗带组织时间窗为4.5小时内或6小时内【Ⅰ，A】。

**（五）药理机制**

本品直接作用于内源性纤维蛋白溶解系统，能催化裂解纤溶酶原形成纤溶酶，后者不仅能降解纤维蛋白凝块，亦能降解血循环中的纤维蛋白原、因子Ⅴ和因子Ⅷ等，从而发挥溶栓作用。

**（六）药物代谢动力学**

本品在人体内药物代谢动力学特点尚未完全阐明。本品静脉给予后经肝脏快速清除，血浆半衰期≤20分钟。少量药物经胆汁和尿液排出。肝硬化等肝功能受损患者其半衰期延长。

**（七）不良反应**

（1）出血风险：本品临床最常见的不良反应是出血倾向。以注射或穿刺局部血肿最为常见。其次为组织内出血，发生率5%～11%，多轻微，严重者可致脑出血。

（2）心脏功能：本品用于冠状动脉再通溶栓时，常伴随血管再通后出现房性或室性心律失常，发生率高达70%以上。需严密进行心电监护。

（3）其他：使用本品后少数人引发支气管痉挛、皮疹和发热。也可能会出现头痛、头重感、食欲不振、恶心、呕吐等胃肠症状。

### （八）药学监护点

1. 有效性监护

本品主要用于血栓栓塞性疾病的溶栓治疗。治疗后需通过影像学、临床症状、生化指标综合判断药物溶栓效果。可以参考测定凝血酶原时间、纤维蛋白原，D-二聚体、凝血功能来判断其有效性。

2. 安全性监护

禁忌证：①对尿激酶有变态反应者；②有活动性内部出血的患者；③未控制的重度高血压患者；④近期有颅内手术、脊椎手术或外伤的患者；⑤有颅内肿瘤、动静脉畸形或动脉瘤的患者。

监测凝血功能：应用本品前，应对患者进行红细胞压积、血小板记数、凝血酶时间（TT）、凝血酶原时间（PT）、激活的部分凝血激活酶时（APTT）及优球蛋白溶解时间（ELT）的测定。TT和APTT应小于2倍延长的范围内。在外周动静脉疾病的溶栓中，如果纤维蛋白原（Fbg）＜1.5g/L，应谨慎使用尿激酶溶栓；如果纤维蛋白原（Fbg）＜1.0g/L，应停用尿激酶溶栓。

用药期间应密切观察患者反应：如脉率、体温、呼吸频率和血压、出血倾向等，至少每4小时记录1次。如发现过敏症状如皮疹、荨麻疹等应立即停用。

监测出血情况：静脉给药时，要求穿刺1次成功，以避免局部出血或血肿。动脉穿刺给药时，给药毕，应在穿刺局部加压至少30分钟，并用无菌绷带和敷料加压包扎，以免出血。通过留置的血管穿刺鞘管和导管给药时，应注意动脉/静脉的穿刺点有无活跃性出血。

下述情况使用本品风险增大，应权衡利弊后慎用本品：

（1）近10天内分娩、进行过组织活检、静脉穿刺、大手术的患者及严重胃肠道出血患者。

（2）极有可能出现左心血栓的患者，如二尖瓣狭窄伴心房纤颤。

（3）亚急性细菌性心内膜炎患者。

（4）继发于肝肾疾病而有出血倾向或凝血障碍的患者。

（5）妊娠妇女、脑血管病患者和糖尿病性出血性视网膜病患者。

与其他药物之间的相互作用：

本品与其他药物的相互作用尚无报道。鉴于本品为溶栓药，因此，影响血小板功能的药物，如阿司匹林、吲哚美辛、保太松等不宜合用。肝素和口服抗凝血药不宜与大剂量本品同时使用，以免出血危险增加。

## ■ 阿替普酶

阿替普酶是一种血栓溶解药，主要成分是糖蛋白，含526个氨基酸。目前临床上主要用于治疗急性心肌梗死和肺栓塞、急性缺血性脑卒中、深静脉血栓及其他血管疾病。

### （一）在外周血管疾病中的适应证

在外周血管疾病中的适应证包括：①动脉血栓形成，如下肢动脉血栓形成；②急性深静脉血栓（国外适应证）；③血管移植物闭塞；④中心静脉导管闭塞。其他适应证还包括：①急性心肌梗死；②血流不稳定的急性大面积肺栓塞；③急性缺血性脑卒中的溶栓治疗。

### （二）用法用量

**1. 下肢动脉血栓形成**

通过溶栓导管予以4mg动脉内推注，随后第1个4小时内，予以0.5mg/h或1～2mg/h泵入，然后予以0.5～1.0mg/h输注，平均总剂量，25.2小时内为21mg。根据治疗持续时间、闭塞范围、缺血程度以及患者年龄决定个体治疗总剂量（超说明书剂量）。

**2. 急性血栓性肢体缺血**

10mg阿替普酶溶于50ml生理盐水，通过导管动脉内给药，注射持续30分钟，随后3小时内予以10mg/h输注（总剂量为40mg）；通过动脉鞘予以普通肝素500U/h输注。可按上述方法重复给药1次（总剂量为80mg）（超说明书剂量）。

**3. 手或手指闭塞性缺血**

0.05mg/（kg·h）通过导管动脉内给药，输注12小时（短期输液），或0.5～1.0mg/h泵入，输液延长至超过12小时；剂量可达2.5mg/h，但可能显著增加出血风险（超说明书剂量）。

**4. 中央静脉导管闭塞**

2mg/2ml滴入闭塞的导管中，可能需要给药2次，中间间隔120分钟。

**5. 预防血液透析中央静脉导管闭塞**

阿替普酶1mg（溶于与导管腔体积相等的生理盐水，封管）（超适应证用量）。

**6. 症状发生6小时以内的急性心肌梗死，采取90分钟加速给药法**

（1）体重＞67kg：15mg静脉推注，然后予以50mg静脉输注，输注持续30分钟，随后予以35mg静脉输注，输注持续60分钟；总剂量不应超过100mg。

（2）体重≤67kg：15mg静脉推注，然后予以0.75mg/kg静脉输注，输注持续30分钟，随后予以0.5mg/kg静脉输注，输注持续60分钟；总剂量不应超过100mg。

**7. 症状发生6～12小时以内的急性心肌梗死，采取30分钟加速给药法**

（1）体重≥65kg：第1小时予以60mg静脉注射（6～10mg静脉推注，随后予以50～54mg静脉输注，输液持续至第1小时末），然后第2小时予以20mg静脉输注，第3小时继续予以20mg静脉输注；总剂量不应超过100mg。

（2）体重＜65kg：予以0.075mg/kg静脉推注，随后予以0.675mg/kg静脉输注，输液持续至第1小时末，然后第2小时予以0.25mg/kg静脉输注，第3小时继续予以0.25mg/kg静脉输注；总剂量不应超过100mg。

**8. 肺栓塞**

（1）FDA推荐剂量：100mg静脉输注，输注持续2小时；一旦部分凝血酶原时间（APTT）或凝血酶时间为正常的2倍或更低，在阿替普酶输注即将结束时或结束后即刻开始胃肠外抗凝治疗。

（2）低剂量方案：部分患者可予以低剂量治疗方案，包括大面积肺栓塞（PE）和出血高风险（比如，体重＜65kg）的患者，或次大面积PE的低出血风险患者，予以50mg静脉输注，输注持续2小时，并予以适当抗凝治疗（超说明书剂量）。

（3）超声辅助导管溶栓（USAT）次大面积肺栓塞：1mg/h动脉内给药持续24小时（单导管）或每导管（双导管）1mg/h。联合肝素全身用药，活化部分凝血活酶时间目标值为40～60秒或60～80秒（超说明书剂量）。

（4）导管直接溶栓：0.5～1.0mg/h动脉内给药，平均剂量为28.5mg，超过平均输注的17.7小时。联合肝素全身用药，活化部分凝血活酶时间目标值为60～80秒（超说明书剂量）。

**9. 急性缺血性脑血管事件**

治疗必须由神经科医师进行。0.9mg/kg静脉注射，第1分钟内将总剂量的10%静脉推注，其余90%

继续静脉输注60分钟；最大总剂量为90mg；在发病后3小时内尽快给药（FDA推荐剂量）；考虑发病后给药时间窗可放宽至4.5小时（指南推荐剂量）或6小时（标签外剂量）。

### （三）特殊人群用法用量

1. 妊娠期妇女

动物实验显示有生殖毒性。对于急性的危及生命的疾病，应权衡利弊。

2. 哺乳期妇女

尿激酶是否从乳汁中排泄尚无报道，哺乳期妇女慎用。

3. 儿童

阿替普酶不能用于18岁以下的急性脑卒中患者。可以用于儿童动脉血栓形成、肺栓塞、中央静脉导管闭塞等疾病。

（1）儿童动脉血栓形成：曾使用0.1～0.6mg/（kg·h）静脉输注，输注时间持续6小时，最佳剂量尚不明确；在开始治疗前，可根据需要予以纤维蛋白溶酶原（新鲜冰冻血浆）（指南推荐剂量）。

（2）儿童肺栓塞：0.5mg/（kg·h）静脉注射，联合肝素用药，使用最长时间为6小时（超说明书剂量）。

（3）儿童中央静脉导管闭塞：2mg/2ml滴入闭塞的导管中，可能需要给药2次，中间间隔120分钟。

4. 重度肝肾功能损害的患者

无须调整剂量。

5. 老年患者

年龄大于80岁者禁用阿替普酶。

### （四）指南推荐

1. 2018版中国急性缺血性脑卒中诊治指南

静脉溶栓是目前最主要恢复血流措施，药物包括重组组织型纤溶酶原激活剂（rt-PA）、尿激酶和替奈普酶。rt-PA和尿激酶是我国目前使用的主要溶栓药，现认为有效挽救半暗带组织时间窗为4.5小时内或6小时内。遵循静脉阿替普酶溶栓优先原则，静脉溶栓是血管再通的首选方法【Ⅰ A级】。如果该患者符合静脉溶栓和血管内机械取栓指征，应该先接受阿替普酶静脉溶栓治疗【Ⅰ A级】。小剂量阿替普酶静脉溶栓（0.6mg/kg）出血风险低于标准剂量，可以减少病死率，但并不降低残疾率，可结合患者病情严重程度、出血风险等因素个体化确定决策【Ⅱ A级】。

2. 2017年欧洲急性ST段抬高心肌梗死诊疗指南

若决定溶栓治疗，尽可能早地在STEMI确诊后开始用药，最好是在入院前【Ⅰ A级】。推荐采用显微蛋白特异性的药物（如替尼普酶、阿替普酶或瑞替普酶）【Ⅰ B级】。

3. 中华医学会呼吸病学会肺栓塞与肺血管病学组《2018肺血栓栓塞症诊治与预防指南》

明确推荐半量溶栓方案［重组组织型纤溶酶原激活剂（rt-PA）50mg］用于急性PTE治疗。无论是对高危PTE，还是对于某些中危PTE，基于中国人群的随机对照研究证据和目前的荟萃分析，半量溶栓方案均具有很好的临床疗效和安全性。

### （五）药理机制

阿替普酶是一种糖蛋白，可直接激活纤溶酶原转化为纤溶酶。当静脉给予时，本品在循环系统中表现出相对非活性状态。一旦与纤维蛋白结合后，本品被激活，诱导纤溶酶原转化为纤溶酶，导致纤维蛋白降解，血块溶解。

### （六）药物代谢动力学

本品可从血循环中迅速清除，主要经肝脏代谢（血浆清除率550～680ml/min）。相对血浆α半衰期（$t_{1/2\alpha}$）是4～5分钟。这意味着20分钟后，血浆中本品的含量不到最初值的10%。深室残留量的β半衰期约为40分钟。

### （七）不良反应

（1）出血风险：与本品相关的最常见的不良反应就是出血，可导致红细胞比积和/或血红蛋白下降。如果有潜在的出血危险尤其是脑出血，则应停止溶栓治疗。因本品的半衰期短，对凝血系统影响轻微，所以一般不必给予凝血因子。大多数出血患者，可经中断溶栓和抗凝治疗、扩容及人工压迫损伤血管来控制出血。

（2）心脏系统异常：本品也可以出现一些心脏系统的不良反应，常见的例如再缺血/心绞痛，低血压和心力衰竭/肺水肿，心脏停搏，心源性休克和再梗死等。

（3）胃肠道异常：主要为恶心，呕吐。

（4）免疫系统异常：不常见变态反应/过敏样反应（如变态反应包括皮疹、荨麻疹、支气管痉挛、血管源性水肿、低血压、休克或其他与变态反应有关的症状）。

（5）神经系统异常：非常罕见，包括与神经系统相关的事件（如癫痫发作、惊厥、失语、言语异常、谵妄、激越、意识模糊、抑郁、精神病等），通常与同时发生的缺血性或出血性脑血管疾病相关。

### （八）药学监护点

1. 有效性监护

本品主要用于血栓栓塞性疾病的溶栓治疗。治疗后需通过影像学、临床症状、生化指标综合判断药物溶栓效果。可以参考测定凝血酶原时间、纤维蛋白原，D-二聚体和凝血功能来判断其有效性。

2. 安全性监护

使用方式：必须有足够的监测手段才能进行溶栓/纤维蛋白溶解治疗。只有经过适当培训且有溶栓治疗经验的医师才能使用本品，并且需有适当的设备来监测使用情况。建议在备有标准复苏装置和药物的地点使用阿替普酶进行治疗。

监测过敏反应：与本品给药有关的变态反应是罕见的。变态反应是由阿替普酶活性物质、庆大霉素（生产过程中的痕量残留）或其他辅料引起的。装有阿替普酶药粉的瓶塞中含有天然橡胶（乳胶的衍生物），这种橡胶可以引起变态反应。一旦发生了变态反应，应停药，并且采取适当的治疗。

监测出血风险：缺血部位的再灌注可诱发梗死区域的脑水肿。由于可能导致出血风险增加，在本品溶栓后的24小时内不得使用血小板聚集抑制剂治疗品。合并GPⅡb/Ⅲa拮抗剂的治疗可增加出血的危险，因此应尽量避免和GPⅡb/Ⅲa拮抗剂何用。使用本品溶栓时，应密切监测患者有无出血风险。

与其他药物之间的相互作用：

（1）在应用本品治疗前、治疗同时或治疗后24小时内使用香豆素类衍生物、口服抗凝剂，血小板聚集抑制剂、普通肝素、低分子肝素和其他抑制凝血的药物可增加出血危险。

（2）同时使用血管紧张素转换酶抑制剂可能增加变态反应的危险。在出现如此反应的患者中，有大部分患者正在同时接受血管紧张素转换酶抑制剂的治疗。

（3）合并GPⅡb/Ⅲa拮抗剂的治疗可增加出血的危险。

## ■ 瑞替普酶

瑞替普酶为第三代溶栓药物，是重组人组织型纤溶酶原激酶衍生物，目前主要用于冠状动脉梗塞引起的急性心肌梗死的溶栓治疗。

### （一）在外周血管疾病中的适应证

适用于成人由冠状动脉梗塞引起的急性心肌梗死的溶栓疗法，能够改善心肌梗死后的心室功能。本药应在症状发生后12小时内，尽可能早期使用。发病后6小时内比发病后7～12小时使用治疗效果更好。

### （二）用法用量

瑞替普酶只能静脉使用，应该10MU＋10MU分两次静脉注射，每次取本品10MU溶于10ml注射用水中，缓慢推注2分钟以上，两次间隔为30分钟。注射时应该使用单独的静脉通路，不能与其他药物混合后给药，也不能与其他药物使用共同的静脉通路。没有多于两次给药的重复用药的经验。尽管没有足够的资料表明，在用药中或用药后合用抗凝或抗血小板药是否有利，但99%的患者在溶栓治疗期间同时使用肝素，用药期间或用肝素后，可合用阿司匹林。

### （三）特殊人群用法用量

1. 妊娠期妇女
瑞替普酶有引起流产的风险，妊娠期妇女应权衡利弊后慎用。
2. 哺乳期妇女
瑞替普酶可能从乳汁中分泌，哺乳期妇女应慎用。
3. 儿童
尚无相关研究资料，瑞替普酶不建议用于儿童。
4. 重度肝肾功能损害的患者
无须调整剂量。
5. 老年患者
年龄大于70岁，收缩压大于160mmHg时，应特别注意。

### （四）指南推荐

*2017年欧洲急性ST段抬高心肌梗死诊疗指南*
若决定溶栓治疗，尽可能早地在STEMI确诊后开始用药，最好是在入院前【ⅠA级】。推荐采用显微蛋白特异性的药物（如替尼普酶、阿替普酶或瑞替普酶）【B级】。

### （五）药理机制

本品可以使纤维蛋白溶解酶原激活为有活性的纤溶蛋白溶解酶，以降解血栓中的纤维蛋白，发挥溶栓作用。

### （六）药物代谢动力学

本品在人体内药物代谢动力学特点尚未完全阐明。其半衰期为11～16分钟，主要通过肝脏代谢，肾脏排泄。肝脏或肾脏功能损伤时，可导致排泄减少。

### （七）不良反应

（1）出血风险：最常见的不良反应是出血，与溶栓治疗有关的出血可分为两个主要类型：内脏出血，包括颅内、腹膜后或消化道、泌尿道、呼吸道出血；浅表或体表出血，主要有穿刺或破损部位（如静脉切开插管部位、动脉穿刺部位、新近外科手术部位）出血。

（2）过敏反应：在INJECT试验中，接受rPA治疗的3例患者，出现严重过敏反应，其中1例出现呼吸困难和低血压。

（3）心血管系统：心肌梗死患者在使用rPA治疗时也会出现许多心肌梗死本身也具有的其他症状，无法分清是否由rPA引起。这些事件包括：心源性休克、心律失常（如窦性心动过缓、室上性心动过速、加速性室性心律、早期复极综合征、期前收缩、室性心动过速、心室纤颤、房室传导阻滞等）、肺水肿、心力衰竭、心搏骤停、再发性心绞痛、再梗死、心脏穿孔、二尖瓣反流、心包渗出、心包炎、急性心脏压塞、静脉血栓形成及栓塞和电机械分离。

（4）胃肠道系统：偶尔也会出现恶心、呕吐。

### （八）药学监护点

1. 有效性监护

本品主要用于血栓栓塞性疾病的溶栓治疗。治疗后需通过影像学、临床症状、生化指标、心电图、心肌酶谱、再灌注心律失常综合判断溶栓是否有效。

2. 安全性监护

监测出血风险：由于纤维蛋白被溶解，可能引起新近的注射部位出血，所以溶栓治疗期间，必须仔细观察所有潜在出血点（包括导管插入部位、穿刺点、切开点及肌注部位），如有大血管不可压迫的穿刺应尽量避免（如颈静脉或锁骨下静脉）。在用药期间，如果必须进行动脉穿刺，最好采用上肢末端的血管，容易压迫止血。穿刺后，至少压迫30分钟，用敷料加压包扎，反复观察有无渗血。一旦发生严重出血（局部无法加压止血），必须立即停用肝素、抗凝药及抗栓治疗；另外，如果出血发生在第1次静注后，第2次静注应该停用。

监测胆固醇水平：用溶栓治疗的患者罕有胆固醇栓塞的报导，确切的发生率不清楚。最严重的情况可以是致死的。也可发生于侵入性检查及治疗（心脏导管插入术、造影、血管外科等）和/或抗凝治疗过程中。胆固醇栓塞可能的临床表现为：网状（青）斑块、"紫色趾"综合征、高血压、急性肾功衰竭、坏疽性指（趾）、心肌梗死、胰腺炎、脑梗死、脊髓梗死、肾动脉栓塞、肠动脉栓塞和横纹肌溶解。

监测心脏功能：溶栓治疗可能引起再灌注性心律失常，这种心律失常（如窦性心动过缓、室上性心动过速、室性早搏、室性心动过速）与心肌梗死本身并发的心律失常无任何不同，应该采用常规的抗心律失常药治疗，建议在给药时合用抗心动过缓和/或室性心律紊乱的药物。

与其他药物之间的相互作用：

没有研究rPA与其他心脏活性药物的相互作用。在rPA治疗前及治疗后使用肝素、维生素K拮抗剂及抗血小板药（阿司匹林、双嘧达莫等）可能增加出血的危险。

## ■ 替奈普酶

替奈普酶是一种是组织型纤溶酶原激活剂的多点变异体，替奈普酶是第三代纤溶剂，为FDA批准生产上市的第六个纤溶剂，目前在临床上主要用于溶栓的治疗。

### （一）在外周血管疾病中的适应证

用于发病6小时以内的急性心肌梗死患者的溶栓治疗。

### （二）用法用量

本品的用量根据患者的体重来计算：①＜60kg患者使用本品30mg；②60≤体重＜70kg给予35mg；③70≤体重＜80kg给予40mg；④80≤体重＜90kg给予45mg；⑤≥90kg给予50mg。建议总剂量不超过50mg。加入无菌注射用水后轻轻摇动，使之完全溶解，不可剧烈震荡，以免产生泡沫降低疗效。溶解后的本品应单次静脉注射，其注射时间应超过5秒。

### （三）特殊人群用法用量

1. 妊娠期妇女

用于妊娠期妇女经验非常有限，妊娠期妇女应权衡利弊后慎用。

2. 哺乳期妇女

哺乳期妇女应慎重权衡利弊。

3. 儿童

尚无相关研究资料，替奈普酶不建议用于儿童。

4. 重度肝肾功能损害的患者

无须调整剂量。

5. 老年患者

老年患者颅内出血危险增加，应慎重权衡利弊。

### （四）指南推荐

*2017年欧洲急性ST段抬高心肌梗死诊疗指南*

急性ST段抬高心肌梗死，若决定溶栓治疗，尽可能早地在STEMI确诊后开始用药，最好是在入院前（ⅠA级）。推荐采用显微蛋白特异性的药物（如替奈普酶、阿替普酶或瑞替普酶）【ⅠB级】。对于≥75岁患者，考虑替尼普酶剂量减半【ⅡB】。

### （五）药理机制

本药是一种血栓溶解药。本药可通过其赖氨酸残基与纤维蛋白结合，并激活与纤维蛋白结合的纤溶酶原转变为纤溶酶，这一作用比本药激活循环中的纤溶酶原显著增强。由于本药选择性地激活纤溶酶原，因而不产生应用链激酶时常见的出血并发症。对于急性心肌梗死，静脉使用本药可使阻塞的冠状动脉再通。

### （六）药物代谢动力学

（1）分布：TNK-tPA的分布容量接近于血浆容量，经肝脏代谢。体重和年龄明显影响其血浆清除和分布率。

（2）排泄：人体内，和阿替普酶相比，TNK-tPA表现出较慢的血浆清除；其血浆清除半衰期为11～20分钟，而阿替普酶为3.5分钟。

### （七）不良反应

（1）血液系统：出血最常见。与溶栓治疗相关的出血类型有胃肠道、泌尿生殖道、腹膜后或颅内的出血，浅层的或表面的出血主要出现在侵入性操作的部位。另外，有出现硬膜外血肿和筋膜下血肿的报道。全身性纤维蛋白溶解比用链激酶时要少见，但出血的发生率相似。

（2）心血管系统：心律失常：使用本药治疗急性心肌梗死时，血管再通期间可出现再灌注心律失常，如加速性室性自主心律、心动过缓或室性早搏等。这些反应通常为良性，通过标准的抗心律失常治疗可以控制，但有可能引起再次心肌梗死和梗死面积扩大。心律失常的发生率和静脉滴注链激酶时相似。血管再闭塞：血管开通后，需继续用肝素抗凝，否则可能再次形成血栓，造成血管再闭塞。有报道用本药进行溶栓治疗后发生了胆固醇结晶栓塞。

（3）中枢神经系统：可出现颅内出血、癫痫发作。

（4）泌尿生殖系统：有报道用药后立即出现肾血管肌脂瘤引起的腹膜后出血。骨骼/肌系统：可出现膝部出血性滑膜囊炎。

（5）过敏反应：血管性水肿、喉水肿、皮疹、荨麻疹。

### （八）药学监护点

1. 有效性监护

本品主要用于血栓栓塞性疾病的溶栓治疗。治疗后需通过影像学、临床症状、生化指标（凝血酶原时间、纤维蛋白原、凝血功能）综合判断药物溶栓效果。

2. 安全性监护

禁忌证：活动性内出血；脑血管意外史；两个月内颅内血管内手术或创伤史；颅内肿瘤、动静脉畸形或动脉瘤患者；已知的出血体质；严重的未得到控制的高血压；两个月内大手术史、实质器官活检或严重创伤史；两周内较长时间（＞2分钟）的心肺复苏；急性胰腺炎、活动性消化道溃疡、出血性卒中病史或不明原因的卒中病史、6个月内缺血性卒中或短暂性脑缺血发作病史；动脉瘤性蛛网膜下腔出血或疑有蛛网膜下腔出血。

有以下情况者慎用：①脑血管疾病者；②高血压患者；③急性心包炎患者；④严重肝功能障碍者；⑤感染性血栓性静脉炎患者；⑥高龄（年龄大于75岁）患者；⑦正在口服抗凝药的患者；⑧活动性经期出血者。

用药方式：配制本品使用无菌注射用水，不建议使用生理盐水或者葡萄糖溶液。本药一般不能与其他药物配伍静脉滴注，也不能与其他药物共用一条静脉血管给药。

监测心电图：用药期间应监测心电图。

监测凝血功能：患者的凝血酶原时间超过15秒时，禁止本药和口服抗凝药同时使用。

监测出血风险：使用本药时可见注射部位出血，但不影响继续用药，发现出血迹象则应停药。本药每天最大剂量不能超过150mg，否则会增加颅内出血的危险性。本品可以与肝素、抗血小板药物合用，但可能会增加出血风险。当发生严重出血时应立即停用肝素和抗血小板药物。可以使用鱼精蛋白逆转肝素的影响。

与其他药物之间的相互作用：

在应用本品治疗前、治疗同时或治疗后使用抗凝剂（如维生素K拮抗剂）和血小板聚集抑制剂（例如GP Ⅱb/Ⅲa拮抗剂）很可能增加出血风险。

（杨　思）

## 第四节　降纤药物

降纤药物可以显著降低血浆纤维蛋白原水平，尚有增加纤溶活性及抑制血栓形成作用，更适用于合并高纤维蛋白原血症患者。目前市场上应用的降纤药物主要为巴曲酶和降纤酶。

## ■ 降纤酶

降纤酶是一种蛋白水解酶，具有溶解血栓，抑制血栓形成，改善微循环作用。目前临床上主要用于血管系统的抗血栓治疗。

### （一）在外周血管疾病中的适应证

在外周血管疾病中的适应证包括：①四肢血管病，包括股动脉栓塞、血栓闭塞性脉管炎、雷诺氏病；②血管呈高黏状态、高凝状态、血栓前状态；③肺栓塞。

其他适应证包括：①急性脑梗死，包括脑血栓、短暂性脑缺血发作（TIA），脑梗死复发的预防；②心肌梗死、不稳定性心绞痛以及心肌梗死再复发的预防。

### （二）用法用量

临用前，用适量注射用水或0.9%氯化钠溶液使之溶解，加至100～250ml的无菌生理盐水中，静脉滴注1小时以上。

急性发作期：1次10U，每日1次，连用3～4日。

非急性发作期：首次10U，维持量5～10U，每日或隔日1次，2周为1疗程。

### （三）特殊人群用法用量

1. 妊娠期妇女

妊娠期妇女应权衡利弊后慎用。

2. 哺乳期妇女

哺乳期妇女避免使用降纤酶，如果必须使用应停止哺乳。

3. 儿童

尚无相关研究资料，不建议用于儿童。

4. 重度肝肾功能损害的患者

重度肝肾功能损害的患者禁用。

5. 老年患者

70岁以上老年患者慎用。

### （四）药理机制

这是一种蛋白水解酶。能溶解血栓，抑制血栓形成，改善微循环。

### （五）不良反应

个别患者用药后可能出现少量瘀斑、鼻出血或牙龈出血或有一过性GOT或GPT轻度上升，停药后自行消失。

### （六）药学监护点

1. 有效性监护

本品主要用于血栓栓塞性疾病的降纤治疗。治疗后需通过影像学、临床症状、生化指标综合判断药物溶栓效果。可以通过检测血纤维蛋白、凝血酶原时间、D-二聚体来判断其疗效。

2. 安全性监护

监测出血风险：本制剂具有降低纤维蛋白原的作用，用药后可能有出血或止血延缓现象。因此，治疗前及给药期间应对患者进行血纤维蛋白原和其他出血及凝血功能的检查，并密切注意临床症状。给药治疗期间一旦出现出血和可疑出血时，应停药，并采取输血或其他措施。如患者动脉或深部静脉损伤时，该药有可能引起血肿。因此，使用本制剂后，临床应避免进行如星状神经节封闭、动脉或深部静脉等的穿刺检查或治疗。对于浅表静脉穿刺部位有止血延缓现象发生时，应采用压迫止血法。

与其他药物之间的相互作用：避免与水杨酸类药物（如阿司匹林）合用；与抗凝血药物合用可能会增加出血风险；抗纤溶药物可抵消本品作用，禁止合用。

## ■ 巴曲酶

巴曲酶又名凝血酶样酶、去纤维蛋白酶，是由矛头蛇蛇毒提取制得，具有降低血黏度、分解血纤维蛋白原、抑制血栓形成、溶解血栓的作用。适用于急性缺血性脑血管疾病等症的治疗。

### （一）在外周血管疾病中的适应证

在外周血管疾病中的适应证包括：①改善各种闭塞性血管病引起的缺血性症状；②改善末梢及微循环障碍。其他适应证还包括急性脑梗死。

### （二）用法用量

成人首次剂量通常为10BU，维持量可视患者情况酌情给予，一般为5BU，隔日1次。药液使用前用100ml以上的生理盐水稀释，静脉滴注1小时以上。通常疗程为1周，必要时可增至3周，慢性治疗可增至6周，但在延长期间内每次用量减至5BU隔日点滴。

下列情况首次使用量应为20BU，以后维持量可减为5BU：

（1）给药前血纤维蛋白原浓度达400g/L以上时。

（2）突发性耳聋的重症患者。

（3）急性脑梗死患者，首次剂量为10BU，另两次各为5BU，隔日1次，共3次。使用前用250ml生理盐水稀释，静脉滴注1小时以上。此后应用其他治疗脑梗死药物继续治疗。

### （三）特殊人群用法用量

1. 妊娠期妇女

妊娠期妇女应权衡利弊后慎用。

2. 哺乳期妇女

哺乳期妇女避免使用巴曲酶，如果必须使用应停止哺乳。

3. 儿童

尚无相关研究资料，不建议用于儿童。

4. 重度肝肾功能损害的患者

重度肝肾功能损害的患者禁用。

5. 老年患者

70岁以上老年患者慎用，使用时应密切监测药物不良反应。

### （四）药理机制

本品能降低血中纤维蛋白原的含量。静脉给药后，能降低全血黏度、血浆黏度，使血管阻力下降，增加血流量。

### （五）药物代谢动力学

（1）分布：静脉给药，呈现一室模型方式。在肝、肾中分布较高；血液、脾、肺中亦有分布；脑、脂肪、肌肉中分布较低。

（2）代谢：半衰期：首次给药为5.9小时；第2次给药为3.0小时；第3次给药为2.8小时。

（3）排泄：大部分代谢产物由尿排出。

### （六）不良反应

（1）血液系统：有时会出现嗜酸性粒细胞增高、白细胞增高或减少、红细胞减少、血红蛋白减少等。皮下出血、止血延迟、血管痛等症状。

（2）肝肾功能损害：GOT、GPT升高，碱性磷酸酶升高；BUN升高，血清肌酐升高，出现蛋白尿等。

（3）消化系统：恶心、呕吐、胃痛、食欲不振、胃部不适等。

（4）精神神经：头晕、脚步蹒跚、头痛、头重、麻木感等。

（5）感觉器官：耳鸣、眼痛、视觉蒙眬感、眼震等。

（6）代谢异常：中性脂肪升高、总胆固醇的升高等。

（7）过敏反应：皮疹、荨麻疹等。

（8）其他：偶有胸痛、发热、冷感、不快感、无力感、心外膜炎、鼻塞等。

### （七）药学监护点

1. 有效性监护

本品主要用于血栓栓塞性疾病的降纤治疗。治疗后需通过影像学、临床症状、生化指标综合判断药物对纤维蛋白原和血栓的作用。

2. 安全性监护

禁忌证：①出血患者患者，包括：凝血障碍性疾病、血管障碍所致出血倾向、活动性消化道溃疡、疑有颅内出血者、血小板减少性紫癜、血友病、月经期间、手术时、尿路出血、咯血、伴有性器官出血的早产、流产、刚分娩后的妇女和产褥期妇女等；②新近手术患者；③有出血可能的患者，包括：内脏肿瘤、消化道憩室炎、大肠炎、亚急性细菌性心内膜炎、重症高血压、重症糖尿病者等；④正在使用具有抗凝作用及抑制血小板功能药物（如阿司匹林）者和正在使用抗纤溶性制剂者；⑤用药前血纤维蛋白原浓度低于1g/L者；⑥重度肝或肾功能障碍及其他如乳头肌断裂、心室中隔穿孔、心源性休克、多脏器功能衰竭症者；⑦对本制剂有过敏史者。

监测出血风险：本制剂具有降低纤维蛋白原的作用，用药后可能有出血或止血延缓现象。因此，治疗前及治疗期间应对患者进行血纤维蛋白原和血小板凝集情况的检查，并密切注意临床症状。首次用药后第一次血纤维蛋白原低于1g/L者，给药治疗期间出现出血或可疑出血时，应停药，并采取输血或其他措施。如患者有动脉或深部静脉损伤时，该药有可能引起血肿。因此，使用本制剂后，临床上应避免进行星状神经节封闭、动脉或深部静脉等的穿刺检查或治疗。对于浅表静脉穿刺部位有止血延缓现象发生时，应采用压迫止血法。为使患者理解使用本制剂后发生出血的可能，因此必须将以下事项告知患者注意：①手术或拔牙时，使用本制剂前应和医师讨论；②到其他医院或部门就诊时，应将使用本制剂的情况告知医师；③用药期间应避免从事可能造成创伤的工作。

与药物之间的相互作用：

①与抗凝剂及血小板抑制剂（如阿司匹林等）合用可能会增加出血倾向或使止血时间延长；②本品能生成desA纤维蛋白聚合物，可能引起血栓、栓塞症，所以，与溶栓剂合用应特别注意。

（杨　思）

# 第五节　周围血管舒张药

周围血管舒张药是指直接扩张小血管平滑肌或通过作用于肾上腺素能受体而舒张周围血管的药物。周围血管扩张药在临床上主要用于周围循环障碍性疾病如闭塞性脉管炎，也用以抗心力衰竭。

## ■ 前列地尔

前列地尔，化学名（1R，2R，3R）-3-羟基2-[（E）-（3S）-3-羟基-1-辛烯基]-5-氧代环戊烷庚酸。在外周血管疾病领域主要发挥扩张血管、抑制血小板聚集的作用。

### （一）在外周血管疾病中的适应证

在外周血管疾病中的适应证包括：①治疗慢性动脉闭塞症（血栓闭塞性脉管炎、闭塞性动脉硬化症等）引起的四肢溃疡及微小血管循环障碍引起的四肢静息疼痛；②用于脏器移植术后抗栓治疗，用于抑制移植后血管内的血栓形成。③预防造影剂肾病。

其他适应证还包括：①勃起功能障碍；②动脉导管依赖型先天性心脏病的保守疗法，用于缓解低氧血症，保持导管血流以等待手术时机。③慢性肝炎的辅助治疗等。

### （二）用法用量

（1）治疗慢性动脉闭塞症：成人每日1次，1～2ml（前列地尔5～10μg）＋10ml生理盐水（或5%的葡萄糖）缓慢静注，或直接入壶缓慢静脉滴注。

（2）预防造影剂肾病：造影剂使用前后予以0.4μg/（kg·d）入壶100ml生理盐水静脉注射（超说明书用药剂量）。

### （三）特殊人群用法用量

1. 妊娠期妇女
妊娠或可能妊娠的妇女禁止使用本品。
2. 哺乳期妇女
哺乳期妇女禁用。
3. 儿童
小儿先天性心脏病患者用药，推荐输注速度为5ng/（kg·min）。
4. 老年患者
无须调整剂量。
5. 严重心力衰竭患者
心力衰竭（心功能不全）患者，有报告可加重心功能不全的倾向。严重心力衰竭患者禁用。

**（四）指南推荐**

1. 2015年下肢动脉硬化闭塞症诊治指南

药物治疗前列腺素类药物，静脉剂型如前列地尔，可提高患肢踝肱指数（ABI），改善由下肢缺血引发的间歇性跛行、静息痛及溃疡等症状。

2. 2018年中国血栓性疾病防治指南

下肢动脉硬化闭塞症非手术患者，建议静脉应用前列腺素E1减轻缺血性疼痛，并有助于重症下肢缺血患者溃疡的愈合，但仅对部分患者有效【2A】。

3. 2019年糖尿病周围神经病基层诊治管理专家指导意见

存在糖尿病微血管病变时，建议使用改善微循环药物，如前列腺素E1、胰激肽酶等。

4. 2019年中国糖尿病足防治指南

（1）对于糖尿病病足患者，改善微循环治疗推荐使用前列腺素E1脂微球载体制剂10μg/d静滴2周，然后序贯给予贝前列腺素钠20～40μg每日2～3次口服，连续治疗8周。

（2）糖尿病慢性下肢静脉疾病患者，药物治疗推荐前列腺素类药物【可推荐，C级】。

**（五）药理机制**

本品是以脂微球为药物载体的静脉注射用前列地尔制剂，由于脂微球的包裹，前列地尔不易失活，且具有易于分布到受损血管部位的靶向特性，从而发挥本品扩张血管、抑制血小板聚集的作用。

**（六）药物代谢动力学**

（1）分布：主要分布在肾、肝、肺组织中。在中枢神经系统、眼球和睾丸内含量最低。
（2）代谢：在血中代谢较快，代谢产物（13-二氢-15-酮-PGE1、14-二氢-15-酮-PGE1）。
（3）排泄：代谢产物主要通过肾脏排泄，给药后24小时内尿中排泄大约90%，其余经粪便排泄。

**（七）不良反应**

（1）休克：偶见休克。要注意观察，发现异常现象时，立刻停药，采取适当的措施。
（2）注射部位：有时出现血管疼痛、血管炎、发红，偶见发硬、瘙痒等。
（3）循环系统：有时出现加重心力衰竭、肺水肿、胸部发紧感、血压下降等症状，一旦出现立即停药。另外，偶见脸面潮红、心悸。
（4）消化系统：有时出现腹泻、腹胀，偶见腹痛、食欲不振、呕吐、便秘、转氨酶升高等。
（5）精神和神经系统：有时头晕、头痛、发热、疲劳感，偶见发麻。
（6）血液系统：偶见嗜酸细胞增多、白细胞减少。
（7）其他：偶见视力下降、口腔肿胀感、脱发、四肢疼痛、水肿、荨麻疹。

**（八）药学监护点**

1. 有效性监护
用药期间注意观察患者的症状改善情况。
2. 安全性监护
禁忌证：严重心力衰竭（心功能不全）患者、妊娠或可能妊娠的妇女、既往对本品过敏的患者。
以下患者慎用：①心力衰竭（心功能不全）患者，有报告可加重心功能不全的倾向；②青光眼或眼压亢进的患者，有报告可使眼压增高，慎用，应注意监护；③既往有胃溃疡合并症的患者，有报告可使胃出血，慎用；④间质性肺炎的患者，有报告可使病情恶化，慎用。

出现不良反应时：采取减慢给药速度，停药等适当措施。本制剂与输液混合后在 2 小时内使用。残液不能再使用。

与其他药物之间的相互作用：

避免与血浆增容剂（右旋糖酐、明胶制剂等）混合。

## ■ 依前列醇

依前列醇（PGI2，PGX，前列环素），即花生四烯酸的代谢物。化学名为（5Z,9（α),11（α),13E,15S)-6,9-环氧-11,15-二羟基前列腺-5,13-二烯-1-酸。在外周血管疾病领域主要发挥扩张血管、抑制血小板聚集的作用。

### （一）在外周血管疾病中的适应证

在外周血管疾病中主要适应证是抗血栓，用于肺动脉高压和严重周围血管性疾病。

### （二）用法用量

静脉滴注，每分钟 5ng/kg 连续静脉滴注，滴注时间视病情而定。

### （三）特殊人群用法用量

1. 妊娠期妇女及哺乳期妇女

慎用。

2. 儿童

安全性与有效性尚不明确，不宜使用。

3. 老年患者

高龄老年人的剂量尚未确定是否需要调整。

### （四）药理机制

本药为血管内产生的一种天然前列腺素，为血管扩张药及抗血小板聚集药。临床常用其钠盐制剂，主要有两方面的药理作用：

直接舒张肺动脉和全身动脉血管。

抗血小板聚集，防止血栓形成。其抗血小板聚集的作用机制可能为本药激活腺苷酸环化酶，而使血小板内环磷酸腺苷（cAMP）浓度上升。

### （五）药物代谢动力学

（1）代谢：在体内迅速分解为 6-酮-PGF（1α）和 6,15-二酮-13,14-二氢-PGF（1α）。

（2）排泄：经肾脏排泄 82%，经粪便排泄 4%。消除半衰期约 6 分钟。

### （六）不良反应

（1）心血管系统：低血压、心律失常、胸痛、心动过速。

（2）代谢/内分泌系统：血糖升高。

（3）呼吸系统：呼吸困难。

（4）肌肉骨骼系统：下颌痛、肌痛。

（5）神经系统：头痛、嗜睡、惊厥、眩晕。

（6）精神：焦虑、坐立不安、抑郁。

（7）胃肠道：胃痉挛、恶心、呕吐、胃部不适、腹泻。

（8）血液：出血、脾功能亢进、脾大。

（9）皮肤：面部潮红。有引起红斑和触痛、红皮病的个案报道。

### （七）药学监护点

1. 有效性监护

药品起效后，肺动脉高压的体征和症状（例如运动能力）会得到改善。在开始用药和剂量调整后定期监测血压和血管舒张症状。

2. 安全性监护

输液注意事项：突然停药或大幅度减少用量，可能出现与肺动脉高压相关的反跳症状，故应避免突然停药或突然大幅度减慢输注速率。

心血管：由于全身血管舒张，可能发生低血压，潮红，恶心，呕吐，头晕和头痛；推荐监测。

出血风险：出血并发症的风险增加，尤其是在有其他出血危险因素的患者中，应注意监测。

肺水肿：可能发生肺水肿不良反应，应停止输液，并不再恢复治疗。

## ■ 尼麦角林

尼麦角林，化学名为$10\alpha$-甲氧基-1,6-二甲基麦角林-$8\beta$-甲醇基-5-溴烟酸酯。具有$\alpha$受体阻滞作用和扩血管作用，在外周血管疾病领域主要是应用其扩张血管的作用。

### （一）在外周血管疾病中的适应证

在外周血管疾病中的适应证主要包括：①急慢性周围血管性功能不全（雷诺氏综合征、肢体血管闭塞性疾病及其他末梢循环不良引起的症状）；②改善脑梗死后遗症引起的意欲低下和情感障碍（感觉迟钝、注意力不集中、记忆力衰退、缺乏意念、忧郁、不安等）；③适用于血管性痴呆，尤其在早期治疗时对认知、记忆等有改善，并能减轻疾病严重程度；④适用于急慢性血管性或代谢性脑功能不全（脑动脉硬化、脑血栓和栓塞、短暂性脑缺血发作）；⑤用于动脉高血压、中风后偏瘫患者的辅助治疗。

### （二）用法用量

（1）片剂：口服给药，勿咀嚼。每次5～10mg，每日3次，或遵医嘱。连续给药至少6个月；由医师决定是否继续给药。

（2）注射剂：①肌内注射：每次2～4mg，每日2次；②静脉滴注：每次4～8mg，溶于100ml生理盐水或葡萄糖注射液中静脉滴注，每日1～2次；③动脉滴注：每次4mg溶于10ml生理盐水中缓慢注射（2分钟）。

### （三）特殊人群用法用量

1. 妊娠期妇女

妊娠期妇女一般不宜使用，必须使用时应权衡利弊。

2. 哺乳期妇女

不适用于哺乳期妇女。

3. 儿童

儿童禁用。

4. 老年患者

一般无须调整剂量。

5. 肾功能不全者

肾功能不全者应减量。

### （四）药理机制

本品的药理机制包括：①有 α 肾上腺素受体阻滞作用和血管扩张作用；②可加强脑细胞能量的新陈代谢，增加氧和葡萄糖的利用；③可促进神经递质多巴胺的转换而增强神经传导，加强脑部蛋白质生物合成，改善脑功能。

### （五）药物代谢动力学

（1）吸收：口服给药后迅速并且几乎完全吸收。绝对生物利用度小于5%。

（2）分布：大部分（＞90%）与血浆蛋白结合，对血 α-酸糖蛋白的亲和力高于血清蛋白。

（3）代谢：通过 CYTP450 2D6 代谢，主要代谢产物为 MMDL（1,6-二甲基-8β-羟甲基-10α-甲氧基-尼麦角林）和 MDL（6-二甲基-8β-羟甲基-10α-甲氧基-尼麦角林）。

（4）排泄：未代谢的尼麦角林在体内的半衰期为1小时。肾排泄是主要途径（约占总量的80%）。粪便排泄约10%～20%。

### （六）不良反应

（1）心血管系统不良反应：伴随晕厥和心动过缓的低血压（罕见）。

（2）皮肤系统不良反应：苔藓样疹、红斑和荨麻疹。

（3）胃肠道不良反应：恶心、腹泻、胃酸分泌过多和胃灼热，大多数反应是轻度和一过性的，可通过吃饭时同时服用尼麦角林避免胃部不适。

（4）血液系统不良反应：抑制血小板聚集并降低血液黏度。

（5）神经系统不良反应：中枢神经系统紊乱，包括睡眠障碍、睡眠障碍、昏厥、躁动、嗜睡、眩晕、失眠、烦躁不安、面部潮红、食欲增加。大多数反应是轻度和一过性的。

（6）肾脏不良反应：急性间质性肾炎。

（7）呼吸系统不良反应：肺动脉变化、胸膜增厚或积液、间质性肺病。

（8）其他：变态反应、注射部位疼痛和全身不适。

### （七）安全性监护

高剂量的尼麦角林可能引起血压的暂时下降。一般不需治疗，平卧休息几分钟即可。罕见的病例有大脑与心脏供血不足，建议在持续的血压监测下，给予拟交感神经药。

慎用于高尿酸血症的患者或有痛风史的患者。

近期有心肌梗死、急性出血、严重的心动过缓、直立性调节功能障碍、出血倾向的患者禁用。

与其他药物之间的相互作用：

（1）本品能增加降压药的作用，因此与降压药合用应慎重。

（2）尼麦角林是通过 CYTP450 2D6 代谢，不排除与通过相同代谢途径的药物有相互作用。

## ■ 烟酸

烟酸，为维生素类药。具有扩张血管、降低血脂、减少胆固醇合成、溶解纤维蛋白、防止血栓形成的作用，在外周血管疾病领域主要是应用其抗血小板的作用。

### （一）在外周血管疾病中的适应证

在外周血管疾病中主要用于缓解血管痉挛症状，改善局部供血。

### （二）用法用量

成人肌内注射，每次50 ~ 100mg，每日5次；静脉缓慢注射，每次25 ~ 100mg，每日2次或多次。

### （三）特殊人群用法用量

1. 妊娠期妇女及哺乳期妇女
尚不明确。
2. 儿童
静脉缓慢注射，每次25 ~ 100mg，每日2次。
3. 老年患者
尚不明确。
4. 肝功能不全患者
慎用。

### （四）药理机制

（1）烟酸作为维生素类药，在组织呼吸过程中，作为催化重要的氧化还原反应的多种酶中的辅酶而发挥作用。它可以成为基质脱下来的氧离子的受体被还原，然后经黄素蛋白的作用被再氧化，恢复到原来的状态。
（2）烟酸具有扩张血管、降低血脂、减少胆固醇合成的作用，还可溶解纤维蛋白，防止血栓形成的作用。

### （五）药物代谢动力学

（1）吸收：易于胃肠吸收。
（2）代谢：吸收后在体内首先转化成辅酶Ⅰ及辅酶Ⅱ，主要代谢产物是 $N$-甲基烟酰胺。
（3）排泄：大剂量使用时可以原形排出体外。

### （六）不良反应

（1）常见：皮肤潮红、瘙痒。有的出现恶心、呕吐、腹泻等胃肠道症状，并加重溃疡。
（2）偶见：荨麻疹、蚁走样瘙痒和轻度肝功能损害。

### （七）安全性监护

可能升高血糖水平，糖尿病或糖尿病前期患者用药期间请密切监测血糖值。
可能影响肝功能，建议定期检查。治疗第1年每6 ~ 12周监测1次，1年后定期（6个月）监测。

可能引起血磷暂时降低，有低磷血症风险的患者定期检测血磷水平。

与其他药物之间的相互作用：

（1）同时服用胆汁酸螯合药，至少间隔4小时服用。

（2）与其他降脂的药物合用时，发生肌病和横纹肌溶解症风险升高，考虑定期监测血清肌酸磷酸激酶和血清钾。

## ■ 罂粟碱

罂粟碱，化学名1-[（3,4-二甲氧基苯基）甲基]-6,7-二甲氧基异喹啉盐酸盐。对血管、心脏或其他平滑肌有直接的非特异性松弛作用，在外周血管疾病领域主要是应用其扩张血管的作用。

### （一）在外周血管疾病中的适应证

在外周血管疾病中主要用于治疗外周血管痉挛所致的缺血。

### （二）用法用量

（1）肌内注射：每次30mg（1支），每日90～120mg（3～4支）。

（2）静脉注射：每次30～120mg（1～4支），每3小时1次，应缓慢注射，不少于1～2分钟，以免发生心律失常以及足以致命的窒息等。用于心搏骤停时，两次给药要相隔10分钟。

### （三）特殊人群用法用量

1. 妊娠期妇女及哺乳期妇女
未进行该项实验且无可靠参考文献。

2. 儿童
肌内或静脉注射，每次按体重1.5mg/kg，每日4次。

3. 老年患者
未进行该项实验且无可靠参考文献。

### （四）药理机制

罂粟碱对血管、心脏或其他平滑肌有直接的非特异性松弛作用，其作用可能是抑制环核苷酸磷酸二酯酶引起。

### （五）药物代谢动力学

（1）吸收：口服易吸收，但差异大，生物利用度约54%。

（2）分布：蛋白结合率近90%。

（3）代谢：主要在肝内代谢为4-羟基罂粟碱葡糖醛酸盐。

（4）排泄：一般以代谢产物形式经肾排泄。可经透析被清除。半衰期（$t_{1/2}$）为0.5～2.0小时，但有时也长达24小时。

### （六）不良反应

用药后出现黄疸，眼及皮肤明显黄染，提示肝功能受损。胃肠道外给药可引起注射部位发红、肿胀或疼痛。快速胃肠道外给药可使呼吸加深、面色潮红、心跳加速、低血压伴眩晕。过量时可有视力模糊、复视、嗜睡和/或软弱。

**（七）安全性监护**

定期检查肝功能，出现肝功能不全时应即行停药。

青光眼患者要定期检查眼压。

用于心绞痛、新近心肌梗死或卒中时须谨慎。

与其他药物之间的相互作用：

（1）与左旋多巴同用时可减弱后者的疗效，本品能阻滞多巴胺受体。

（2）吸烟时因烟碱作用，本品的疗效降低。

（保　芸）

# 第六节　微循环改善药

微循环改善药是一类通过改善微血流、微血管形态，降低毛细血管通透性来改善患者微循环障碍的药物。

## ■ 胰激肽原酶

胰激肽原酶，系自猪胰中提取的蛋白酶。血管扩张药，有改善微循环作用。

**（一）在外周血管疾病中的适应证**

在外周血管疾病中主要作为血管扩张药，用于微循环障碍性疾病，如糖尿病肾病、周围神经病、视网膜病、眼底病及缺血性脑血管病。也可以用于高血压病的辅助治疗。

**（二）用法用量**

（1）口服给药：每次120～240U（每次2～4片），每日360～720U（每日3次），空腹服用。

（2）肌内注射：每日10～40U，每日1次或隔日1次。用前以灭菌注射用水或生理盐水1.5ml复溶。

**（三）特殊人群用法用量**

在妊娠期妇女、哺乳期妇女、儿童和老年患者无相关临床实验，其用法用量尚不明确。

**（四）指南推荐**

1. 2019年中国糖尿病足防治指南

糖尿病病足患者，胰激肽原酶推荐每日40U，肌内注射，连续10日，然后隔天肌内注射1次，连续20日作为1个疗程。

2. 2017年糖尿病微循环障碍临床用药专家共识

糖尿病肾病患者，推荐使用胰激肽原酶【Ⅱb，C】。糖尿病视网膜病变患者，推荐胰激肽原酶【Ⅱb，C】。糖尿病神经病变患者，推荐胰激肽原酶【Ⅱb，C】。

### （五）药理机制

有扩张血管改善微循环作用；激活纤溶酶，降低血黏度；激活磷脂酶$A_2$，防止血小板聚集，防止血栓形成等作用。

### （六）药物代谢动力学

口服4小时血浆浓度达到峰值，半衰期（$t_{1/2}$）7小时，主要经肾脏排泄。

### （七）不良反应

偶有皮疹，皮肤瘙痒等过敏现象及胃部不适和倦怠等感觉，停药后消失。

### （八）药学监护点

1. 有效性监护

空腹服用，并将肠溶片完整吞服，保证其生物利用度。

2. 安全性监护

脑出血及其他出血性疾病的急性期禁用。

与其他药物之间的相互作用：

（1）本品与蛋白酶抑制剂不能同时使用。

（2）本品与血管紧张素转化酶抑制剂（ACEI）有协同作用。

## ■ 丹参

丹参，有抗心肌缺血、抗血小板聚集等作用。在外周血管疾病领域主要发挥抑制血小板聚集的作用。

### （一）在外周血管疾病中的适应证

在外周血管疾病中主要用于有瘀血痹阻者。

### （二）用法用量

（1）片剂：口服，每次3～4片，每日3次。

（2）颗粒：温水冲服，每次1袋，每日3次。

（3）滴丸：口服，每次20粒，每日3次。4周1疗程。

（4）胶囊（软）：口服，每次3～4粒，每日3次。

（5）口服液：口服，每次10ml，每日3次。

（6）注射液：肌内注射：每次2～4ml，每日1～2次；静脉注射：每次4ml，每日1～2次，用50%葡萄糖注射液20ml稀释；静脉滴注：每次10～20ml，每日1次，用5%葡萄糖注射液100～500ml稀释。

### （三）特殊人群用法用量

在妊娠期妇女、哺乳期妇女、儿童和老年患者无相关临床实验，其用法用量尚不明确。

## （四）药理机制

抗血小板聚集：本药可抑制ADP、胶原诱导的血小板聚集，提高胶原-肾上腺诱导体内血栓形成小鼠的存活率。

## （五）药物代谢动力学

目前尚缺乏可靠的试验或文献资料。

## （六）不良反应

（1）心血管系统：心悸、发绀、心律失常、血压升高或下降。
（2）呼吸系统：咳嗽、咽喉不适、憋气、呼吸困难。
（3）免疫系统：过敏反应。
（4）神经系统：头晕、头痛、抽搐、震颤、局部或周身麻木。
（5）胃肠道：恶心、呕吐、腹痛、腹胀、口干。
（6）皮肤：皮疹、瘙痒、多汗、局部皮肤反应。
（7）眼：视觉异常。
（8）其他：胸闷、畏寒、寒战、发热甚至高热、乏力、身痛、面色苍白、水肿、用药部位反应、面部不适。

# ■ 银杏叶提取物

银杏叶提取物，每毫升含有银杏叶提取物40mg，其中银杏黄酮苷9.6mg，萜类2.4mg（银杏内酯，白果内酯）。具有清除自由基，调整循环系统，改善血流动力学，保护组织的作用。在外周血管疾病领域主要是应用其调节循环系统的作用。

## （一）在外周血管疾病中的适应证

在外周血管疾病中主要用于：①用于治疗末梢循环障碍：各种动脉闭塞症、间歇性跛行症、手脚麻痹冰冷、四肢酸痛；②用于治疗眼部血流及神经障碍：糖尿病引起的视网膜病变及神经障碍、老年黄斑变性、视力模糊、慢性青光眼；③治疗耳部血流及神经障碍：耳鸣、眩晕、听力减退、耳迷路综合征。

## （二）用法用量

（1）片剂：口服，规格为每片含总黄酮醇苷9.6mg、萜类内酯2.4mg，每次2片，每日3次；规格为每片含总黄酮醇苷19.2mg、萜类内酯4.8mg，每次1片，每日3次。
（2）胶囊：口服，规格为每片含总黄酮醇苷9.6mg、萜类内酯2.4mg，每次2片，每日3次；规格为每片含总黄酮醇苷19.2mg、萜类内酯4.8mg，每次1片，每日3次。
（3）软胶囊：口服，规格为每粒装0.45g，每次2粒，每日3次；规格为每粒装0.5g和0.7g，每次1粒，每日3次。
（4）颗粒：口服，每次1袋，每日3次。
（5）丸剂：口服，每次1瓶，每日3次。
（6）滴丸：口服，每次2ml（20滴），每日3次。

（7）注射液：注射治疗：每天或每隔1天深部肌内注射或缓慢静脉推注（患者平卧）5ml本品。输液治疗：根据病情，通常每日1～2次，每次2～4支。若必要时可调整剂量至每次5支，每日2次。给药时可将本品溶于生理盐水、葡萄糖输液或低分子右旋糖酐或羟乙基淀粉中，混合比例为1：10。若输液为500ml，则静脉滴注速度应控制在2～3小时。后续治疗可以口服银杏提取物片剂或滴剂。

### （三）特殊人群用法用量

妊娠期不建议使用此药。在哺乳期妇女、儿童和老年患者无相关临床试验，其用法用量尚不明确。

### （四）药理机制

（1）血小板活化因子（PAF）的拮抗作用：竞争性地与PAF的膜受体结合而拮抗PAF的作用，从而抑制血小板的凝集、内皮细胞渗透性、支气管平滑肌收缩和炎症反应。

（2）对循环系统的调整作用：通过刺激儿茶酚胺的释放和抑制其降解，以及通过刺激前列环素和内皮舒张因子的生成而产生动脉舒张作用，共同保持动脉和静脉血管的张力。

（3）血流动力学改善作用：具有降低全血黏稠度，增进红细胞和白细胞的可塑性。

### （五）不良反应

本品耐受性良好，罕有胃肠道不适、头痛、过敏反应等现象发生。长期静脉滴注时，应改变注射部位以减少静脉炎的发生。

### （六）安全性监护

静脉注射时应密切观测静脉炎的发生，一旦发生应立刻停药。

高乳酸血症、甲醇中毒者、果糖山梨醇耐受性不佳者及1,6-二磷酸果糖酶缺乏者，给药剂量每次不可超过25ml。

本品注射剂不能与其他药物混合使用。

与其他药物之间的相互作用：

银杏叶提取物注射液应避免与小牛血提取物制剂混合使用。

（保　芸）

## 第七节　止血药及促凝血药

促凝血药（coagulants）指能加速血液凝固或降低毛细血管通透性，促使出血停止的药物，又称止血药，可用于治疗出血性疾病。

### ■ 氨甲环酸

氨甲环酸，化学名为反-4-氨甲基环已烷甲酸。具有抗纤维蛋白溶酶达到止血作用、抗变态反应、消炎作用。

**（一）在外周血管疾病中的适应证**

本品主要用于急性或慢性、局限性或全身性原发性纤维蛋白溶解亢进所致的各种出血。弥散性血管内凝血所致的继发性高纤溶状态，在未肝素化前，一般不用本品。

【FDA适应证】①用于全身纤维蛋白溶解亢进所致的出血，如白血病、再生不良性贫血、紫癜等，以及手术中和手术后的异常出血。②用于局部纤维蛋白溶解亢进所致的异常出血，如肺出血、鼻出血、生殖器出血、肾出血、前列腺手术中和术后的异常出血。

**（二）用法用量**

静脉注射或滴注：1次0.25～0.50g，1日0.75～2.00g。静脉注射液以25%葡萄糖液稀释，静脉滴注液以5%～10%葡萄糖液稀释。为防止手术前后出血，可参考上述剂量。治疗原发性纤维蛋白溶解所致出血，剂量可酌情加大。

（1）预防膝关节置换术术后出血：1.5～3.0g，溶于100ml生理盐水中，关节腔内局部用药；或15mg/kg（最大剂量为1.2g）麻醉诱导时静脉输注，或10～15mg/kg在止血带放气前静脉输注，间隔3小时后重复给药1～2次，或15mg/kg静脉输注，持续时间大于30分钟，之后10mg/（kg·h）静脉输液，持续12小时；或25mg/kg口服（最大剂量为2g），术前2小时服用。

（2）预防血友病患者拔牙出血：术前10mg/kg静脉输注，单次给药，给药结束立即拔牙，术后，10mg/kg静脉输注，每日3～4次，疗程2～8日。

（3）月经过多：1300mg口服，每日3次，最多持续5日，经期用药。

（4）预防心脏手术术后出血：最佳用药剂量方案尚未确定。10mg/kg静脉推注，之后1mg/（kg·h）静脉输注（预充液），预充液中加入1mg/kg本药（低剂量用法）；或30mg/kg静脉推注，之后16mg/（kg·h）静脉输注（预充液），预充液中加入2mg/kg本药（高剂量用法）；或在开始冠状动脉搭桥术前15mg/kg静脉输注，之后1mg/（kg·h）静脉输液，持续5～6小时，或10g术前静脉输注，或100mg/kg术前静脉输注，之后术后50mg/kg静脉输注，或2.5g静脉输注，皮肤切开前给药，2.5g加入之旁路预充液中（超说明书用药）。

（5）预防全髋关节置换术术后出血：15mg/kg静脉输注（最大剂量为1.2g），麻醉诱导时静脉输注；或25mg/kg口服（最大剂量为2g），术前2小时服用。

（6）预防产后出血：1g溶于20ml 5%葡萄糖注射液，静脉输注，持续时间大于5～10分钟（超说明书用药）；10mg/kg溶于200ml生理盐水，静脉输注，持续时间大于10分钟（超说明书用药）；10～15mg/kg溶于20ml D5W，静脉输注，持续时间大于20分钟（超说明书用药）；0.5～1g静脉输注，产后2～3分钟给药（超说明书用药）。

**（三）特殊人群用法用量**

1. 妊娠期妇女
可用于预防产后出血，详见上述用法。

2. 哺乳期妇女
本品可随乳汁分泌，婴儿风险无法排除。

3. 儿童
常规口服剂量不能用于月经初潮的女性儿童；小于12岁的月经出血量过大的儿童患者无相关研究。在儿童患者中：①预防血友病患者拔牙出血：术前10mg/kg静脉输注，单次给药，与替代治疗同时给药，给药结束立即拔牙；术后10mg/kg静脉输注，每日3～4次，疗程2～8日。②月经过多：月经初潮后，1300mg口服，每日3次，最多持续5日，经期用药。③预防心脏手术术后出血：100mg/kg

静脉输注，持续时间超过15分钟，之后10mg/（kg·h）静脉输注，直至患者送至ICU（超说明书用药）。

4. 肾功能不全患者

肾功能不全的患者根据血CrCL调整剂量：①CrCL41～60ml/min：口服给药1次25mg/kg，每日2次；静脉注射1次10mg/kg，每日2次。②CrCL21～40ml/min：口服给药1次25mg/kg，每日1次；静脉注射1次10mg/kg，每日1次。③CrCL≤20ml/min：口服给药1次12.5mg/kg，每日1次；静脉注射1次5mg/kg，每日1次。

### （四）指南推荐

2018年美国关节置换术使用氨甲环酸的临床实践指南

与安慰剂相比，氨甲环酸静脉输注、局部使用、口服以及混合给药方式均能显著减少髋关节和膝关节置换术围手术期的出血和输血风险。

### （五）药理机制

（1）抗纤维蛋白溶解的作用：氨甲环酸能与纤溶酶和纤溶酶原上的纤维蛋白亲和部位的赖氨酸结合部位强烈吸附，阻抑纤溶酶、纤溶酶原与纤维蛋白结合，从而强烈地抑制由纤溶酶所致的纤维蛋白分解；另外，在血清中巨球蛋白等抗纤溶酶的存在下，氨甲环酸抗纤溶作用更加明显，止血作用更加显著。

（2）止血作用：异常亢进的纤溶酶将会引起血小板的凝聚抑制及凝固因子的分解，轻度的亢进首先导致纤维蛋白的分解，因而考虑在一般出血时，氨甲环酸可阻抑纤维蛋白分解而起到止血作用。

（3）抗变态反应、消炎作用：氨甲环酸可抑制引起血管渗透性增强、变态反应及炎症性病态的凝肽及其他活性肽的产生（豚鼠、大鼠）。

### （六）药物代谢动力学

（1）吸收：口服制剂吸收较慢且不完全，吸收率30%～50%。注射剂直接吸收入血。

（2）分布：本品能透过血-脑脊液屏障，脑脊液内药物浓度可达有效药物浓度水平（1μg/ml），可使脑脊液中纤维蛋白降解产物降低到给药前50%左右。本品可随乳汁分泌，其量约为母体血药浓度的1%。

（3）代谢：按体重静脉注射15mg/kg，1小时后血药浓度可达20μg/ml，4小时后血药浓度为5μg/ml。

（4）排泄：口服量39%于24小时内经肾排出，静脉注射剂量的90%于24小时内经肾排出。

### （七）不良反应

（1）常见不良反应

胃肠道：腹痛（口服，12.0%～19.8%）。

血液系统：贫血（口服，5.6%）。

肌肉骨骼系统：关节痛（口服，6.9%），背痛（口服，20.7%～31.4%），痉挛（口服，6.5%），肌肉骨骼疼痛（口服，11.2%）。

神经系统：头痛（口服，50.4%～60.4%）偏头痛（口服，6.0%～10.8%）。

其他：疲劳（口服，5.2%）。

（2）严重不良反应

血液系统：深静脉血栓形成，血栓栓塞性疾病。

免疫系统：变态反应、超敏反应（严重）。

眼部：中央视网膜动脉闭塞，视觉障碍。

肾脏：急性肾皮质坏死。

呼吸系统：肺栓塞。

### （八）药学监护点

1. 有效性监测

氨甲环酸的作用机制是竞争性结合纤维酶原在纤溶酶上的结合位点，从而抑制纤维蛋白的降解，促进凝血。使用氨甲环酸止血可以监测血红蛋白的量。

2. 安全性监测

慎用于：①对于有血栓形成倾向者（如急性心肌梗死）慎用；②由于本品可导致继发性肾盂肾炎和输尿管凝血块阻塞，故血友病或肾盂实质病变发生大量血尿时要慎用；③本品与其他凝血因子（如因子IX）等合用，应警惕血栓形成。一般认为在凝血因子使用后 8 小时再用本品较为妥当；④宫内死胎所致的低纤维蛋白原血症出血，肝素治疗较本品安全；⑤本品一般不单独用于弥散性血管内凝血所致的继发性纤溶性出血，以防进一步血栓形成，影响脏器功能，特别是急性肾衰竭时。如有必要，应在肝素化的基础上才应用本品；⑥治疗前列腺手术出血时，本品用量也应减少。

建议患者用药后不要开车或操纵机器，因为可能会有残余性头晕。

眼科情况：指导患者上报任何程度的视觉异常或视觉变化。必须持续应用本品较久者，应作眼科检查监护（如视力测验、视觉、视野和眼底）。

与其他药物之间的相互作用：

（1）建议患者避免与浓缩IX因子复合物或浓缩抗抑凝血剂联合用药。

（2）患者在服用该药物的口服制剂时，避免服用激素类避孕药或口服维 A 酸。

（3）本品与青霉素或输注血液有配伍禁忌。

3. 漏服的处理

口服制剂：指导患者尽快服用漏服的药物，下次服药时间至少在 6 小时之后。患者应避免 1 次服用 2 片以上量来弥补上次漏服的药物。


## ■ 卡络磺钠

卡络磺钠，化学名称为 1- 甲基 -6- 氧代 -2,3,5,6- 四氢吲哚 -5- 缩氨脲 -2- 磺酸钠。

### （一）在外周血管疾病中的适应证

用于泌尿系统、上消化道、呼吸道和妇产科疾病出血。对泌尿系统出血疗效较为显著，亦可用于外伤和手术出血的预防和治疗。

### （二）用法用量

（1）口服制剂：每次 10～30mg，每日 3 次。

（2）肌内注射：临用前，加灭菌注射用水或氯化钠注射液适量使溶解。每次 20mg，每日 2 次。

（3）静脉滴注：临用前，加灭菌注射用水或氯化钠注射液中静脉滴注。每次 60～80mg。

### （三）特殊人群用法用量

在妊娠期妇女、哺乳期妇女和儿童中无相关参考文献。老年患者使用本品时应考虑减量。

### （四）药理机制

本品能降低毛细血管的通透性，增进毛细血管断裂端的回缩作用，常用于毛细血管通透性增加而产生的多种出血。

### （五）药物代谢动力学

健康成人男子口服本品150mg后，在0.5～1.0小时血液中最大浓度达25ng/ml，半衰期（$t_{1/2}$）为1.5小时，口服后0.5～1.0小时达尿中药物浓度最高，约24小时排泄完毕。

### （六）不良反应

个别患者出现恶心、眩晕及注射部位红、痛，未见严重不良反应。

### （七）药学监护点

注意监护是否出现恶心、眩晕及注射部位红、痛等，如不可耐受，应停止使用。尚无文献报道使用卡络磺钠出现血栓形成的事件，但在使用卡络磺钠止血治疗过程仍应密切监测。

## ■ 凝血酶

### （一）在外周血管疾病中的适应证

局部止血药。辅助用于处理普通外科腹部切口，肝脏手术创面和扁桃腺手术创面的渗血，或遵医嘱使用本品。用于手术中不易结扎的小血管止血，消化道出血及外伤出血等。

### （二）用法用量

（1）局部止血：用灭菌氯化钠注射液或生理盐水溶解成50～200U/ml的溶液喷雾，喷洒于创伤表面。或用本品干粉洒于创面。肝脏手术需要使用500～1000U/ml的溶液。

（2）消化道止血：用生理盐水或温开水（不超过37℃）溶解成10～100U/ml的溶液，口服或局部灌注，也可根据出血部位及程度增减浓度、次数。

### （三）药理机制

促使纤维蛋白原转化为纤维蛋白，应用于创口，使血液凝固而止血。

### （四）不良反应

偶可致变态反应，应及时停药。外科止血中应用本品曾有致低热反应的报道。

### （五）药学监护点

1. 有效性监测

提高上消化道的止血效果，宜先服一定量的抗酸药中和胃酸后再口服本药，或同时静脉给予抗酸药；必须直接与创面接触，才能起止血作用；如用阿拉伯胶、明胶等配制成乳胶状溶液，可提高凝血酶的止血效果，并可适当减少本药用量。

2. 安全性监测

本品严禁注射。如误入血管可导致血栓形成、局部坏死危及生命。

## ■ 凝血酶原复合物

主要成分含有人因子Ⅱ、Ⅶ、Ⅸ、Ⅹ。

### （一）在外周血管疾病中的适应证

本品主要用于治疗先天性和获得性因子Ⅱ、Ⅶ、Ⅸ、Ⅹ缺乏症（单独或联合缺乏），包括①因子Ⅸ缺乏症（乙型血友病），以及因子Ⅱ、Ⅶ、Ⅹ缺乏症；②抗凝剂过量、维生素K缺乏症；③肝病导致的出血患者需要纠正凝血功能障碍时；④各种原因所致的凝血酶原时间延长而拟作外科手术患者，但对因子Ⅴ缺乏者可能无效；⑤治疗已产生因子Ⅷ抑制物的甲型血友病患者的出血症状；⑥逆转香豆素类抗凝剂诱导的出血。

【FDA适应证】①迅速逆转华法林治疗或维生素K缺乏症的出血表现。②快速逆转需要紧急外科手术（<6小时）患者的华法林治疗或维生素K缺乏症。对于突然停用维生素K依赖性抗凝血药的患者，应尽早使用PCC。血栓弹力图是指导PCC应用的有效工具。同时应注意PCC会增加患者发生动静脉血栓的风险。

### （二）用法用量

用法：用前应先将本品及其溶解液预温至20～25℃，按瓶签标示量注入预温的溶解液，轻轻转动直至本品完全溶解（注意勿使产生很多泡沫）。溶解后用带有滤网装置的输血器进行静脉滴注（可用氯化钠注射液或5%葡萄糖注射液稀释成50～100ml）。滴注速度开始要缓慢，约15滴/分，15分钟后稍加快滴注速度（40～60滴/分），一般在30～60分钟滴完。滴注时，医师要随时注意使用情况，若发现弥散性血管内凝血或血栓的临床症状和体征，要立即停止使用，并用肝素拮抗。

用量：具体应根据病情及临床检验结果包括凝血试验指标等来决定给药量。

使用剂量随因子缺乏程度而异，一般按10～20U/kg输注，以后因子Ⅸ缺乏者每隔24小时，因子Ⅱ和因子Ⅹ缺乏者，每隔24～48小时，因子Ⅶ缺乏者每隔6～8小时，可减少或酌情减少剂量输用，一般历时2～3天。在出血量较大或大手术时可根据病情适当增加剂量。凝血酶原时间延长患者如拟作脾切除者要先于手术前用药，术中和术后根据病情决定。

### （三）特殊人群用法用量

1. 妊娠期妇女及哺乳期妇女

应慎用。如有必要应用时，应在医师指导和严密观察下使用。

2. 儿童

尚无儿童用药证据。

3. 老年患者

应视患者状态慎用。

### （四）指南推荐

2014 NAC加拿大凝血酶原复合物的应用建议

用于快速逆转因华法林治疗或维生素K缺乏的患者的出血现象。在需要紧急手术（<6小时）的患

者中快速逆转华法林治疗作用或维生素K缺乏的患者。

### （五）药理机制

本品含有维生素K依赖的在肝脏合成的因子Ⅱ、Ⅶ、Ⅸ、Ⅹ。维生素K缺乏和严重肝脏疾患均可造成这4种因子的缺乏。而上述任何一种因子的缺乏都可导致凝血障碍。输注本品能提高血液中因子Ⅱ、Ⅶ、Ⅸ、Ⅹ的浓度。

### （六）药物代谢动力学

药物代谢动力学参数见表2-15。

表2-15　药物代谢动力学参数表

| 参数 | 平均值（$n = 15$） | | | |
| --- | --- | --- | --- | --- |
| | 因子Ⅸ | 因子Ⅱ | 因子Ⅶ | 因子Ⅹ |
| 末端半衰期（h） | 16.7 | 59.7 | 4.2 | 30.7 |
| 清除率［ml/（kg·h）］ | 3.63 | 0.97 | 7.06 | 1.25 |
| 平均停留时间（h） | 21.6 | 81.7 | 6.1 | 44.3 |
| 稳定期的分布容积（ml/kg） | 92.4 | 71.0 | 41.8 | 56.1 |

### （七）不良反应

快速滴注时可引起发热、潮红、头痛等不良反应，减缓或停止滴注后，上述症状即可消失。偶有报道因大量输注导致弥散性血管内凝血（DIC），深静脉血栓（DVT），肺栓塞（PE）等。有血栓形成史患者接受外科手术时应权衡利弊，慎用本品。

### （八）药学监护点

1. 有效性监测

欧洲、澳大利亚和北美统一的指南推荐，对大出血或生命受到威胁的出血患者使用PCC以快速逆转与口服抗凝疗法和维生素K结合的维生素K拮抗治疗。

2. 安全性监测

慎用于：冠心病、心肌梗死、严重肝病、外科手术等患者如有血栓形成或弥散性血管内凝血（DIC）倾向时，应慎用本品。有血栓形成患者接受外科手术时应权衡利弊，慎用本品。

血栓风险：凝血酶原复合物使用存在潜在的血栓风险形成，包括DIC、DVT等。可能是因为在循环的血液中，因子Ⅸa与因子Ⅷ、$Ca^{2+}$可形成复合物，激活外源性凝血途径；因子Ⅹa、因子Ⅴ、PF3（血小板因子）、$Ca^{2+}$共同形成凝血酶原酶，产生凝血酶，后者使纤维蛋白原交联成纤维蛋白，从而形成血栓及血栓并发症。动物模型实验还揭示，凝血酶原（特别是因子Ⅹ）的超量负荷可引起血栓形成，制剂中含有磷脂以及接触因子、PK、HM-WK等都可能促使血栓形成。所以在使用过程中应严密监测患者的病情改变，若发现弥散性血管内凝血（DIC）或血栓的临床症状和体征，要立即停止使用。并用肝素拮抗。本品含有因子Ⅸ的一半效价的肝素，可降低血栓形成的危险性。但是，一旦发现任何可疑情况，即使患者病情不允许完全使用，也要大幅度减低用量。

药物间相互作用：不可与其他药物合用。

## ■ 维生素 $K_1$

### （一）在外周血管疾病中的适应证

用于华法林抗凝作用的逆转治疗。亦用于维生素 K 缺乏引起的出血，如梗阻性黄疸、胆瘘、慢性腹泻等所致出血，水杨酸钠等所致的低凝血酶原血症，新生儿出血以及长期应用广谱抗生素所致的体内维生素 K 缺乏。

【FDA适应证】用于治疗维生素 K 缺乏症和治疗某些出血或凝血障碍问题。

### （二）用法用量

（1）低凝血酶原血症：肌内或深部皮下注射，每次10mg，每日1～2次，24小时内总量不超过40mg。

（2）预防新生儿出血：可于分娩前12～24小时给母体肌内注射或缓慢静注2～5mg。也可在新生儿出生后肌内或皮下注射0.5～1.0mg，8小时后可重复。

（3）本品用于重症患者静注时，给药速度不应超过1mg/min。

### （三）特殊人群用法用量

1. 妊娠期妇女

可以通过胎盘，对临产妊娠期妇女应尽量避免使用。

2. 哺乳期妇女

不能排除经乳汁分泌导致的婴儿用药风险。

3. 儿童

可以用于新生儿出血症：肌内或皮下注射0.5～1.0mg，8小时后可重复。

4. 老年患者

尚无老年患者用药安全性和有效性的研究资料。

### （四）药理机制

本品为维生素类药。维生素 K 是肝脏合成因子 Ⅱ、Ⅶ、Ⅸ、Ⅹ 所必须的物质。维生素 K 缺乏可引起这些凝血因子合成障碍或异常，临床可见出血倾向和凝血酶原时间延长。

### （五）药物代谢动力学

肌内注射1～2小时起效，3～6小时止血效果明显，12～14小时后凝血酶原时间恢复正常。本品在肝内代谢，经肾脏和胆汁排出。

### （六）不良反应

（1）过敏反应：偶见。静注过快，超过5mg/min，可引起面部潮红、出汗、支气管痉挛、心动过速、低血压等，曾有快速静脉注射致死的报道。

（2）局部反应：肌注可引起局部红肿和疼痛。

（3）新生儿：应用本品后可能出现高胆红素血症，黄疸和溶血性贫血。

（4）全身性损害：过敏性休克、变态反应、发热、寒战、晕厥等。

（5）呼吸系统损害：呼吸困难、胸闷、呼吸急促、支气管痉挛、喉水肿、憋气、咳嗽、哮喘、憋喘、呼吸抑制等。

（6）心血管系统损害：发绀、低血压、心悸、心动过速等。

### （七）药学监护点

1. 有效性监测

维生素 $K_1$ 用于逆转华法林抗凝作用，维生素 $K_1$ 在给药后发挥促凝作用至少需要 $1 \sim 2$ 小时，$3 \sim 6$ 小时止血效果明显，$12 \sim 14$ 小时后凝血酶原时间恢复正常。大剂量使用维生素 $K_1$，在重新使用华法林时，可能导致一段时间的华法林抵抗，可达 1 周以上。

2. 安全性监测

维生素 $K_1$ 用于静脉注射宜缓慢，给药速度不应超过 1mg/min。有肝功能损伤的患者，维生素 $K_1$ 的疗效不明显，盲目加量可加重肝损伤。维生素 $K_1$ 对肝素引起的出血倾向无效。

## ■ 鱼精蛋白

### （一）在外周血管疾病中的适应证

抗肝素药，用于因注射肝素过量所引起的出血。

### （二）用法用量

静脉注射：抗肝素过量，用量与最后 1 次肝素使用量相当（1mg 硫酸鱼精蛋白可中和 100U 肝素）。每次不超过 5ml（50mg）。缓慢静注，一般以每分钟 0.5ml 的速度静注，在 10 分钟内注入量以不超过 50mg 为度。由于本品自身具有抗凝作用，因此 2 小时内（即本品作用有效持续时间内）不宜超过 100mg。除非另有确凿依据，不得加大剂量。

### （三）指南推荐

2012 年美国胸科医师学会（American College of Chest Physicians，ACCP）血栓防治临床实践指南（第 9 版）：肠外抗凝治疗

静脉持续泵入肝素过量解救：每 1250U/h 应给予硫酸鱼精蛋白 30mg 进行中和（由于静脉注射肝素的半衰期为 $60 \sim 90$ 分钟，所以在计算需要给予的硫酸鱼精蛋白剂量时，只需要考虑之前 $2.0 \sim 2.5$ 小时内注射的肝素剂量）。

### （四）药理机制

鱼精蛋白具有强碱性基团，在体内可与强酸性肝素形成稳定的复合物。这种直接拮抗作用使肝素失去抗凝活性。另外，鱼精蛋白尚具有轻度抗凝血酶原激酶作用，但临床一般不用于对抗非肝素所致抗凝作用。

### （五）药物代谢动力学

注射后 $0.5 \sim 1.0$ 分钟即能发挥止血效能，作用持续约 2 小时，$t_{1/2}$ 约为 7 分钟，且与用量相关，用量越大，$t_{1/2}$ 越长。

### （六）不良反应

（1）静脉注射可导致血压下降、心动过缓、胸闷及呼吸困难，大多因静注过快所致，系药物直接作用于心肌或周围血管扩张引起；也有肺动脉高压或高血压的报道。

（2）本品静脉注射可导致过敏性休克。

（3）注射后有恶心、呕吐、短暂的面部潮红伴温热感和疲倦。

（4）在接受心脏插管等手术的清醒患者中，有背痛不良事件报告。

（5）报告的严重不良反应还包括：过敏反应导致的严重呼吸窘迫、循环衰竭和毛细血管渗漏；过敏反应伴随循环衰竭、毛细血管渗漏及非心源性肺水肿；急性肺动脉高压；严重、潜在的不可逆循环衰竭伴心肌衰竭和心输出量减少；在接受心脏手术并行心肺旁路术的患者中，报告了与使用鱼精蛋白相关的高蛋白血症、非心源性肺水肿。

### （七）药学监护点

1. 有效性监护

监测 APTT 数值回落情况，以判断其对于肝素的逆转作用。

2. 安全性监护

警惕过敏反应。

## ■ 人纤维蛋白原

人纤维蛋白原，有止血促凝作用，主要用于相关疾病造成的凝血障碍。

### （一）在外周血管疾病中的适应证

先天性纤维蛋白原减少或缺乏症；获得性纤维蛋白原减少症：严重肝脏损伤；肝硬化；弥散性血管内凝血；产后大出血和因大手术、外伤或内出血等引起的纤维蛋白原缺乏而造成的凝血障碍。

### （二）用法用量

（1）用法：使用前先将本品及灭菌注射用水预温至 30～37℃，然后按瓶签标示量（25ml）注入预温的灭菌注射用水，置 30～37℃水浴中，轻轻摇动使制品全部溶解（切忌剧烈振摇以免蛋白变性）。用带有滤网装置的输液器进行静脉滴注，滴注速度以每分钟 60 滴左右为宜。

（2）用量：应根据病情及临床检验结果包括凝血试验指标和纤维蛋白原水平等来决定给药量。一般首次给药 1～2g，如需要可遵照医嘱继续给药。

### （三）特殊人群用法用量

1. 妊娠期妇女及哺乳期妇女

妊娠期及哺乳期妇女应权衡利弊后慎用。

2. 儿童及老年患者

尚无相关研究资料。

3. 重度肝肾功能损害的患者

无须调整剂量。

### （四）指南推荐

1. 出血性疾病治疗应用血液制剂的专家共识

纤维蛋白原可用于遗传性/获得性低纤维蛋白原血症、无纤维蛋白原血症和异常纤维蛋白原血症。纤溶功能正常的情况下，对体重69kg的成人患者每输注人纤维蛋白原2g，一般可以使血浆纤维蛋白水平提高0.5g/L。对于DIC患者，在积极治疗原发病的基础上，可给予纤维蛋白原（2～4）g/次，根据临床出血情况和实验室指标的改变，调节纤维蛋白原的使用。

2. 脓毒症并发弥散性血管内凝血诊治急诊专家共识

脓毒症并发DIC时，患者血浆纤维蛋白原至少应维持在1.0～1.5g/L。

3. 产后出血预防与处理指南（2014年）

产后出血，输入纤维蛋白原1g可提升血液中纤维蛋白原0.25g/L，1次可输入纤维蛋白原4～6g。

4. 严重创伤出血和凝血病处理欧洲指南（第四版）

如果患者有大出血，血栓弹力图提示功能性纤维蛋白原缺乏或血浆纤维蛋白原水平低于1.5～2.0g/L，则推荐输注纤维蛋白原或冷沉淀【1C】；建议起始纤维蛋白原为3～4g【2C】。

5. 肝衰竭诊治指南（2012年版）

对于肝衰竭伴有凝血障碍患者，可给予新鲜血浆、凝血酶原复合物和纤维蛋白原等补充凝血因子。

### （五）药理机制

在凝血过程中，纤维蛋白原经凝血酶酶解变成纤维蛋白，在纤维蛋白稳定因子作用下，形成坚实纤维蛋白，发挥有效的止血作用。

### （六）药物代谢动力学

未采用100℃30分钟干热法处理的纤维蛋白原半衰期为3～4天。经过100℃30分钟干热法处理的纤维蛋白原尚未进行药物代谢动力学研究。

### （七）不良反应

尚未进行系统的临床不良反应观察，根据相关报道，少数患者会出现过敏反应和发热，严重反应者应采取应急处理措施。品含有不超过3%的盐酸精氨酸作为稳定剂，大剂量使用时可能存在代谢性酸中毒等风险。

### （八）药学监护点

1. 有效性监护

本品为凝血药，使用期间，密切监测纤维蛋白原水平。

2. 安全性监护

监测凝血功能：使用本品期间，应严密监测患者凝血指标和纤维蛋白原水平，并根据结果调整本品用量。

监测电解质水平：本品按标示量复溶后，含有不超过3%的盐酸精氨酸作为稳定剂，大剂量使用时可能存在代谢性酸中毒的风险，建议在使用前及使用期间进行电解质监测，根据结果调整剂量或停止使用本品。已存在代谢紊乱的患者应慎用本品。

■ Andexanet alfa

尚未在国内上市。

**（一）适应证**

美国食品药品管理局批准用于使用利伐沙班或阿哌沙班治疗的患者出现危及生命或无法控制的出血，需要逆转抗凝时。

**（二）用法用量**

仅供静脉输注使用。现有两种剂量方式：

低剂量：初始剂量为30mg/min静脉输注400mg，后续输注剂量为4mg/min输注120分钟（480mg）。

高剂量：初始剂量为30mg/min静脉输注800mg，后续输注剂量为8mg/min输注120分钟（960mg）。

Andexanet alfa的推荐剂量取决于具体何种因子Ⅹa抑制剂、因子Ⅹa抑制剂的剂量以及患者最后一次使用因子Ⅹa抑制剂的时间，具体见表2-16。

表2-16 因子Ⅹa抑制剂的剂量推荐

| 因子Ⅹa抑制剂 | 因子Ⅹa抑制剂的剂量 | 最后一次使用因子Ⅹa抑制剂的时间 | |
| --- | --- | --- | --- |
| | | <8小时或未知 | ≥8小时 |
| 利伐沙班 | ≤10mg | 低剂量 | 低剂量 |
| | >10mg或未知 | 高剂量 | |
| 阿哌沙班 | ≤5mg | 低剂量 | |
| | >5mg或未知 | 高剂量 | |

**（三）药理机制**

（1）Andexanet alfa为因子Ⅹa（重组）冻干粉注射剂，通过结合和隔离因子Ⅹa抑制剂，利伐沙班和阿哌沙班来发挥其促凝血作用。

（2）有结合和抑制组织因子途径抑制剂（TFPI）活性的能力。抑制TFPI活性可以增加组织因子引发的凝血酶的产生。

**（四）药物代谢动力学**

Andexanet alfa在体内的达峰时间为10～20分钟左右，研究中给药420mg结束后2分钟内可拮抗95%的因子Ⅹa的活性。分布体积（$V_d$）约等于5L的血容量。消除速率为4～6L/h；消除半衰期为5～7小时。

**（五）不良反应**

（1）警告：动脉和静脉血栓栓塞事件、缺血性事件，包括心肌梗死和缺血性中风、心搏骤停、突然死亡。

（2）最常见的不良反应是尿路感染和肺炎，其他不良反应是输液相关反应。

### （六）药学监护点

1. 有效性监护

（1）Andexanet alfa 配制后浓度应为 10mg/ml；配制后应尽快使用。

（2）配制后的 Andexanet alfa 在小瓶中可在室温下稳定保存 8 小时，或可在 2～8℃下保存 24 小时。配制后的 Andexanet alfa 在静脉输液袋中室温下可稳定保存 8 小时。

2. 安全性监护

（1）监测血栓栓塞事件，监测心脏骤停前的症状和体征，并根据需要及时提供治疗或给予抗凝剂。

（2）定期检测凝血指标，评估血栓风险。

## ■ 依达赛珠单抗

依达赛珠单抗是一种人源化单克隆抗体片段，可高亲和力结合达比加群，中和其抑制凝血酶的能力，临床上主要用于应对达比加群导致大出血。

### （一）在外周血管疾病中的适应证

依达赛珠单抗是达比加群的一种特异性逆转剂，适用于接受达比加群酯治疗的患者需要快速逆转达比加群抗凝效果的以下情况：急诊外科手术/紧急操作；危及生命或无法控制的出血。

### （二）用法用量

本品 5g 通过两次连续静脉输注（每次输注时间为 5～10 分钟）或采用 1 次静脉快速注射给药。

### （三）特殊人群用法用量

1. 妊娠期妇女

妊娠期妇女应权衡利弊后慎用。

2. 哺乳期妇女

哺乳期妇女应权衡利弊后慎用。

3. 儿童

尚无相关研究资料。

4. 重度肝肾功能损害的患者

无须调整剂量。

5. 老年患者

尚无相关研究资料。

### （四）指南推荐

中国脑出血诊治指南（2019 年）

使用抗栓药物发生脑出血时，应立即停药【Ⅰ B 级】。对新型口服抗凝药物（如达比加群、阿哌沙班、利伐沙班）相关脑出血，有条件者可应用相应拮抗药物（如依达赛珠单抗）【Ⅱ C 级】。

### （五）药理机制

依达赛珠单抗是达比加群的一种特异性逆转剂。它是一种人源化单克隆抗体片段（Fab）药物，结合达比加群及其酰基葡萄糖醛酸代谢产物的亲和力高于达比加群结合凝血酶的亲和力，因此可中和其抗凝作用。

### （六）药物代谢动力学

（1）分布：依达赛珠单抗呈现多相分布动力学和有限的血管外分布特征；稳态分布容积（$V_{ss}$）几何均值为8.9L。

（2）代谢：多种途径可能参与抗体的代谢。所有这些途径都可通过生物降解方式将抗体分解为较小的分子，即小分子肽或氨基酸，然后被再吸收，参与一般蛋白质的合成。

（3）排泄：依达赛珠单抗可被快速消除，总清除率为47.0ml/min，初始半衰期为47分钟，终末半衰期为10.3小时。

### （七）不良反应

（1）血液系统：血栓栓塞事件。
（2）变态反应：支气管痉挛、过度通气、皮疹和瘙痒。

### （八）药学监护点

1. 有效性监护
服药后监测凝血指标。

2. 安全性监护
监测变态反应：依达赛珠单抗慎用于已知对本品或任何辅料过敏（如变态反应）的患者，应仔细权衡此类紧急治疗的潜在获益和风险。如果出现速发型变态反应或其他严重变态反应，应立即停用本品，并采取适当的治疗措施。

遗传性果糖不耐受患者可能导致急性肝衰竭：推荐剂量的依达赛珠单抗含4g山梨醇作为辅料。在遗传性果糖不耐受患者中，肠外给予山梨醇与低血糖、低磷血症、代谢性酸中毒、尿酸增加、伴分解及合成功能障碍的急性肝衰竭和死亡的报告相关。因此，在遗传性果糖不耐受患者中，需根据此类急诊治疗的潜在获益权衡注射本品的风险。

监测血栓风险：达比加群治疗患者的基础疾病状态使他们易于发生血栓栓塞事件。达比加群抗凝效应的逆转治疗使患者面临其基础疾病相关的血栓形成风险。为了降低这种风险，在经医学判断适当的情况下应尽快重新开始抗血栓治疗。

监测尿常规：本品给药可以导致一过性蛋白尿，这是5g依达赛珠单抗大剂量/短期静脉注射后导致肾脏蛋白溢出的生理反应。一过性蛋白尿并不表示出现肾损害，但应进行及时的尿液监测。

与其他药物之间的相互作用：临床前研究表明，依达赛珠单抗不与血容量扩充剂、凝血因子浓缩剂以及除达比加群之外的抗凝剂产生相互作用。

## ■ Aripazine

尚未在国内外上市，处于临床研究阶段。

### （一）药理学特点

通过非共价氢键直接与普通肝素、低分子肝素、达比加群、利伐沙班、阿哌沙班或艾多沙班特异性结合。可以减少利伐沙班或阿哌沙班诱导的血浆抗Xa活性的增加。

**（二）研究方案及结果**

**1. 研究 1**

皮下给药 1.5mg/kg 依诺肝素，4 小时后分别给药 Ciraparantag 100、200、300mg 以及 25mg×4 次（每 30 分钟 1 次）。

接受 100～300mg 的受试者在 1～6 小时内，依诺肝素抗凝作用完全被逆转。25mg×4 次（每 30 分钟 1 次）剂量组的逆转效果较差。

**2. 研究 2**

口服 60mg 艾多沙班 3 小时后给药 Ciraparantag 5、15、25、50、100、200、300mg。

接受 Ciraparantag 50mg 的受试者在 10 分钟后观察到显著逆转效果，接受 100～300mg 的受试者，10 分钟抗凝作用被完全逆转，疗效持续 24 小时。

**（三）不良反应**

临床观察到的不良反应包括：面部潮红、发冷、面部疼痛、味觉疼痛、喉咙紧、头痛、肌肉痉挛、肌酐磷酸激酶升高等。

**（四）药学监护点**

安全性监护：尚处于临床研究阶段，目前研究虽未观察到促凝血作用，但使用时应监测血栓事件，定期检测凝血指标。

（袁汝奎　杨　思　李　莹）

# 第八节　静脉活性药物

静脉活性药是具有促进血液回流，减轻患者肢体肿胀和疼痛，改善症状的一类药物，主要包括黄酮类、七叶皂苷类等。

## ■ 马栗树籽提取物

一种马栗种子的干燥提取物，在外周血管疾病领域主要用于治疗腿部因静脉功能障碍导致的不适。

**（一）在外周血管疾病中的适应证**

（1）任何原因导致的慢性静脉功能不全、静脉曲张。
（2）各种原因所致及原因不明的静脉性水肿、软组织肿胀。
（3）血栓性静脉炎及深静脉血栓形成综合征。

**（二）用法用量**

饭后口服。成人每日 2 次，早、晚各 1 次，每次 1～2 片。

**（三）指南推荐**

2014 年慢性下肢静脉疾病诊断与治疗中国专家共识

七叶皂苷的代表药物为马栗树籽提取物，在2008年国际下肢慢性静脉疾病治疗指南中对七叶皂苷推荐为B级。

### （四）药理机制

（1）本品能降低蛋白糖溶酶体的活性，阻碍蛋白酶的代谢，使其破坏血管壁细胞间隙的作用消退或抑制，降低毛细血管的渗透性，减少液体进入组织间隙，对抗渗出，能预防和治疗静脉性水肿和组织肿胀。

（2）本品通过抑制血液中蛋白酶的作用，使静脉壁的胶原结构不受破坏，增强静脉壁的弹性和张力，恢复毛细血管的强度和弹性，对各种原因所致的慢性静脉功能不全及静脉曲张起到预防和治疗作用。

（3）本品还作用于血管内皮细胞感受器，引起静脉收缩，增加静脉回流量，改善微循环，减少静脉容积，降低静脉压减轻静脉淤血，改善和消除静脉淤血症状。

### （五）不良反应

皮肤瘙痒、恶心、胃肠不适等。

### （六）药学监护点

药片应完整服下，勿嚼碎；药品勿置于儿童可及之处。

## ■ 己酮可可碱

己酮可可碱化学名为3,7-二氢-3,7-二甲基-1-（5-氧代己基）-1$H$-嘌呤-2,6-二酮，可降低血液黏稠度，从而改善血液的流动性，促进缺血组织的微循环，增加特殊器官的氧供。

### （一）在外周血管疾病中的适应证

伴有间歇性跛行的慢性闭塞性脉管炎。
缺血性脑卒中后脑循环改善。

### （二）用法用量

（1）口服给药：每次100～400mg，每日3次。缓释片每次400mg，每日1次。
（2）静脉滴注：每次400mg，加入静脉滴注液体中缓慢滴注，每日1～2次。

### （三）药理机制

本品及其活性代谢产物可改善红细胞的变形能力、抑制血小板黏附和聚集，从而降低血黏度、改善微循环。用于治疗脑血管疾病和外周血管疾病，可增加缺血区的血供，改善组织的供养。

### （四）药物代谢动力学

（1）吸收：口服吸收快，达峰时间（$T_{max}$）＜1小时。饱餐后可影响药物的吸收速度，但不影响吸收率。

（2）代谢：有首关代谢，在肝脏迅速代谢生成多种代谢产物，其中有些代谢产物具有生物活性。几乎完全以代谢产物从尿中排出，极少量原形药物从尿中排出，可通过乳汁分泌。

（3）排泄：半衰期0.4～0.8小时；代谢产物的半衰期1.0～1.6小时。临床试验表明多次给药后未见蓄积作用。老年人及肝脏疾病者，本品的消除减慢。口服控释片后，$T_{max}$为2～4小时。

### （五）不良反应

（1）常见的不良反应：恶心、头晕、头痛、畏食、消化不良、腹胀、呕吐等，其发生率均在5%以上，最多达30%左右。

（2）较少见的不良反应：水肿、低血压、焦虑、抑郁、精神错乱、抽搐、食欲缺乏、便秘、口干、口渴、味觉减退、唾液增多、皮疹、视物模糊、结膜炎、中央盲点扩大、白细胞减少、肌肉酸痛、颈部淋巴结炎和体重改变等。

（3）偶见的不良反应：心绞痛或胸痛、心律不齐、黄疸、肝炎、肝功能异常、血液纤维蛋白原降低、白细胞减少、血小板减少、再生障碍性贫血和白血病等。

（4）过量反应：常在服药后4～5小时出现，主要表现为潮红、血压降低、抽搐、嗜睡，甚至昏迷。过量反应时应注意维持血压和补充液体，所有过量患者均可完全康复。

### （六）药学监护点

与其他药物之间的相互作用：

（1）抗血小板药或抗凝药：凝血时间延长，出血危险性增加，故与华法林合用时应相应减少华法林的剂量。

（2）茶碱类药物：有协同作用，将增加茶碱的作用及不良反应，因此必须调整二者的剂量。

（3）β受体拮抗药、强心苷、利尿药及抗心律失常药：未见明显的药物相互作用，但可轻度血压下降，应予注意。

（4）糖尿病患者：大剂量注射本品可增加口服降糖药、胰岛素的作用。

## ■ 七叶皂苷钠

七叶皂苷钠具有消炎、抗渗出、增加静脉张力、改善血液循环及纠正脑功能失常等作用。

### （一）在外周血管疾病中的适应证

各种原因引起的脑水肿、颅内血肿伴发的脑功能障碍，创伤或手术后引起的肿胀、烧伤、烫伤及静脉回流障碍性疾病。

### （二）用法用量

静脉滴注：成人0.1～0.4mg/kg，溶于10%葡萄糖注射液250～500ml中静脉滴注，每日2次，连用7～10日。也可将5mg溶于10%葡萄糖注射液5～10ml中静脉推注，重症患者可多次给药，但每日总量不宜超过30mg。

### （三）指南推荐

1. 2018年中国血栓性疾病防治指南

顽固持久的下肢静脉溃疡，建议在局部护理和压力治疗的基础上，使用舒洛地特、七叶皂苷类或黄酮类药物进行治疗【2B】。

2．2008年国际下肢慢性静脉疾病治疗指南

对七叶皂苷推荐为【B】。

### （四）药理机制

有显著抗炎、清除自由基、改善微循环等作用，能改善多种病因引起的渗出和微循环障碍。血浆蛋白结合率高，极少发生溶血。

### （五）药物代谢动力学

（1）吸收：七叶皂苷钠的半衰期仅为1.5小时，但因能促进机体增加ACTH、前列腺素$F_{2\alpha}$的分泌，使生物效应维持时间较长，静脉注射16小时后，仍有抗渗出、消肿作用。

（2）分布：七叶皂苷与血浆蛋白结合率在90%以上。

（3）排泄：静脉给药，几乎没有生物转化，注射1小时后，有1/3剂量排泄，其中2/3通过胆汁排入肠道，1/3进入尿中。

### （六）不良反应

可见注射部位局部疼痛、肿胀，经热敷可使症状消失。

偶有过敏反应，可按药物过敏处理原则治疗。

### （七）药学监护点

1．有效性监护

宜选用较粗静脉进行注射，注射时勿使药液漏至血管外。若已发生，可用0.25%普鲁卡因局部封闭或热敷。

2．安全性监护

使用本品时，其他也能与血浆蛋白结合的药物宜少用或慎用；不宜与肾毒性较大的药物合用。

## ■ 黄酮类

黄酮类化合物的主要成分为地奥司明，其中一类是微粒化纯化黄酮类，代表药物为柑橘黄酮片；另一类是普通地奥司明，非微粒化药物。

### （一）在外周血管疾病中的适应证

慢性静脉疾病。

### （二）用法用量

常用剂量，每次1片，每日2次。口服，于午餐和晚餐时服用。

### （三）指南推荐

1．2008年国际下肢静脉疾病治疗指南

柑橘黄酮片获【A】级推荐，是欧洲血管外科杂志推荐治疗静脉溃疡的唯一静脉活性药物。

2．2008年国际下肢慢性静脉疾病治疗指南

普通地奥司明获【C】级推荐。

### （四）药理机制

可提高静脉张力，降低毛细血管通透性，提高淋巴回流量，具有静脉抗炎作用，抑制白细胞和血管内皮细胞的相互作用，长期应用可延缓疾病进程。

### （五）不良反应

常见腹泻、消化不良、恶心呕吐等胃肠道不良反应，偶见皮疹、瘙痒等。

## ■ 羟苯磺酸钙

羟苯磺酸钙，2,5-二羟基苯磺酸钙一水合物。具有调节微血管壁的生理功能，减少阻力，降低血浆黏稠度和血小板的高聚集性，防止血栓形成的作用。

### （一）在外周血管疾病中的适应证

在外周血管疾病中主要用于微血管病的治疗：①糖尿病性微血管病变：视网膜病及肾小球硬化症（基-威氏综合征）；②非糖尿病性微血管病变，慢性器质性疾病如高血压、动脉硬化和肝硬化等微循环障碍；③原发性静脉曲张：手足发绀、紫癜性皮炎、淤积性皮炎、肌肉痛性痉挛、疼痛、下肢沉重感；④静脉曲张状态：血栓后综合征、静脉炎及表浅性血栓性静脉炎、静脉曲张性溃疡、妊娠性静脉曲张、慢性静脉功能不全；⑤微循环障碍伴发静脉功能不全的治疗；⑥痔疮综合征；⑦静脉剥离和静脉硬化法的辅助治疗：预防术后综合征，水肿及组织浸润等。

### （二）用法用量

（1）静脉曲张综合征及慢性静脉功能不全：起始剂量为250mg，每日3次；或者500mg，每日2次。1～3周之后改为250mg，每日2次或500mg每日1次。

（2）糖尿病性视网膜病变：起始剂量为每日500～1000mg，持续4～6个月，随后250mg，每日1～2次或500mg每日1次。

（3）对于进展性视网膜病变：第1个月给予500mg每日3次，第2个月给予500mg每日2次，第3个月给予500mg每日1～2次。

（4）其他微血管病：500mg每日2次（早、晚各1次），如临床症状有所改善，则服药1个月后，改为每日早上服1次500mg。

### （三）特殊人群用法用量

1. 妊娠期妇女
本品不通过胎盘，无致畸作用。但谨慎起见不建议使用于妊娠前3个月。

2. 哺乳期妇女
不建议使用。

3. 儿童、老年患者
尚不明确。

4. 严重肾功能不全需透析的患者
减量服用。

**（四）指南推荐**

1. 2019 年中国糖尿病足防治指南

糖尿病下肢静脉疾病患者，药物治疗使用羟苯磺酸钙【B 级】推荐。

2. 2017 年糖尿病微循环障碍临床用药专家共识

糖尿病肾病患者推荐使用羟苯磺酸钙【Ⅱa，B】。糖尿病视网膜病变患者推荐使用羟苯磺酸钙【Ⅰ，A】。

**（五）药理机制**

本品为毛细血管保护剂，可通过调节微血管壁的生理功能，增加渗透性和减少阻力。能够降低血浆黏稠度，降低血小板的高聚集性，从而防止血栓形成，并提高红细胞柔韧性。也能间接增加淋巴的引流而减少水肿。本品还可抑制血管活性物质（组织胺、5-羟色胺、缓激肽、透明质酸酶、前列腺素等）对微血管引起的高通透作用，改善基底膜胶原的生物合成。

**（六）药物代谢动力学**

（1）分布：蛋白结合率 20% ～ 25%。动物实验表明其不会通过血脑屏障或胎盘屏障，但在人体是否具有同样的情况尚不明确。母乳中可微量存在。

（2）代谢：主要在肝内代谢为 4- 羟基罂粟碱葡萄糖醛酸盐。

（3）排泄：不会进入肝肠循环，主要以原形排泄，仅有 10% 以代谢产物排泄。用药后 24 小时内，约有口服剂量的 50% 从尿中排泄，约 50% 从粪便排泄。半衰期（$t_{1/2}$）为 5 小时左右。

**（七）不良反应**

（1）罕见：胃肠紊乱如恶心和腹泻，曾有报道发生皮肤反应，发热和关节痛。

（2）偶有：粒细胞减少的报道。

**（八）安全性监护**

发生胃肠紊乱患者应减量或暂时停药。皮肤反应和发热，关节痛和血细胞计数改变的患者应停药，并作为一种变态反应告知医师。

## ■ 草木犀流浸液片

**（一）在外周血管疾病中的适应证**

治疗静脉曲张、静脉炎等各种原因所致软组织损伤肿胀。

**（二）用法用量**

每日 3 次，每次 2 ～ 4 片。

**（三）药理机制**

本品中含有的香豆素不同于强力抗凝血作用的羟基香豆素，其主要成分为香豆素酸。本品可降低由于各种原因造成的血管壁通透性增高，增强毛细血管强度，抑制血清蛋白丧失，维持正常胶体渗透压，减少渗出，从而起到抗水肿作用。还可增强血管强度和弹性，改善动脉、静脉血流量，促进血液循环及增加血液流量，从而预防和治疗静脉曲张、静脉炎等静脉功能不全等。本品还可预防和治疗血栓和栓塞的形成。

### （四）不良反应

至今为止尚未发现明显不良反应。

（宋　钰）

# 第九节　血管活性药物

血管活性药物是一类量-效关系明显的药物，如多巴胺、肾上腺素，低剂量时扩张血管、高剂量时收缩血管。根据药物临床实际的主要作用将血管活性药物分为血管升压药、正性肌力药和血管扩张剂三类。在血管外科将此类药物用于改善血压和微循环。

## ■ 多巴胺

多巴胺，化学名4-（2-氨基乙基）-1,2-苯二酚。低浓度具有舒张血管作用，高浓度具有增强心肌收缩力、增加心排出量作用，继续增加给药浓度具有收缩血管升高血压作用，在外周血管疾病领域主要是应用其升压作用。

### （一）在外周血管疾病中的适应证

升血压，用于血管内支架成形术等手术后引起的低血压，抗休克治疗。

### （二）用法用量

成人常用量：静脉注射，开始时每分钟按体重$1 \sim 5\mu g/kg$，10分钟内以每分钟$1 \sim 4\mu g/kg$速度递增，以达到最大疗效。

（1）闭塞性血管病变患者：静滴开始时按$1\mu g/（kg \cdot min）$，逐增至$5 \sim 10\mu g/（kg \cdot min）$，直到$20\mu g/（kg \cdot min）$，以达到最满意效应。

（2）危重病例：先按$5\mu g/（kg \cdot min）$滴注，然后以$5 \sim 10\mu g/（kg \cdot min）$递增至$20 \sim 50\mu g/（kg \cdot min）$以达到满意效应。最大剂量不超过每分钟$500\mu g$。

### （三）特殊人群用法用量

1. 妊娠期妇女

对人体研究尚不充分，动物实验未见有致畸。给药妊娠鼠有导致新生仔鼠存活率降低，而且存活者潜在形成白内障的报道。妊娠期妇女应用时必须权衡利弊。

2. 哺乳期妇女

本品是否进入乳汁未定，但在乳母应用未发生问题。

3. 儿童

本品在小儿应用未有充分研究。

4. 重度肝肾功能损害的患者

使用本药尚未发现问题。

5. 老年患者

本品在老年人应用未有充分研究，但未见报告发生问题。

**（四）指南推荐**

1. 2017年中华医学会外科分会血管外科学组颈动脉狭窄诊治指南

颈动脉支架成形术术后出现的低血压治疗：颈动脉支架成形术术后可见到持续的低血压，预防措施包括术前确保足够的水化，术前降压药物的细致调整，多数持续的低血压者中，静脉内给予多巴胺等血管活性药可以进行缓解。

2. 2017年美国血管外科协会（American Society for Vascular Surgery，ASVS）腹主动脉瘤患者的护理实践指南

在减少腹主动脉瘤（Abdominal Aortic Aneurysm，AAA）修复后的肾损伤价值方面：尽管已经对许多药物的使用进行了评估，但没有一种药物被证明对减少AAA修复后的肾损伤有价值。抗氧化剂，如甘露醇，在开放外科修复术之前或期间没有显示出任何好处。同样，非诺多泮、多巴胺、心房利钠肽、利尿剂、抗血小板和抗炎药在预防或治疗急性肾损伤方面也没有价值。

3. 2016年欧洲创伤和急诊外科学会（European Society for Trauma and Emergency Surgery，ESTES）急性肠缺血指南

急性肠缺血（Acute Mesentery Ischemia，AMI）患者中的使用：在急性肠缺血患者中，应避免使用血管活性药物，如果特别需要，应在充分补足液体后，优先考虑对内脏循环影响少的血管活性药物（证据级别：Ⅳ）。AMI的主要表现是肠系膜循环的血流不能满足代谢所需，也就是由于低血容量和循环障碍所造成。血管活性药物能改善心功能，但又被收缩内脏血管引起的副作用所抵消。可以考虑应用多巴酚丁胺、小剂量的多巴胺和米力农，这些药物显示对肠系膜血流没有大的影响。血管活性药物应在充分补足血容量后才使用。

**（五）药理机制**

（1）小剂量$0.5 \sim 2.0 \mu g/(kg \cdot min)$，主要作用于多巴胺受体，使肾及肠系膜血管扩张，肾血流量及肾小球滤过率增加，尿量及钠排泄量增加。

（2）中等剂量$2 \sim 10 \mu g/(kg \cdot min)$，能直接激动β受体及间接促使去甲肾上腺素自储藏部位释放，对心肌产生正性应力作用，使心肌收缩力及心博量增加，最终使心排血量增加、收缩压升高、脉压可能增大，舒张压无变化或有轻度升高，外周总阻力常无改变，冠脉血流及耗氧改善。

（3）大剂量$> 10 \mu g/(kg \cdot min)$，激动α受体，导致外周血管阻力增加，肾血管收缩，肾血流量及尿量反而减少。由于心排血量及周围血管阻力增加，致使收缩压及舒张压均增高。为临床常用升压药。

（4）多巴胺与多巴酚丁胺的区别

多巴胺属于儿茶酚胺类药物，是去甲肾上腺素前体，既可激动α受体和β受体，还可激动多巴胺受体。激动交感神经系统肾上腺素受体和位于肾肠系膜、冠状动脉、脑动脉的多巴胺受体，其效应为剂量依赖性。

多巴酚丁胺适用于器质性心脏病时肌收缩力下降引起的心力衰竭，可作为短期支持治疗，能选择性地兴奋$\beta_1$受体，对$\beta_2$受体和α受体作用较弱，对多巴胺受体则无作用。治疗量时能增强心肌收缩力，增加心排出量，但对心率的影响较异丙肾上腺素为弱，较少引起心动过速，对血压的影响小，用于心排出量低的休克患者。

多巴胺在严重充血性心力衰竭（利尿剂和洋地黄）患者的短期管理中是有用的。多巴酚丁胺可能是这些患者的首选，因为多巴胺在一定程度上依赖于内源性儿茶酚胺的释放，而在慢性充血性心力衰竭患者中，内源性儿茶酚胺可能会被耗尽。

### （六）药物代谢动力学

（1）吸收：静注5分钟内起效，持续5～10分钟，作用时间的长短与用量不相关。

（2）分布：静脉滴入后在体内分布广泛，不易通过血-脑脊液屏障。

（3）代谢：在体内很快通过单胺氧化酶及儿茶酚-氧位-甲基转移酶（COMT）的作用，在肝、肾及血浆中降解成无活性的化合物。每次用量的25%左右，在肾上腺神经末梢代谢成去甲基肾上腺素。

（4）排泄：半衰期约为2分钟左右。经肾排泄，约80%在24小时内排出，尿液内以代谢物为主，极小部分为原形。

### （七）不良反应

常见有胸痛、呼吸困难、心悸、心律失常（尤其用大剂量）、全身软弱无力感；心跳缓慢、头痛、恶心呕吐者少见。长期应用大剂量或小剂量用于外周血管病患者，出现手足疼痛或手足发凉；外周血管长时期收缩，可能导致局部坏死或坏疽；过量时可出现血压升高，此时应停药，必要时给予α受体拮抗药。

### （八）药学监护点

1. 有效性监护

大剂量［＞10μg/（kg·min）］激动α受体，表现为增加外周阻力和心脏后负荷，肾小管收缩，肾血流量及尿量反而减少，收缩压和舒张压均升高，因此用多巴胺升血压应使用大剂量，最大剂量＜30μg/（kg·min），用药过程中应持续监测血压。

2. 安全性监护

给药方式：静脉推注或静脉滴注时，应选择较粗大的静脉，注意防止药液外溢而导致组织坏死；不可加入含碳酸氢钠或其他碱性药物、氧化剂或静脉补铁药物的输液中，否则药物失活；静脉滴注时，应控制每分钟滴速，滴注的速度与时间需根据血压、心律及心率、尿量、外周血液灌注等情况调节；突然停药可产生严重低血压，故停用时应逐渐减量。

过量时：可出现血压升高，此时应停药，必要时给予α受体拮抗药；多巴胺可造成局部组织坏死，如发生药液外溢，可用5～10mg酚妥拉明稀释溶液在注射部位作浸润处置。

监测：心电图、血压、心率；尿量、肾功能；中心静脉压和心排血量；药物外渗的症状和体征；对肢端循环不良的患者，须严密监测，注意坏死及坏疽的可能性。

与其他药物之间的相互作用：

（1）硝普钠、异丙肾上腺素、多巴酚丁胺：注意心排血量的改变。

（2）大剂量多巴胺与α受体拮抗药如酚苄明、酚妥拉明、妥拉唑林等：后者的扩血管效应可被多巴胺的外周血管的收缩作用拮抗。

（3）β受体拮抗药：可拮抗多巴胺对心脏的β₁受体作用。

（4）硝酸酯类：可减弱硝酸酯的抗心绞痛及多巴胺的升压效应。

（5）利尿药：一方面由于该药作用于多巴胺受体扩张肾血管，使肾血流量增加，可增加利尿作用；另一方面该药自身还有直接的利尿作用。

## ■ 去甲肾上腺素

去甲肾上腺素，化学名（*R*）-4（2-氨基-1-羟基乙基）-1,2-苯二酚。具有升压作用，在外周血管疾病领域主要是应用其收缩血管的作用。

### （一）在外周血管疾病中的适应证

升高血压，作为急救时补充血容量的辅助治疗，以使血压回升，暂时维持脑与冠状动脉灌注，直到补充血容量的治疗发生作用。

### （二）用法用量

用5%葡萄糖注射液或5%葡萄糖氯化钠注射液稀释，而不宜用氯化钠注射液稀释。用于低血压、休克时，成人常规剂量：①静脉滴注，开始以每分钟8～12μg速度滴注，并调整滴速以使血压升至理想水平；维持量为每分钟2～4μg。在必要时可增加剂量，但每分钟不得超过25μg，且必须注意保持或补足血容量；②静脉注射，危急患者可将本药1～2mg稀释到10～20ml，缓慢静脉推注，同时根据血压调整剂量。待血压回升后，再改用静脉滴注维持。

### （三）特殊人群用法用量

1. 妊娠期妇女

本药易通过胎盘，使子宫血管收缩，血流减少，导致胎儿缺氧，并可兴奋妊娠子宫而引起流产，故妊娠期妇女用药应权衡利弊。

2. 哺乳期妇女

哺乳期妇女使用本药尚未发现问题。

3. 儿童

小儿应选粗大静脉注射并需更换注射部位，在应用中至今未发现特殊问题。开始按体重以每分钟0.02～0.10μg/kg速度滴注，按需要调节滴速。

4. 重度肝肾功能损害的患者

肝功能不全者本药的代谢减慢，但尚无具体的推荐剂量。

5. 老年患者

老年人长期或大量使用，可使心排血量减低。老年患者初始剂量应使用推荐剂量范围的低值。

### （四）指南推荐

1. 2020年中国中医药研究促进会（Chinese Association for Research and Advancement of Chinese Medicine，CRACM）、中西医结合心血管病预防与康复专业委员会、高血压专家委员会、北京高血压防治协会（Beijing Hypertension Association，BHA）、中国高血压联盟、北京大学医学部血管健康研究中心特殊类型高血压临床诊治要点专家建议

主动脉夹层的升压治疗：主动脉夹层导致的低血压休克治疗方法有限，首先应积极补液扩容，必要时可以使用血管升压药，但存在使夹层扩大的风险。

2. 2016年中国急诊感染性休克临床实践指南

在治疗感染性休克时：经过充分液体复苏，血压仍不达标，为了使平均动脉压（MAP）>65mmHg需要加用血管升压药物，首选去甲肾上腺素；只有当患者心律失常发生风险较低且心输出

量低时，才考虑使用多巴胺。

### （五）药理机制

去甲肾上腺素为肾上腺素受体激动药，是强烈的α受体激动药，同时也激动β受体。通过α受体激动，可引起血管极度收缩，使血压升高，冠状动脉血流增加；通过β受体的激动，使心肌收缩加强，心排出量增加。用量按每分钟0.4μg/kg时，β受体激动为主；用较大剂量时，以α受体激动为主。

去甲肾上腺素与肾上腺素、去氧肾上腺素的比较：去甲肾上腺素主要作用于α受体，而刺激心脏β₁受体的作用轻微，对β₂受体几乎无作用，与肾上腺素相比，其血管收缩效应突出，正性肌力效应较弱，并反射性地引起心率减慢。去氧肾上腺素主要作用于α₁受体，升压效果弱，但半衰期较去甲肾上腺素长，且不易通过血脑屏障，通过收缩血管、升高血压，使迷走神经反射性兴奋而减慢心率，用于阵发性室上性心动过速。

### （六）药物代谢动力学

（1）吸收：口服去甲肾上腺素后胃黏膜血管收缩，吸收极少，且易被碱性肠液破坏，因此口服无效。皮下或肌内注射因血管剧烈收缩，吸收缓慢，且易致局部组织坏死。静脉注射后由于在体内迅速代谢，作用仅可维持数分钟。故一般仅采用静脉滴注给药，静脉给药后起效迅速，停止滴注后作用时效维持1～2分钟。

（2）分布：去甲肾上腺素进入体内后，大部分被去甲肾上腺素能神经末梢主动摄取。当血药浓度升高时，也可被非神经组织摄取。

（3）代谢：主要在肝内代谢成无活性的代谢产物。

（4）排泄：经肾排泄，仅微量以原形排泄。

### （七）不良反应

药液外漏，可引起局部组织坏死。也可出现不安、头痛、心悸、寒战等。

### （八）药学监护点

1. 有效性监护

用药当中须随时测量血压，调整给药速度，使血压保持在正常范围内。观察治疗前与治疗后12小时患者的血乳酸、平均动脉压、心率及氧代谢指标（氧摄取率、静脉血氧饱和度及氧供应指数）有无改善。

2. 安全性监护

给药方式：静脉滴注，本药不宜皮下或肌内注射。静脉滴注的部位最好在前臂静脉或股静脉，并按需调整。本药遇光变色，应避光贮存。如注射液呈棕色或有沉淀，则不宜再用。如与全血或血浆合用，须分开输注，或用Y形管连接两个容器输注。低血压伴低血容量时，应在补足血容量后才使用本药，但在紧急状况下可先用或合用本药，以提高血压、防止脑和冠状动脉血供不足。静脉给药时必须防止药液漏出血管外，用药当中须随时测量血压，调整给药速度，使血压保持在正常范围内。本药不宜长期滴注，如必须长期滴注，应定期更换滴注部位，并在滴注前对受压部位（如臂位）采取措施，减轻压迫（如垫棉垫）。

持续或大剂量给药时，可使回心血流量减少、外周血管阻力升高、心排血量减少，出现严重头痛、血压升高、心率缓慢、呕吐、抽搐。药物过量时应立即停用本药，并适当补充液体及电解质，血压过高者给予α肾上腺素受体拮抗药，如酚妥拉明5～10mg静脉注射。如发生药液外漏，应将5～10mg酚妥拉明用氯化钠注射液稀释至10～15ml，迅速在外漏处作局部浸润注射，12小时内可能有效；为防止组织进一步损伤，可在含本药的每1000ml输液中加入酚妥拉明5～10mg，后者不减弱本药的升压作用。若滴注静脉沿途皮肤苍白或已出现缺血性坏死，除使用血管扩张药外，应尽快热敷并给予大剂量普鲁卡因封闭，同时更换滴注部位。以下反应如持续出现须引起注意：焦虑不安、眩晕、头痛、苍白、心悸、失眠等。停药时应逐渐减慢滴速，骤然停药常致血压突然下降。

用药时必须监测：①动脉压：开始每2～3分钟监测1次，血压稳定后改为每5分钟1次。一般患者用间接法测血压，危重患者直接动脉内插管测压；②必要时测定中心静脉压、肺动脉压、肺毛细血管楔压；③尿量；④心电图，注意心律失常；⑤监测心脏及神经系统状态、皮肤温度、静脉滴注部位的颜色变化；⑥监测药液流动情况，评估滴注部位是否有药液渗出（表现为滴注静脉沿途皮肤苍白）。

与其他药物之间的相互作用：

（1）β肾上腺素受体拮抗药：可使两者疗效相互抵消，且可发生高血压、心动过缓。

（2）降压药：可抵消或减弱降压药的作用。

（3）三环类抗抑郁药：合用可引起心律失常、心动过速、高血压、高热。如两者必须合用，则本药开始用量须小，并监测心血管作用。

（4）甲状腺激素：合用可使两者作用均增强。

（5）洋地黄类：合用易致心律失常。合用时须严密进行心电监测。

（6）麦角制剂（如麦角胺、麦角新碱）、缩宫素：合用可引起严重高血压、心动过缓。


## ■ 硝酸甘油

硝酸甘油，化学名1,2,3-丙三醇三硝酸酯。具有扩冠作用，在外周血管疾病领域主要是应用其松弛血管平滑肌的作用。

### （一）在外周血管疾病中的适应证

扩血管，用于冠心病心绞痛的治疗及预防，降血压或治疗充血性心力衰竭。

### （二）用法用量

静脉滴注，本药小容量注射液以5%葡萄糖注射液或氯化钠注射液稀释。开始剂量为5μg/min，最好用输液泵匀速输入。用于降低血压或治疗心力衰竭，初始剂量为5μg/min，可每3～5分钟增加5μg/min，如在20μg/min时无效可以10μg/min递增，以后可以20μg/min递增。具体剂量应根据血压、心率和其他血流动力学参数调整。

### （三）特殊人群用法用量

1. 妊娠期妇女
尚无妊娠期妇女用药充分、严格的对照研究资料，妊娠期妇女仅在明确需要时方可使用。

2. 哺乳期妇女
尚不明确本药是否随人类乳汁排泄，哺乳期妇女慎用。

3. 儿童
儿童用药的安全性和有效性尚不明确。

4. 重度肝肾功能损害的患者
肾衰竭患者无须调整剂量。

5．老年患者

65 岁及以上老年患者与年轻患者对本药的应答是否存在差异尚不明确。

### （四）指南推荐

1．2014 年硝酸酯类药物静脉应用建议专家组硝酸酯类药物静脉应用建议

高血压急症中的降压治疗：静脉给予硝酸甘油、硝酸异山梨酯在高血压急症中降压起效迅速、疗效明确。但硝酸酯类药物扩张外周动脉的作用相对较弱，呈剂量依赖性，且存在个体差异，故需要监测血压，逐渐调整剂量，直至达到目标血压。对于急性冠脉综合征（Acute Coronary Syndrome，ACS）、心力衰竭合并高血压者较为适宜。硝酸酯类药物可引起颅内压升高，降低脑组织灌注压，不建议用于出血性或缺血性卒中伴高血压患者。对于其他非 ACS 相关的高血压急症，应优先使用指南推荐的其他降压药物。

2．2016 年国家卫生计生委合理用药专家委员会、中国药师协会冠心病合理用药指南

（1）心绞痛/心肌缺血的治疗：缓解心绞痛/心肌缺血治疗的药物推荐短效硝酸酯类药物作为一线治疗药物，硝酸甘油舌下含服时剂量为 0.3～0.6mg，最大剂量为 1.5mg，5 分钟后可重复含服；硝酸甘油喷剂 0.4mg 舌下喷用，5 分钟后重复含服；硝酸甘油静脉制剂 5～200mg/min。

（2）冠心病、冠心病二级预防、抗心绞痛、急性及慢性充血性心力衰竭治疗：冠心病、冠心病二级预防常用药物、抗心绞痛治疗常用药物、急性及慢性充血性心力衰竭常用血管扩张剂均推荐有硝酸酯类药物。

### （五）药理机制

可直接松弛血管平滑肌特别是小血管平滑肌，使周围血管舒张，外周阻力减小，回心血量减少，心排血量降低，心脏负荷减轻，心肌氧耗量减少，因而心绞痛得到缓解。此外尚能促进侧支循环的形成。对其他平滑肌也有松弛作用，尚可用于解除胆绞痛、幽门痉挛、肾绞痛等，但作用短暂，临床意义不大。临床主要用于冠心病心绞痛的治疗及预防，治疗高血压、充血性心力衰竭。

### （六）药物代谢动力学

（1）吸收：舌下含服立即吸收，生物利用度 80%；而口服因肝脏首过效应，生物利用度仅为 8%。舌下给药 2～3 分钟起效、5 分钟达到最大效应，血药浓度峰值为 2～3ng/ml，作用持续 10～30 分钟，半衰期 1～4 分钟。静脉滴注即刻起效。

（2）分布：血浆蛋白结合率约为 60%。

（3）代谢：主要经肝脏代谢，中间产物为二硝酸盐和单硝酸盐，终产物为丙三醇。两种主要活性代谢产物 1,2-二硝酸甘油和 1,3-二硝酸甘油与原形药物相比，作用较弱，半衰期较长。

（4）排泄：代谢后经肾脏排出。原形药物半衰期为 1～4 分钟。

### （七）不良反应

常见的有：由直立性低血压引起的眩晕、头晕、昏厥、面颊和颈部潮红，严重时可出现持续的头痛、恶心、呕吐、心动过速、烦躁。皮疹、视物模糊、口干则少见。过量时的临床表现，按发生率的高低，依次为：口唇指甲青紫、眩晕欲倒、头胀、气短、高度乏力、心跳快而弱、发热，甚至抽搐。

### （八）药学监护点

1．有效性监护

根据患者血压变化情况评价患者的临床疗效。显效：舒张压明显下降，且恢复至正常水平；有效：

舒张压逐渐下降，但未恢复至正常水平；无效：舒张压无明显变化。

2. 安全性监护

给药方式：注射液的配制，本药小容量注射液以5%葡萄糖注射液或氯化钠注射液稀释。用药时患者应尽可能取坐位，以免因头晕而摔倒。本药过量使用可能产生耐受性，应使用最低有效剂量。

如出现视物模糊或口干，应停药；如出现持续头痛，应减量。若头痛仍未缓解或较严重，应停药；如出现变态反应迹象，应停药。

监测：血压、心率，评估心脏状态，监测是否出现低血压、胃肠功能紊乱、心动过速、晕厥。

与其他药物之间的相互作用：

（1）降压药、血管扩张药：可增强本药致直立性低血压的作用；单剂合用本药和阿司匹林可使本药的血药峰浓度增加67%，曲线下面积增加73%，可能增强本药的血流动力学效应和血管舒张作用。

（2）5型磷酸二酯酶（PDE5）抑制药（如西地那非、伐地那非、他达那非）：合用可增强降压作用，禁止合用。

（3）肝素：可减弱肝素的抗凝作用，合用时应监测活化部分凝血活酶时间。

（4）组织纤溶酶原激活药（t-PA）（如阿替普酶）：可降低t-PA的血药浓度，减弱t-PA的溶栓作用，因本药可增加肝脏血流量，从而加速t-PA的清除，合用时应谨慎。

（5）阿司匹林：单剂合用本药和阿司匹林可使本药的血药峰浓度增加67%，曲线下面积增加73%，可能增强本药的血流动力学效应和血管舒张作用。

（6）麦角胺：口服本药可显著降低双氢麦角胺的首过代谢，进而增加其口服生物利用度。避免合用。如必须合用，需监测麦角中毒症状。

（7）乙酰胆碱、组胺、拟交感胺类药：合用可能减弱本药疗效。


## ■ 单硝酸异山梨酯

单硝酸异山梨酯，化学名1,4:3,6-二脱水-D-山梨醇-5-单硝酸酯。具有扩张动脉、降低后负荷作用，在外周血管疾病领域主要是应用其降压作用。

### （一）在外周血管疾病中的适应证

扩血管，用于冠心病、慢性心力衰竭、心绞痛的长期治疗。

### （二）用法用量

口服给药：①普通制剂（片剂、分散片、胶囊、胶丸、滴丸）：每次10～20mg，每日2～3次，严重者可用至每次40mg，每日2～3次。②缓释片：最初2～4天起始使用30mg，每日1次；正常剂量为60mg，每日1次；必要时可增至每次120mg，每日1次。于早晨服用。③缓释胶囊：每日1次，每次50mg；不良反应明显时，可改为每次20mg，每日2次；如疗效不明显，可增至每日60mg。于早晨服用。

静脉滴注：用5%葡萄糖注射液稀释后从1～2mg/h开始静滴，剂量可根据患者的反应调整，一般有效剂量为2～7mg/h。初始滴注速度为60μg/min，一般滴注速度为60～120μg/min。每日1次，10日为1疗程。

### （三）特殊人群用法用量

1. 妊娠期妇女

虽然动物实验显示单硝酸异山梨酯对胚胎没有损害作用，但由于没有足够的妊娠期妇女用药经验，用药时，应仔细权衡利弊。

2. 哺乳期妇女

没有足够的哺乳期妇女的用药经验，用药时，应仔细权衡利弊。

3. 儿童

本品用于儿童的疗效、安全性尚未确立。

4. 重度肝肾功能损害的患者

严重肾功能损害的患者需要特别小心的医疗监护。血液透析时应调整剂量，腹膜透析时无须调整剂量。

5. 老年患者

老人与健康年轻者对本药的清除率无差异，但老年患者对本药的敏感性可能更高，用药后可能更易发生头晕等反应。

### （四）指南推荐

1. 2013年欧洲心脏病协会（European Society of Cardiolog）稳定性冠状动脉疾病管理指南

稳定性冠状动脉疾病药物治疗：长效硝酸酯【Ⅱa】。

2. 2013年欧洲心脏病协会（European Society of Cardiolog）急慢性心力衰竭指南

心绞痛持续发作的治疗：口服长效硝酸酯类药物可联合β受体拮抗药等用于心绞痛持续发作的治疗【Ⅱa】。

3. 2014年加拿大心血管协会（Canadian Cardiovascular Society）稳定性缺血性心脏病诊断和管理指南

稳定性缺血性心脏病的治疗：当患者不能耐受或禁忌β受体拮抗药和/或长效CCB时，或经过上述药物充分治疗症状控制不满意时，建议加用长效硝酸酯类药物。

4. 2016年国家卫生计生委合理用药专家委员会、中国药师协会冠心病合理用药指南

冠心病合并外科手术（如颈动脉手术、外周动脉成形术、介入血管瘤修复术、主动脉及主要血管手术、开放式下肢血运重建术或截肢术或血栓栓塞清除术、无症状颈动脉手术）可能诱发心肌缺血的治疗：药物推荐短效的硝酸甘油和长效的硝酸异山梨酯以及5-单硝酸异山梨酯。

5. 2016年国家卫生计生委合理用药专家委员会、中国药师协会冠心病合理用药指南

冠心病、冠心病二级预防、抗心绞痛、急性及慢性充血性心力衰竭治疗：冠心病、冠心病二级预防常用药物、抗心绞痛治疗常用药物、急性及慢性充血性心力衰竭常用血管扩张剂均推荐有硝酸酯类药物。

6. 2016年国家卫生计生委合理用药专家委员会、中国药师协会冠心病合理用药指南

心绞痛/心肌缺血的治疗：缓解心绞痛/心肌缺血治疗的药物推荐长效硝酸酯类药物作为二线治疗药物，单硝酸异山梨酯普通片剂10～20mg每日2次，缓释制剂40～60mg每日1次。

### （五）药理机制

该药为二硝酸异山梨酯的主要活性代谢产物5-硝酸山梨酯，仍保持硝酸异山梨酯的松弛血管平滑作用，但无肝首关效应。肝肾功能低下者无须减量。血管外科患者冠心病常见，心肌梗死发生率高，该药为临床治疗心肌缺血常用药物。

### （六）药物代谢动力学

（1）吸收：普通制剂：在胃肠道吸收完全，无肝脏首过效应，生物利用度可达100%，达峰时间为30～60分钟，作用持续时间为6小时。分散片：含服吸收迅速，药物在口内2分钟内即可溶解。缓释片：生物利用度约为90%，达峰时间约为4小时，作用持续时间超过10小时。

（2）分布：在心脏、脑组织和胰腺中含量较高，脂肪组织、皮肤、结肠、肾上腺和肝脏含量较低，分布容积约为0.6L/kg，蛋白结合率低于5%。

（3）代谢：主要经肝脏脱硝基为无活性的异山梨醇和右旋山梨醇等。

（4）排泄：主要随尿液排泄（约为81%，其中48%以异山梨酯形式、27%以5-单硝酸异山梨酯-葡萄糖醛酸结合物形式、6%以原形药物形式），其次随胆汁排泄（约为18%，主要以5-单硝酸异山梨酯-葡萄糖醛酸结合物形式），总清除率为115ml/min。可经血液透析清除。半衰期约为5小时。肝肾功能损害对本药的药物代谢动力学无显著影响。

### （七）不良反应

可有头痛反应，应从小剂量开始，以后逐渐增量。此外，尚可见面部潮红、灼热感、恶心、眩晕、出汗甚至虚脱等反应。偶发生皮疹，甚至剥脱性皮炎。

### （八）药学监护点

1. 有效性监护

心功能不全疗效评定：①显效：患者经治疗后，相关临床症状均显著缓解，心功能恢复＞2个级别，心率＜100次/分钟；②有效：患者经治疗后，相关临床症状均有所缓解，心功能恢复＞1个级别，心率有所减低；③无效：患者经治疗后，未达到显效、有效标准。

2. 安全性监护

给药方式：①本药分散片可含服或吞服，亦可用水分散后口服；②本药缓释片可沿刻槽掰开，以服用半片，但不可咀嚼或碾碎；③本药缓释胶囊应整粒吞服，不可咀嚼；④静脉滴注液，本药小容量注射液和粉针剂应以5%葡萄糖注射液或生理盐水稀释后静脉滴注。

如出现低血压，应将患者置于仰卧位并抬高双腿，密切监测生命体征，必要时进行特殊护理；如发生严重低血压和/或休克，应采用血浆代用品；此外，可通过注射去甲肾上腺素和/或多巴胺升高血压，维持血液循环；如有呼吸和循环衰竭的征兆，应立即采取复苏治疗；根据严重程度，可采取以下解毒措施以防止高铁血红蛋白血症：①口服1g维生素C或静脉注射其钠盐；②静脉注射1%亚甲蓝，最多不超过50ml；③给予甲苯胺蓝，最初严格按2～4mg/kg静脉注射，如需多次静注，则每次2mg/kg，间隔1小时给药；④吸氧、血液透析、补液。

开始用药或调整剂量时应监测是否出现低血压和胃肠道紊乱，用药期间定期监测。用药期间应监测血压和心率。

与其他药物之间的相互作用：

（1）降压药（如β-肾上腺素受体拮抗药、钙通道阻滞药、血管扩张药）、安定类药：可增强本药的降压作用。

（2）拟交感胺类药（如去氧肾上腺素、去甲肾上腺素、肾上腺素或麻黄碱）：可减弱本药的抗心绞痛效应。

（3）5型磷酸二酯酶抑制药（如西地那非）：合用可增强本药的降压作用，可能引起致命的心血管并发症，应禁止合用。

（4）三环类抗抑郁药：合用可增强三环类抗抑郁药的致低血压和抗胆碱效应（如口干、便秘）。

（5）乙酰胆碱、组胺：合用可减弱本药的疗效。

（6）非固醇类抗风湿药：合用可减弱本药的疗效。

（赵辉娟）

# 第十节 降血压药

降血压药物是具有扩张血管平滑肌从而降低血压的药物，目前降压药物已成为外周血管疾病伴高血压患者血压管理的必备手段。

## ■ 硝普钠

硝普钠，化学名亚硝基铁氰化钠二水合物。具有降压作用，在外周血管疾病领域主要是应用其扩张动脉、静脉平滑肌的作用。

**（一）在外周血管疾病中的适应证**

降血压，用于主动脉夹层高血压的管理，外周动脉疾病的降压，高血压急症，如恶性高血压、高血压危象、高血压脑病、嗜铬细胞瘤手术前后阵发性高血压等的紧急降压。

**（二）用法用量**

临用前将该药50mg溶解于5ml 5%葡萄糖注射液中，再稀释于250～1000ml 5%葡萄糖注射液中，在避光输液瓶中静脉滴注。成人常用量：静脉滴注，开始每分钟按体重0.5μg/kg。根据治疗反应以每分钟0.5μg/kg递增，逐渐调整剂量，常用剂量为每分钟按体重3μg/kg，极量为每分钟按体重10μg/kg。总量为按体重3.5mg/kg。

**（三）特殊人群用法用量**

1. 妊娠期妇女

动物试验显示本药可透过胎盘屏障，导致胎儿中氰化物水平升高，但本药对妊娠期妇女的影响尚缺乏人体研究。国内资料认为妊娠期妇女应禁用本药。2020年国际高血压学会全球高血压实践指南建议妊娠期重度高血压患者避免使用硝普钠。

2. 哺乳期妇女

本药对哺乳期妇女的影响尚缺乏人体研究。

3. 儿童

未在儿科人群中进行过年龄与本品效应之间关系的研究，但文献中尚未见有儿科特殊问题的报道。小儿常用量：静脉滴注，每分钟按体重1.4μg/kg，按效应逐渐调整用量。

4. 重度肝肾功能损害的患者

本品可能加重肝肾损害。肾功能不全而本品应用超过48～72小时者，每天须测定血浆中氰化物或硫氰酸盐，保持硫氰酸盐不超过100μg/ml；氰化物不超过3μmol/ml，急性心肌梗死患者使用本品时须测定肺动脉舒张压或嵌压。血液透析后无须给予维持剂量，持续性非卧床腹膜透析期间无须调整剂量。

5. 老年患者

老年人用本品须注意增龄时肾功能减退对本品排泄的影响，老年人对降压反应也比较敏感，故用量宜酌减。

#### （四）指南推荐

1. 2018年中国急诊高血压诊疗专家共识

主动脉夹层的降压治疗：

（1）主动脉夹层推荐的常用静脉降压药物首选静脉β受体拮抗药，如血压仍不达标，可合用其他血管扩张剂，如乌拉地尔、拉贝洛尔、硝普钠等，应避免反射性心动过速。

（2）特殊人群（老人、儿童）高血压急症的处理，首选拉贝洛尔、硝普钠，可选用艾司洛尔、尼卡地平或乌拉地尔。

2. 2017年主动脉夹层诊断与治疗规范中国专家共识

主动脉夹层的降压治疗：主动脉夹层药物治疗的目标为控制收缩压至100～120mmHg、心率60～80次/分钟。需注意的是，若患者心率未得到良好控制，不要首选硝普钠降压。因硝普钠可引起反射性儿茶酚胺释放，使左心室收缩力和主动脉壁切应力增加，加重夹层病情。

#### （五）药理机制

为强有力的血管扩张剂，扩张周围血管使血压下降，作用迅速，给药后几乎立即见效。为临床常用降压。

#### （六）药物代谢动力学

（1）吸收：静脉滴注后立即达血药峰浓度（其水平随剂量而定），给药后几乎立即起效并达到作用高峰，静滴停止后作用可维持1～10分钟。

（2）分布：对动脉和静脉平滑肌均有直接扩张作用，但不影响子宫、十二指肠或心肌的收缩；改变局部血流分布不多。

（3）代谢：由红细胞代谢为氰化物（后者可参与维生素$B_{12}$的代谢过程），后者在肝脏内代谢为无扩血管活性的硫氰酸盐。

（4）排泄：药物经肾随尿排出。半衰期为7日（由硫氰酸盐测定），肾功能不全或血钠过低时延长。

#### （七）不良反应

用药过程中可出现恶心、呕吐、精神不安、肌肉痉挛、头痛、畏食、皮疹、出汗、发汗等。长期或大剂量使用，特别在肾衰竭患者，可能引起硫氰化物储蓄而导致甲状腺功能减退，亦可出现险峻的低血压症，故须严密监测血压。

#### （八）药学监护点

1. 有效性监护

本药常规给药速率为0.5～10.0μg/（kg·min），如滴速已达10μg/（kg·min），经10分钟而降压效果仍不理想，应考虑停药，改用或加用其他降压药。显效：舒张压下降超过10mmHg且已达到正常血压范围，或舒张压下降＞20mmHg，但未达到正常血压范围；有效：舒张压下降＜10mmHg，但已达到正常血压范围，或舒张压下降程度在10～19mmHg，但未达到正常血压范围，或收缩压下降＞30mmHg；无效：未达上述标准。

2. 安全性监护

给药方式：本药只宜静脉滴注，不可直接推注，长期使用者应置于重病监护室内。为达合理降压，最好使用输液泵，以便精确调节滴速。抬高床头可增强降压效果。药液有局部刺激性，应谨防外渗，推荐作中心静脉滴注。静脉滴注前，先将本药50mg用5%葡萄糖注射液5ml溶解，再以5%葡萄糖注射液250ml、500ml或1000ml稀释至所需浓度。本药对光敏感，溶液稳定性较差，滴注溶液应新鲜配制并注意避光。新配溶液为淡棕色，如变为暗棕色、橙色或蓝色，应弃去；溶液内不宜加入其他药品，如颜色变为蓝、绿或暗红色，提示已与其他物质起反应，应弃去重换。溶液的保存与应用不应超过24小时。

药物过量：应用本药时偶可出现明显耐药性，应视为中毒的先兆征象，此时减慢滴速可使其消失。中毒浓度：大于35μg/ml即出现中毒征兆，浓度小于100μg/ml时不会出现严重中毒。本药过量可使动脉血乳酸盐浓度增高，发生代谢性酸中毒。血压过低时减慢滴速或暂时停药可纠正。如有氰化物中毒征象，可吸入亚硝酸异戊酯或静脉滴注亚硝酸钠或硫代硫酸钠，以助氰化物转为硫氰酸盐而降低氰化物血药浓度。

应监测血压、心率，严密监测滴注部位以防药液外渗。长时间滴注（超过3日）、剂量大于3μg/（kg·min）或肾功能不全患者应监测硫氰酸盐浓度，肝功能减退患者应监测血浆氰化物浓度。肾功能不全者应用本药超过48～72小时，须每日监测血浆氰化物或硫氰酸盐浓度，保持硫氰酸盐不超过100μg/ml，氰化物不超过3μmol/ml。急性心肌梗死患者应用本药时须测定肺动脉舒张压或楔嵌压。监测是否出现定向障碍、缺氧、肌肉抽搐。撤药时应给予口服降压药巩固疗效。

与其他药物之间的相互作用：

（1）降压药（如甲基多巴、可乐定）：可使血压急剧下降，合用时本药应减量。

（2）多巴酚丁胺：可使心排血量增加而肺毛细血管楔嵌压降低。

（3）西地那非：可加重本药的降压反应，临床上严禁合用。

（4）磷酸二酯酶V抑制药：可增强本药的降压作用，应避免合用。

（5）维生素$B_{12}$：可预防本药所致的氰化物中毒反应及维生素$B_{12}$缺乏症。

（6）拟交感胺类药：可使本药的降压作用减弱。

## ■ 尼卡地平

尼卡地平，化学名2,6-二甲基-4-（-3-硝基苯基）-1,4-二氢吡啶-3,5-二羧酸，3-［β-（N-苄基-N-甲氨基）］-乙酯-5-甲酯盐酸盐。具有降压作用，在外周血管疾病领域主要是应用其血管扩张的作用。

**（一）在外周血管疾病中的适应证**

降血压，用于外周动脉疾病的降压，高血压急症，手术时异常高血压的紧急处理，不宜或不能口服治疗的高血压患者的短期治疗，主动脉夹层。

**（二）用法用量**

静脉滴注，本药小容量注射液或粉针剂以5%葡萄糖注射液或生理盐水稀释为0.01%～0.02%的溶液。

（1）高血压急症：开始以0.5～6.0μg/（kg·min）的速度静脉滴注，将血压降至目标值后，根据血压监测情况逐步调整滴注速度。

（2）手术时异常高血压：开始以2～10μg/（kg·min）的速度静脉滴注，将血压降至目标值后，根据血压监测情况逐步调整滴注速度。如需迅速降低血压，则以10～30μg/（kg·min）的速度静脉滴注。

（3）不宜或不能口服治疗的高血压患者的短期治疗：开始以5mg/h的速度静脉滴注，如未达到满意的降压效果，可每5分钟（快速调整）或每15分钟（逐渐调整）增加2.5mg/h，直至获得满意的降压效果。最大速度为15mg/h，通过快速调整获得血压控制后可减为3mg/h。

### （三）特殊人群用法用量

1. 妊娠期妇女

尚无妊娠期妇女用药充分、严格的对照研究资料，妊娠期妇女用药应权衡利弊。对妊娠期妇女只有在判断认为有益性高于危险性时才可使用。

2. 哺乳期妇女

少量本药可随乳汁排泄，故哺乳期妇女避免使用本药，如需使用，应停止哺乳。对哺乳期妇女只有在判断认为有益性高于危险性时才可使用。

3. 儿童

对婴儿、幼儿及儿童用药的安全性尚未确定。

4. 重度肝肾功能损害的患者

肝肾功能受损的患者，需慎重给药。肝功能不全者应从低剂量（如片剂：每次20mg，每日2次）开始用药。

5. 老年患者

老年患者应从低剂量开始用药，如初始滴注速度为0.5μg/（kg·min）。

### （四）指南推荐

1. 2017年欧洲心脏病学会（European Society of Cardiology，ESC）与欧洲血管外科学会（The European Society for Vascular Surgery，ESVS）外周动脉疾病的诊断和治疗指南

下肢动脉疾病（lower extremity artery disease，LEAD）合并高血压的降压治疗：由于钙通道阻滞药或ACEI/ARBs有潜在的扩张周围动脉血管作用，被视为LEAD患者合并高血压时的首选药物。

2. 2020年国际高血压学会（InternationalSociety of Hypertension，ISH）全球高血压实践指南

高血压急症的治疗：对于所有的高血压急症，拉贝洛尔和尼卡地平都是安全的。

3. 2020年中国中医药研究促进会（Chinese Association for Research and Advancement of Chinese Medicine，CRACM）、中西医结合心血管病预防与康复专业委员会、高血压专家委员会、北京高血压防治协会（Beijing Hypertension Association，BHA）、中国高血压联盟、北京大学医学部血管健康研究中心特殊类型高血压临床诊治要点专家建议

下肢动脉硬化闭塞症（arteriosclerosis obliteran，ASO）伴高血压的降压治疗：下肢ASO伴高血压的患者，血压应控制在＜140/90mmHg。降压过程应缓慢、渐进，防止患肢血流急剧下降。控制血压达标可降低心脑血管事件的发生率，还能减缓局部病变进程，降低截肢率。降压药物首选钙通道阻滞药和肾素-血管紧张素-醛固酮系统抑制剂［血管紧张素转换酶抑制剂（ACEI）或血管紧张素受体阻滞剂（ARB）］，在降压同时可以改善病变血管的内皮功能。

大动脉炎并发高血压的降压治疗：大动脉炎所并发的高血压应使用降压药控制血压，以拮抗疾病本身和治疗药物引起的高血压。钙通道阻滞药是安全有效的药物，ACEI/ARB应慎用于单侧或双侧严重肾动脉狭窄。常规或单纯降压治疗多难以控制血压，应积极强调对大动脉炎的治疗。

4. 2019年大动脉炎性肾动脉炎诊治多学科共识中国专家组中国大动脉炎性肾动脉炎诊治多学科专家共识

大动脉炎性肾动脉狭窄合并颈动脉受累：降压治疗需充分保证脑灌注，急性脑梗死时谨慎使用快速强力降压方案。一侧颈动脉狭窄（70%时，收缩压控制在130～150mmHg；双侧颈动脉狭窄）70%时，收缩压控制在150～170mmHg；颈动脉狭窄＜70%的高血压患者，降压治疗同一般人群。降压药物从小剂量开始，优先选择长效制剂。本共识推荐使用钙通道阻滞药及ACEI/ARB降压治疗。

5. 2018年美国心脏协会（American Heart Association，AHA）难治性高血压的检测，评估和管理科学声明

肾动脉狭窄的降压治疗：肾动脉狭窄的药物选择可以通过对肾素-血管紧张素系统阻滞药和强效钙通道阻滞药的选择来提高效果。大数据显示，确诊为肾血管狭窄的患者应用ACEI或ARB将在远期病死率上获益。患者服用ACEI或ARB出现血肌酐升高，通常在血管重建术成功后可重新开始服用。

6. 2018年中国急诊高血压诊疗专家共识

特殊人群（老人、儿童）高血压急症的处理：首选拉贝洛尔、硝普钠，可选用艾司洛尔、尼卡地平或乌拉地尔。

7. 2017年中国医疗保健国际交流促进会与血管疾病高血压分会专家共识起草组肾动脉狭窄的诊断和处理中国专家共识

肾血管性高血压的降压治疗：可选用的药物有ACEI/ARB、钙通道阻滞药、β受体拮抗药等。已往的研究表明，钙通道阻滞药是治疗肾血管性高血压的安全有效药物。ACEI/ARB是最有针对性的降压药物，对大部分患者推荐使用，但这类药物有可能使单功能肾或双侧肾动脉狭窄患者的肾功能恶化，因此ACEI/ARB可用于单侧肾动脉狭窄，而单功能肾或双侧肾动脉狭窄慎用，开始使用时需要密切监测尿量和肾功能，如服药后尿量锐减或血清肌酐快速上升超过0.005mg/ml，表明已发生急性肾功能不全，应立刻减量或停药，一般肾功能均能恢复；β受体拮抗药能抑制肾素释放，有一定的降压作用，可以选用；利尿剂激活肾素释放，一般不主张用于肾血管性高血压，但患者如合并原发性高血压、肺水肿或心力衰竭，仍可选用。

8. 2015年下肢动脉硬化闭塞症诊治指南

下肢动脉硬化闭塞症的降压治疗：下肢动脉硬化闭塞症常用降压药物包括钙通道阻滞药、ACEI、ARB、利尿剂和β受体拮抗药五类，以及由上述药物组成的固定配比复方制剂。此外，α受体拮抗药或其他种类降压药有时亦可应用于某些高血压人群。对于仅合并高血压的下肢动脉硬化闭塞症患者建议控制血压＜140/90mmHg；对于有高血压同时合并糖尿病或慢性肾病的ASO患者建议控制血压＜130/80mmHg。ACEI类药物适用于有症状的下肢ASO患者。β受体拮抗药是有效降压药物，不会对跛行产生负面作用。

9. 2013年盐酸乌拉地尔注射液临床应用专家共识组盐酸乌拉地尔注射液临床应用专家共识

颈内动脉内膜切除与颈内动脉支架重建术后的降压治疗：降压药物选择的共同的要求：可以静脉使用；降压作用迅速平稳；扩张脑血管作用弱；不升高颅内压。临床治疗可以选用乌拉地尔、尼卡地平和拉贝洛尔等药物。

10. 2013年欧洲药品管理局人用药品委员会

主动脉夹层的降压治疗：尼卡地平静脉给药的推荐应用于主动脉夹层，当短效β受体拮抗药治疗不适用时，或当单纯β受体拮抗药治疗无效时，与β受体拮抗药联合使用。

**（五）药理机制**

为二氢吡啶类钙通道阻滞药，抑制心肌与血管平滑肌的跨膜钙离子内流，对血管平滑肌的作用强于心肌，血管选择性较强。为临床常用降压药。

**（六）药物代谢动力学**

（1）吸收：口服后30分钟起效，1小时血药浓度达高峰，最大效应30分钟至1.5小时，维持3小时。
（2）分布：本药蛋白结合率约90%。
（3）代谢：主要经肝脏代谢。
（4）排泄：60%随尿液排出（尿中检测到的原形药物低于1%），35%随粪便排出。给药后48小时内

可排出90%的药物。静脉给予本药注射液0.01～0.02mg/kg，消除半衰期为50～63分钟。

### （七）不良反应

较常见者有脚肿、头晕、头痛、脸红，均为血管扩张的结果。较少见者有心悸、心动过速、心绞痛加重，常为反射性心动过速的结果，减小剂量或加用β受体拮抗药可以纠正。少见者有恶心、口干、便秘、乏力、皮疹等。

### （八）药学监护点

1. 有效性监护

根据服药后24小时的降压效果进行判定，显效表示患者舒张压下降＞30mmHg，症状明显改善；有效表示患者舒张压下降20～30mmHg，症状部分改善；无效表示患者舒张压下降＜20mmHg，症状改善不明显。

2. 安全性监护

给药方式：静脉滴注，本药注射剂可经中心静脉或外周大静脉给药，若经外周大静脉给药，应每12小时更换1次滴注部位。静脉滴注液：本药小容量注射液或粉针剂以5%葡萄糖注射液或生理盐水稀释为0.01%～0.02%的溶液。

如出现心悸、心动过速、心绞痛加重，可通过减少剂量或使用β-肾上腺素受体阻断药予以纠正；如出现麻痹性肠梗阻、低氧血症、肺水肿、呼吸困难、心绞痛新发或加重、血小板减少、肝功能异常、黄疸，应停药，并给予适当的处理；如滴注部位出现疼痛或发红，应改变滴注部位；静脉给予本药时，如预示出现低血压或心动过速，应停止滴注，待血压稳定后，重新以低剂量（如3～5mg/h）开始用药，随后调整剂量以获得满意的血压控制。

用药期间须密切监测血压、心率。使用本药片剂后最大降压作用出现在血药峰浓度时，故宜在给药后1～2小时测血压；为了解降压是否合适，则宜在血药谷浓度时（给药后8小时）测血压。开始用药、调整剂量及停药时均应评估患者心脏状态和血压，并监测是否出现皮疹、低血压、心动过缓、意识模糊、恶心。

与其他药物之间的相互作用：

（1）β-肾上腺素受体阻断药：合用耐受良好，但充血性心力衰竭患者合用可能出现血压过度降低和心功能降低，合用时应避免突然停用β-肾上腺素受体阻断药，须逐渐减量，心脏功能下降的患者合用时需谨慎。

（2）细胞色素P450（CYP）3A4抑制药 [如西咪替丁、HIV蛋白酶抑制药（沙奎那韦、利托那韦等）]：合用可升高本药的血药浓度。

（3）环孢素、他克莫司：合用可升高以上药物的血药浓度。合用时密切监测以上药物的血药浓度，并据此调整以上药物的剂量。

（4）地高辛：合用可升高地高辛的血药浓度。合用时需监测地高辛的血药浓度。

（5）肌松药（如泮库溴铵、维库溴铵）：合用可能增强肌松药的作用。合用时应密切观察，若出现异常，应减少两者的剂量或停药。

（6）苯妥英：一方面因本药的蛋白结合率高，可通过与血浆蛋白竞争性结合，使游离型苯妥英的血药浓度升高，引起神经性中毒症状；另一方面苯妥英可诱导CYP 3A4，促进本药代谢，使本药作用减弱。必要时减少苯妥英的剂量，增加本药剂量。

（7）CYP 3A4诱导药（如卡马西平、利福平）：合用可降低本药的血药浓度。

（8）呋塞米、普萘洛尔、双嘧达莫、华法林、奎尼丁、萘普生：在体外，将治疗浓度的以上药物加于人血浆中不改变本药的蛋白结合率。

## ■ 乌拉地尔

乌拉地尔，化学名6-[[3-[4-（2-甲氧苯基）-1-哌嗪基]丙基]氨基]-1,3-二甲基-2,4（1$H$，3$H$）-嘧啶二酮。具有外周和中枢双重降压作用，在外周血管疾病领域主要是应用其外周扩血管的作用。

### （一）在外周血管疾病中的适应证

降血压，用于外周动脉疾病的降压，高血压危象，重度和极重度高血压以及难治性高血压，控制围手术期高血压，主动脉夹层高血压的管理。

### （二）用法用量

（1）用于高血压危象，重度和极重度高血压以及难治性高血压的给药方法：①缓慢静注10～50mg乌拉地尔，监测血压变化，降压效果通常在5分钟内显示。若效果不够满意，可重复用药。②持续静脉点滴：在静脉注射后，为了维持其降压效果，可持续静脉点滴，液体按下述方法配制：通常将250mg乌拉地尔（相当于10支25mg盐酸乌拉地尔注射液）加入到静脉输液中，如生理盐水、5%或10%的葡萄糖。③如果使用输液泵，可将20ml注射液（相当于100mg乌拉地尔）注入到输液泵中，再将上述液体稀释到50ml。静脉输液的最大药物浓度为每毫升4mg乌拉地尔。输入速度根据患者的血压酌情调整，初始输入速度可达2mg/min，维持给药的速度为9mg/h。（若将250mg乌拉地尔溶解在500ml液体中，则1mg乌拉地尔相当于44滴或2.2ml输入液）。

（2）围手术期高血压的给药方法：静脉注射25mg乌拉地尔（相当于5ml注射溶液），①如果2分钟后血压无变化，则再静脉注射25mg乌拉地尔（相当于5ml注射溶液），如果2分钟后血压还无变化，则再缓慢静脉内注射50mg乌拉地尔（相当于10ml注射溶液）；②如果2分钟后血压下降，则静脉点滴维持血压，在最初1～2分钟内剂量可达6mg，然后减量。

### （三）特殊人群用法用量

1. 妊娠期妇女

对于妊娠期妇女，仅在绝对必要的情况下才可使用本药。目前尚无资料说明本品在妊娠期前6个月使用的安全性，妊娠期后3个月使用的资料亦很有限。

2. 哺乳期妇女

哺乳期妇女禁用。

3. 儿童

儿童很少使用本药，目前尚缺乏这方面的资料。

4. 重度肝肾功能损害的患者

无须调整剂量。

5. 老年患者

老年患者须谨慎使用降压药，且初始剂量宜小，因为他们对药物的敏感性有时难以估计。

### （四）指南推荐

*2013年盐酸乌拉地尔注射液临床应用专家共识组盐酸乌拉地尔注射液临床应用专家共识*

主动脉夹层的降压治疗：在主动脉夹层患者的血压管理中，扩张外周阻力血管、降低血压的药物中，可单用或联合应用β受体拮抗药艾司洛尔和/或扩血管制剂乌拉地尔等。乌拉地尔起效快，持续时间适中，容易调控降压的速度和幅度，不影响围手术期的靶器官灌注，且无冠脉窃血现象等不良反应。若合并急性或慢性肾功能不全的急性主动脉夹层时，乌拉地尔也可作为替代硝普钠降压治疗的理想选择。如对β受体拮抗药禁忌或难以在数分钟内将血压降至靶目标的患者，优选静脉应用乌拉地尔。

颈内动脉内膜切除与颈内动脉支架重建术后的降压治疗：降压药物选择的共同要求：可以静脉使用；降压作用迅速平稳；扩张脑血管作用弱；不升高颅内压。临床治疗可以选用乌拉地尔、尼卡地平和拉贝洛尔等药物。

### （五）药理机制

该药是一种选择性α受体拮抗药，具有拮抗突触后$\alpha_1$受体和外周$\alpha_2$受体的作用，但以前者为主。降压作用具有中枢和外周双重机制，其中主要是外周双重机制。降压平稳而迅速，可扩张动、静脉血管，抑制反射性心动过速，有减轻心脏负荷、降低心肌氧耗量、增加心脏搏出量、降低肺动脉高压及增加肾血流量等特点。此外，尚有激活中枢5-羟色胺-1A受体的作用，可降低延脑心血管调节中枢的交感反馈而降低血压。对静脉的舒张作用大于对动脉的作用，在降压时并不影响颅内血压。

### （六）药物代谢动力学

（1）吸收：降压效果通常在5分钟内显示。

（2）分布：蛋白结合率80%。

（3）代谢：主要在肝内代谢，代谢物为无抗高血压活性的羟基化合物。

（4）排泄：50%～70%的乌拉地尔通过肾脏排泄，其余由胆道排出。排泄物中约10%为药物原形，其余为代谢产物。

### （七）不良反应

偶见头痛、头晕、恶心、疲乏、心悸、心律失常、瘙痒、失眠等。直立性低血压较哌唑嗪少，无首剂效应。

### （八）药学监护点

1. 有效性监护

根据服药后24小时的降压效果进行判定，显效表示患者舒张压下降＞30mmHg，症状明显改善；有效表示患者舒张压下降20～30mmHg，症状部分改善；无效表示患者舒张压下降＜20mmHg，症状改善不明显。

2. 安全性监护

给药方式：静脉注射、静脉滴注或使用输液泵。如果乌拉地尔不是最先使用的降压药，那么在使用该药之前应间隔充分的时间，使先服用的其他降压药显示效应，必要时应适当减少该药的剂量。血压骤然下降可能引起心动过缓甚至心脏停搏。从毒理学方面考虑治疗时间一般不超过7天。

药物过量时发生严重低血压可抬高下肢，补充血容量。如果无效，可缓慢静脉注射缩血管药物，不断监测血压变化。极少数病例需给予儿茶酚胺（如肾上腺素0.5～1.0mg，用等渗氯化钠溶液稀释至10ml）。

监测血压，特别是肝功能受损患者。

与其他药物之间的相互作用：

（1）碱性液体：乌拉地尔针剂不能与碱性液体混合，因其酸性性质可能引起溶液混浊或絮状物形成。

（2）抗高血压药物如α受体拮抗药、血管舒张剂、饮酒或患者存在血容量不足的情况（如腹泻、呕吐）：可增强乌拉地尔针剂的降压作用。

（3）血管紧张素转换酶抑制剂：由于目前还没有足够的与血管紧张素转换酶抑制剂合用的消息，所以目前暂不推荐这种联合疗法。

（4）西咪替丁：可使本品的血药浓度上升，最高达15%。

## ■ 地尔硫䓬

地尔硫䓬，化学名顺-（＋）-5-[（2-二甲氨基）乙基]-2-（4-甲氧基苯基）-3-乙酰氧基-2,3-二氢-1,5-苯丙硫氮杂䓬-4（5H）-酮盐酸盐。具有降压作用，在外周血管疾病领域主要是应用其松弛末梢血管平滑肌的作用。

### （一）在外周血管疾病中的适应证

降压药，用于外周动脉疾病的降压，主动脉夹层血压控制，治疗轻、中度高血压，高血压急症，手术时异常高血压的急救处置。

### （二）用法用量

本药粉针剂以5ml以上生理盐水或葡萄糖注射液溶解。

（1．降压治疗时

口服剂型，成人常规剂量：①片剂：每次30～60mg，每日3～4次，餐前或临睡时服用。如需增加剂量，最大日剂量为360mg。②缓释片：每次90～180mg，每日1次。③缓释胶囊：每次90mg或120mg，每日1～2次；或每次180mg或240mg，每日1次。如需增加剂量，最大日剂量为360mg。④控释胶囊：每次120～180mg，每日1次。

注射剂型，通常以1～5μg/（kg·min）的速度静脉滴注。应从小剂量开始，随后可根据病情适当增减，最大剂量为5μg/（kg·min）。

（2）高血压急症时，通常以5～15μg/（kg·min）的速度静脉滴注。当血压降至目标值后，根据血压值调节滴注速度。

（3）手术时异常高血压的急救处置：①静脉注射，通常为单次10mg，缓慢注射约1分钟，可根据年龄和症状适当增减；②静脉滴注，通常以1～5μg/（kg·min）的速度静脉滴注。应从小剂量开始，随后可根据病情适当增减，最大剂量为5μg/（kg·min）。

### （三）特殊人群用法用量

1．妊娠期妇女

动物研究表明本药可致畸，但尚无妊娠期妇女用药的研究资料，妊娠期妇女或可能妊娠的妇女禁用本药。

2．哺乳期妇女

本药可随乳汁排出，且在乳汁中的浓度接近于血药浓度，哺乳期妇女用药时应暂停哺乳。

3．儿童

儿童用药的安全性和有效性尚不明确。

4．重度肝肾功能损害的患者

肝肾功能损害者慎用。

5. 老年患者

老人生理功能低下，使用本药的血药浓度升高，故用药时应密切监测，尤其是心率和心电图。

**（四）指南推荐**

1. 2018年美国心脏协会（American Heart Association，AHA）难治性高血压的检测，评估和管理科学声明

肾动脉狭窄的降压治疗：肾动脉狭窄的药物选择可以通过对肾素-血管紧张素系统阻滞剂和强效钙通道阻滞药的选择来提高效果。大数据显示，确诊为肾血管狭窄的患者应用血管紧张素转换酶抑制剂（ACEI）或血管紧张素受体拮抗药（ARB）将在远期病死率上获益。患者服用ACEI或ARB出现血肌酐升高，通常在血管重建术成功后可重新开始服用。

2. 2019年大动脉炎性肾动脉炎诊治多学科共识中国专家组中国大动脉炎性肾动脉炎诊治多学科专家共识

大动脉炎性肾动脉狭窄合并颈动脉受累：降压治疗需充分保证脑灌注，急性脑梗死时谨慎使用快速强力降压方案。一侧颈动脉狭窄≥70%时，收缩压控制在130～150mmHg；双侧颈动脉狭窄≥70%时，收缩压控制在150～170mmHg；颈动脉狭窄＜70%的高血压患者，降压治疗同一般人群。降压药物从小剂量开始，优先选择长效制剂。本共识推荐使用钙通道阻滞药及ACEI/ARB降压治疗。

3. 2018年中国高血压防治指南修订版

高血压急症合并主动脉夹层：高血压急症合并主动脉夹层，应该迅速降压至维持组织脏器基本灌注的最低血压水平，一般需要联合使用降压药，并要重视足量β受体拮抗药的使用，如不适用（如气道阻力增加），可考虑改用非二氢吡啶类钙通道阻滞药。

4. 2018年中国急诊高血压诊疗专家共识

急性主动脉夹层的降压治疗：急性主动脉夹层降压药物可以选用β受体拮抗药加血管扩张剂如乌拉地尔、硝普钠等。血压的快速下降易引起交感神经兴奋，使心肌收缩力反射性增加，而血压的急剧变化及左室收缩力的增加可加剧主动脉破裂风险，因此应联合应用β受体拮抗药降低心肌收缩力和减慢心率，且β受体拮抗药应在降压药物使用之前应用，对于β受体拮抗药存在禁忌的患者，可应用非二氢吡啶类钙通道阻滞药如地尔硫草控制心率。

5. 2017年欧洲心脏病学会（European Society of Cardiology，ESC）与欧洲血管外科学会（The European Society for Vascular Surgery，ESVS）外周动脉疾病的诊断和治疗指南

下肢动脉疾病（lower extremity artery disease，LEAD）合并高血压的降压治疗：由于钙通道阻滞药或ACEI/ARB有潜在的扩张周围动脉血管作用，被视为LEAD患者合并高血压时的首选药物。

6. 2014年欧洲心脏病学会（European Society of Cardiology，ESC）主动脉疾病诊断和治疗指南

主动脉夹层的降压治疗：如果没有禁忌证，应给予静脉内β受体拮抗药治疗，并逐步调整到每分钟≤60次的目标心率。如果患者有使用β受体拮抗药的明确禁忌证，应采用非二氢吡啶类钙通道阻滞药控制心率。

7. 2017年颈动脉狭窄诊治指南

颈动脉狭窄的降压治疗：颈动脉狭窄降压药物治疗常用降压药物包括β受体拮抗药、钙通道阻滞药、血管紧张素转换酶抑制剂、血管紧张素受体阻滞剂、利尿剂五类，以及由上述药物组成的固定配比复方制剂。在不合并其他血管狭窄的情况下，颈动脉内膜切除术和颈动脉支架血管成形术术后建议控制血压＜140/90mmHg以下。

8. 2017年中国医疗保健国际交流促进会与血管疾病高血压分会专家共识起草组肾动脉狭窄的诊断和处理中国专家共识

肾血管性高血压的降压治疗：可选用的药物有ACEI/ARB、钙通道阻滞药、β受体拮抗药等。已往

的研究表明，钙通道阻滞药是治疗肾血管性高血压的安全有效药物。ACEI/ARB是最有针对性的降压药物，对大部分患者推荐使用，但这类药物有可能使单功能肾或双侧肾动脉狭窄患者的肾功能恶化，因此ACEI/ARB可用于单侧肾动脉狭窄，而单功能肾或双侧肾动脉狭窄慎用，开始使用时需要密切监测尿量和肾功能，如服药后尿量锐减或血清肌酐快速上升超过0.005mg/ml，表明已发生急性肾功能不全，应立刻减量或停药，一般肾功能均能恢复；β受体拮抗药能抑制肾素释放，有一定的降压作用，可以选用；利尿剂激活肾素释放，一般不主张用于肾血管性高血压，但患者如合并原发性高血压、肺水肿或心力衰竭，仍可选用。

9. 2015年下肢动脉硬化闭塞症诊治指南

下肢动脉硬化闭塞症伴高血压的降压治疗：下肢动脉硬化闭塞症常用降压药物包括钙通道阻滞药、ACEI、ARB、利尿剂和β受体拮抗药五类，以及由上述药物组成的固定配比复方制剂。此外，α受体拮抗药或其他种类降压药有时亦可应用于某些高血压人群。对于仅合并高血压的下肢动脉硬化闭塞症（ASO）患者建议控制血压＜140/90mmHg；对于有高血压同时合并糖尿病或慢性肾病的下肢ASO患者建议控制血压＜130/80mmHg。ACEI类药物适用于有症状的下肢ASO患者。β受体拮抗药是有效降压药物，不会对跛行产生负面作用。

**（五）药理机制**

本药为非二氢吡啶类钙通道阻滞药，可通过以下途径对高血压起到改善作用：

（1）本药使末梢血管平滑肌松弛，降低末梢血管阻力，从而降低血压。其降压幅度与高血压的程度有关，血压正常者仅表现轻度影响。

（2）本药在降压同时不影响心、脑、肾等重要脏器的血液供应。

（3）本药减轻心脏后负荷，抑制心肌收缩，对因高血压所致的心肌肥大具有改善作用。

**（六）药物代谢动力学**

（1）吸收：①片剂：口服后通过胃肠道吸收较完全，吸收率为80%。有较强的肝脏首过效应，生物利用度为40%。单次口服30～120mg，30～60分钟内可在血浆中测出，2～3小时达$C_{max}$。有效血药浓度为50～200ng/ml。②缓释片：口服给药后肝脏首过效应为70%～80%。$T_{max}$为5～8小时，有效血药浓度为40～200ng/ml。血浆蛋白结合率为80%。③缓释胶囊：口服后通过胃肠道吸收较完全，吸收率为92%。有较强的首过效应，生物利用度为40%。单剂口服90mg，2～3小时可在血浆中测出，6～11小时达$C_{max}$。有效血药浓度为50～200ng/ml。④控释胶囊：6小时达$C_{max}$，$C_{max}$为89.0ng/ml，血浆半衰期为10.8小时。连续口服本药控释胶囊达稳态后，$T_{max}$为3.7小时，$C_{max}$为164.3ng/ml，血药谷浓度为40.3ng/ml，血浆半衰期为10.7小时。⑤注射剂：静脉滴注本药后5～6小时达稳态血药浓度。

（2）分布：①片剂：血浆蛋白结合率为70%～80%；②缓释片：主要分布于心、肝、肾等脏器；③缓释胶囊：血浆蛋白结合率为70%～80%。

（3）代谢：①片剂：体内代谢完全；②缓释胶囊：体内代谢完全。

（4）排泄：①片剂：仅2%～4%以原形随尿液排泄。单次或多次口服的血浆消除半衰期为3.5小时；②缓释片：60%经肝脏、40%经肾脏排泄，半衰期为7～9小时；③缓释胶囊：仅2%～4%以原形随尿液排泄。单次或多次口服的消除半衰期为5～7小时；④注射剂：单次静脉注射本药的消除半衰期约为1.9小时。

**（七）不良反应**

如出现头痛、头晕、疲劳感、心动过缓等症状时应减少剂量或停用。有时还会出现胃部不适、食欲缺乏、便秘或腹泻等。

### （八）药学监护点

1. 有效性监护

与常规高血压降压不同，对于主动脉夹层患者一旦确诊，应在半小时能将血压降低至能够维持机体血液供应的最低水平，一般要求将收缩压控制在 100 ～ 120mmHg，心率控制在 60 ～ 75次/分钟。观察治疗前和治疗后血压和心率是否改善来判断使用地尔硫䓬的疗效。

2. 安全性监护

给药方式：静脉给药，本药注射剂仅限于使用最小有效剂量或最短滴注时间。

如出现持续性皮肤反应，应停药；如出现完全性房室传导阻滞、严重心动过缓，应立即停药，给予硫酸阿托品、异丙肾上腺素等和/或使用心脏起搏器；如出现心搏骤停，应立即停药，进行心脏按压、给予肾上腺素等儿茶酚胺类药进行心脏复苏；如出现充血性心力衰竭，应停药，并进行适当处置；如出现急性肝功能损害，停药可恢复。

长期给药应定期监测肝、肾功能，使用本药注射剂时，应持续监测心电图和血压。

与其他药物之间的相互作用：

（1）降压药物（如降压药、硝酸酯类药）：增强降压作用，合用时应监测血压，并调整用药剂量。

（2）β-肾上腺素受体阻断药（如比索洛尔、阿替洛尔）：可能出现心动过缓、房室传导阻滞、窦房传导阻滞等，合用可增强抑制窦性节律和心脏传导、负性肌力作用、降压作用，静脉给予本药时，禁止同时给予或相距较短时间（数小时内）给予β-肾上腺素受体阻断药。口服给予本药时，开始或停止合用β-肾上腺素受体阻断药时需调整其剂量。

（3）抗心律失常药（如胺碘酮、美西律）：可出现心动过缓、房室传导阻滞、窦性停搏，合用可增强抑制窦性节律和心脏传导作用，合用时应监测心电图，发现异常时减量或停药。

（4）经CYP3A4代谢的他汀类药（如辛伐他汀、洛伐他汀）：可能增加发生肌病和横纹肌溶解的风险，因本药为CYP 3A4抑制药，如可能，应与不经CYP 3A4代谢的他汀类药合用，否则，应监测他汀类药相关的不良反应症状和体征，并调整剂量。如与辛伐他汀合用，辛伐他汀的日剂量不得超过10mg，本药的日剂量不得超过240mg。

（5）洋地黄制剂（如地高辛、甲地高辛）：合用可能出现心动过缓、房室传导阻滞。此外，合用可使洋地黄制剂的血药浓度升高，可能引起洋地黄中毒（表现为恶心、呕吐、头痛、眩晕、视觉异常等）。合用时应监测心电图，并定期观察有无洋地黄中毒症状，必要时监测洋地黄制剂的血药浓度。发现异常时应减量或停药。

（6）西咪替丁、HIV蛋白酶抑制药（如利托那韦、沙奎那韦）：合用可使本药的血药浓度升高，出现降压作用增强、心动过缓。合用时应监测血压、心电图，发现异常时减量或停药。

（7）苯妥英：合用可使苯妥英的血药浓度升高，引起运动失调、眩晕、眼球震颤。同时亦可使本药的血药浓度降低，作用减弱。合用时应定期观察临床症状，发现异常时减少苯妥英的剂量或停用苯妥英。

（8）二氢吡啶类钙通道阻滞药（如硝苯地平、氨氯地平）、三唑仑、咪达唑仑、卡马西平、司来吉兰、茶碱、西洛他唑、长春瑞滨、环孢素、他克莫司：合用可使以上药物的血药浓度升高。合用时应定期观察临床症状，发现异常时减量或停药。与三唑仑合用时，应从小剂量开始。

（9）利福平：利福平可使本药的血药浓度降低，作用减弱。合用时应定期观察临床症状，发现异常时换药或增加本药剂量。

（10）伊伐布雷定：合用可使伊伐布雷定的血药浓度升高，可能加重心动过缓和心脏传导障碍，避免合用。

## ■ 艾司洛尔

艾司洛尔，化学名4-{［3-［（1-甲基乙基）氨基］-2-羟基］丙氧基｝。具有降压作用，在外周血管疾病领域主要是应用其阻断$\beta_1$-肾上腺素受体的作用。

### （一）在外周血管疾病中的适应证

降血压，用于动脉栓塞伴房颤患者、主动脉夹层患者以控制心室率、围手术期高血压、外周动脉疾病的降压。

### （二）用法用量

用于围手术期高血压：静脉给药时必须先稀释。稀释液可选用5%葡萄糖注射液、5%葡萄糖氯化钠注射液、生理盐水、林格液等。成人常规剂量：即刻控制剂量为1mg/kg，在30秒内静脉注射，继之以0.15mg/（kg·min）静脉滴注。可以0.05mg/（kg·min）的幅度递增，最大维持量为0.3mg/（kg·min）。

### （三）特殊人群用法用量

1. 妊娠期妇女

药物对妊娠的影响：美国食品药品管理局划分本药的妊娠危险性级别为C级。

2. 哺乳期妇女

药物对哺乳的影响尚不明确本药是否经乳汁排出，哺乳期妇女应慎用。

3. 儿童

静脉给药按0.3mg/（kg·min）静脉滴注，持续监测心率、血压，以确定$\beta$受体拮抗作用是否起效（心率降低10%以上）。必要时每隔10分钟将用量增加0.05～0.10mg/（kg·min）。平均有效剂量为0.535mg/（kg·min），比成人高得多。

4. 重度肝肾功能损害的患者

因本药仅有2%以原形排泄到尿液中，肾衰竭患者不必调整剂量。对本药及其主要代谢产物ASL-8123的药物动力学研究表明，血液透析或持续腹膜透析的肾衰竭患者无须调整剂量。本品酸性代谢产物经肾消除，半衰期（$t_{1/2\beta}$）约3.7小时，肾病患者则约为正常者的10倍，故肾衰竭患者使用本品需注意监测。

5. 老年患者

本品在老年人应用未经充分研究。但老年人对降血压、降心率作用敏感，肾功能较差，应用本品时需慎重。

### （四）指南推荐

1. 2020年中国中医药研究促进会（Chinese Association for Research and Advancement of Chinese Medicine，CRACM）、中西医结合心血管病预防与康复专业委员会、高血压专家委员会、北京高血压防治协会（Beijing Hypertension Association，BHA）、中国高血压联盟、北京大学医学部血管健康研究中心特殊类型高血压临床诊治要点专家建议

下肢动脉硬化闭塞症（ASO）伴高血压的降压治疗；下肢ASO伴高血压的患者，血压应控制在＜140/90mmHg。降压过程应缓慢、渐进，防止患肢血流急剧下降。控制血压达标可降低心脑血管事件的发生率，还能减缓局部病变进程，降低截肢率。选择性$\beta_1$受体拮抗药在ASO合并高血压的治疗中有

效，且并不会加剧患肢缺血程度，因此并非禁忌。

主动脉夹层的降压治疗：对所有主动脉夹层患者都应当第一时间给予镇痛、稳定血流动力学治疗。对于血压高、无休克患者，需尽快控制血压与心率，首选静脉注射β受体拮抗药，将收缩压维持在120mmHg以下，目标是在维持灌注的情况下尽可能降低血压，防止主动脉壁进一步撕裂。

主动脉夹层慢性期的血压控制：目前认为主动脉夹层可分为急性期（0～14天）、亚急性期（15～90天）和慢性期（90天后）。慢性期血压需控制在130/80mmHg以下，并避免提重物等体力活动。首选药物为β受体拮抗药，其能够减缓夹层动脉瘤的变性，减少晚期主动脉夹层相关手术。

大动脉炎并发高血压的降压治疗：大动脉炎所并发的高血压应使用降压药控制血压，以拮抗疾病本身和治疗药物引起的高血压。钙通道阻滞药是安全有效的药物，ACEI/ARB应慎用于单侧或双侧严重肾动脉狭窄。常规或单纯降压治疗多难以控制血压，应积极强调对大动脉炎的治疗。

2. 2018年美国心脏协会（American Heart Association，AHA）难治性高血压的检测，评估和管理科学声明

主动脉缩窄的降压治疗：主动脉缩窄因为持续的高血压很可能继发于交感神经兴奋的增加，这种情况下采用β受体拮抗药对控制血压很可能是最为有效的。

3. 中国高血压防治指南2018年修订版

下肢动脉硬化闭塞症（ASO）伴高血压的降压治疗：下肢动脉硬化闭塞症伴高血压的患者血压应控制在＜140/90mmHg。降压达标不仅可降低此类患者心脑血管事件的发生率，而且也能减缓病变的进程，降低患者的截肢率。降压过程中患肢血流可能有所下降，多数患者均可耐受。药物选择：钙通道阻滞药和RAS抑制剂如ACEI或ARB，在降低血压的同时也能改善病变血管的内皮功能，应首先选用。选择性β₁受体拮抗药治疗ASO合并高血压有效，一般并不会增加病变血管的阻力，对冠心病事件有一定的预防作用，因此并非禁忌。利尿剂减少血容量，增加血液黏滞度，一般不推荐应用。

高血压急症合并主动脉夹层的降压治疗：高血压急症合并主动脉夹层，应该迅速降压至维持组织脏器基本灌注的最低血压水平，一般需要联合使用降压药，并要重视足量β受体拮抗药的使用，如不适用（如气道阻力增加），可考虑改用非二氢吡啶类钙通道阻滞药。

4. 2017年美国心脏协会联合美国心脏病学学会（American College of Cardiology/American Heart Association，ACC/AHA）高血压指南

主动脉夹层的降压治疗：β受体拮抗药的使用可以提高伴有高血压的主动脉夹层患者远期生存率，而ACEI则不能改善生存率。

5. 2017年欧洲心脏病学会（European Society of Cardiology，ESC）与欧洲血管外科学会（The European Society for Vascular Surgery，ESVS）外周动脉疾病的诊断和治疗指南

下肢动脉疾病（lower extremity artery disease，LEAD）合并心力衰竭时改善心力衰竭症状、提高射血分数的治疗：β受体拮抗药对于改善患者的疾病症状和截肢率等没有显著影响，但由于LEAD患者常合并有心力衰竭等疾病，β受体拮抗药仍被推荐用于LEAD患者。

6. 2017年美国血管外科协会（American Society for Vascular Surgery，ASVS）腹主动脉瘤患者的护理实践指南

腹主动脉瘤的降压治疗：在腹主动脉瘤的药物治疗中，由于β受体拮抗药在非心脏外科手术前应用可引起脑卒中和升高全因死亡率，因此2018年美国血管外科学会（ASVS）腹主动脉瘤诊治临床实践指南将围手术期应用β受体拮抗药的推荐等级降低为ⅡB级。

7. 2017年静脉β肾上腺素能受体拮抗药临床规范化应用中国专家建议

主动脉夹层的降压治疗：为防止主动脉夹层破裂，应充分镇痛，并尽快将血压和心率控制在可耐受的最低水平。首选β受体拮抗药，口服剂量应达到使收缩压降至100～110mmHg，静息心率50～60次/分钟。如患者血压显著升高或伴剧烈胸痛，可首先使用静脉β体拮抗药如艾司洛尔，降压速度可适

当加快，在24～48小时内将血压逐渐降至基线水平。待病情稳定，再改为口服β受体拮抗药维持。

8. 2017年颈动脉狭窄诊治指南

颈动脉狭窄的降压治疗：颈动脉狭窄降压药物治疗常用降压药物包括β受体拮抗药、钙通道阻滞药、血管紧张素转换酶抑制剂、血管紧张素受体拮抗药、利尿剂5类，以及由上述药物组成的固定配比复方制剂。在不合并其他血管狭窄的情况下，颈动脉内膜切除术和颈动脉支架血管成形术术后建议控制血压＜140/90mmHg以下。

9. 2017年中国医疗保健国际交流促进会与血管疾病高血压分会专家共识起草组肾动脉狭窄的诊断和处理中国专家共识

肾血管性高血压的降压治疗：可选用的药物有ACEI/ARB、钙通道阻滞药、β受体拮抗药等。已往的研究表明，钙通道阻滞药是治疗肾血管性高血压的安全有效药物。ACEI/ARB是最有针对性的降压药物，对大部分患者推荐使用，但这类药物有可能使单功能肾或双侧肾动脉狭窄患者的肾功能恶化，因此ACEI/ARB可用于单侧肾动脉狭窄，而单功能肾或双侧肾动脉狭窄慎用，开始使用时需要密切监测尿量和肾功能，如服药后尿量锐减或血清肌酐快速上升超过0.005mg/ml，表明已发生急性肾功能不全，应立刻减量或停药，一般肾功能均能恢复；β受体拮抗药能抑制肾素释放，有一定的降压作用，可以选用；利尿剂激活肾素释放，一般不主张用于肾血管性高血压，但患者如合并原发性高血压、肺水肿或心力衰竭，仍可选用。

10. 2015年下肢动脉硬化闭塞症诊治指南

下肢动脉硬化闭塞症伴高血压的降压治疗：下肢动脉硬化闭塞症常用降压药物包括钙通道阻滞药、ACEI、ARB、利尿剂和β受体拮抗药5类，以及由上述药物组成的固定配比复方制剂。此外，α受体拮抗药或其他种类降压药有时亦可应用于某些高血压人群。对于仅合并高血压的下肢动脉硬化闭塞症（ASO）患者建议控制血压＜140/90mmHg；对于有高血压同时合并糖尿病或慢性肾病的下肢ASO患者建议控制血压＜130/80mmHg。ACEI类药物适用于有症状的下肢ASO患者。β受体拮抗药是有效降压药物，不会对跛行产生负面作用。

11. 2014年欧洲心脏病学会（European Society of Cardiology，ESC）主动脉疾病诊疗指南

主动脉夹层的降压治疗：主动脉夹层患者静脉应用β受体拮抗药降低心率和收缩压至100～120mmHg。慢性主动脉病变患者的血压宜控制在140/90mmHg以下。对于马方综合征患者，预防性使用β受体拮抗药、ACEI、ARB等药物可以减缓主动脉扩张或相关并发症的进程。

12. 2011年荷兰高血压危象的处理指南，美国高血压协会、国际高血压病协会临床实践社区高血压管理指南

围手术期高血压的降压治疗：围手术期高血压需要立即给予降压药物，应选用那些起效迅速的药物，且静脉给予。静脉β受体拮抗药是围手术期高血压常用降压药之一，有减少并发症、降低猝死的益处。围手术期高血压如伴心动过速、心肌缺血时，静脉β受体拮抗药如艾司洛尔、拉贝洛尔为首选。

**（五）药理机制**

本药为短效选择性β₁肾上腺素受体拮抗药，抗高血压机制目前尚未完全阐明，可能通过以下几个方面发挥作用：

阻断心脏β₁受体，降低心排血量。

抑制肾素释放，降低血浆肾素浓度。

阻断中枢β受体，降低外周交感神经活性。

减少去甲肾上腺素释放以及促进前列环素生成。除此之外，本药在产生同等β受体拮抗作用时，比美托洛尔、普萘洛尔等其他选择性和非选择性的β肾上腺素受体拮抗药更能降低血压，提示本药的降压效应还可能存在其他的未知机制。

### （六）药物代谢动力学

（1）吸收：静脉注射后即刻产生β受体拮抗作用，5分钟后达最大效应，单次注射持续时间为 $10 \sim 30$ 分钟。若以 $50 \sim 300 \mu g/(kg \cdot min)$ 的速度持续给药，约30分钟可达稳态，应用负荷量后时间可缩短。

（2）分布：血浆蛋白结合率约为55%。本药脂溶性低，脑脊液中可分布少量，尚不清楚是否进入乳汁。

（3）代谢：注射后较快被红细胞细胞质中的酯酶水解，半衰期α相仅2分钟，β相约9分钟，肾功能障碍者半衰期可延长10倍。

（4）排泄：主要以代谢产物随尿液排泄，原形药物不到2%，在用药后24小时内，$73\% \sim 88\%$ 的药物以酸性代谢物形式随尿液排出。

### （七）不良反应

可见乏力、嗜睡、头晕、失眠、视觉障碍、幻觉、恶心、腹胀、腹痛、腹泻、皮疹、粒细胞减少、晕厥、低血压、心动过缓、充血性心力衰竭、房室传导阻滞加重、血糖升高、血脂升高等，需注意。

### （八）药学监护点

1. 有效性监护

治疗前及治疗后对患者进行血压检测，治疗后患者收缩压（SBP）介于 $100 \sim 110$ mmHg，舒张压（DBP）介于 $60 \sim 70$ mmHg 则说明患者血压控制达到目标；治疗后患者心率介于 $60 \sim 70$ 次/分钟则说明患者心率控制达到目标。

2. 安全性监护

给药方式：①本药临床作用快而强，因此推荐开始剂量宜小，严格控制输注速度，最好采用定量输液泵；②高浓度给药（>10mg/ml）会造成严重的静脉反应（包括血栓性静脉炎）。浓度为20mg/ml的药液若溢出血管外可造成严重的局部反应，甚至引起皮肤坏死，故药液浓度应避免大于10mg/ml，且应尽量通过大静脉给药，避免小静脉给药或通过蝴蝶管给药。

低血压虽可在任何剂量下发生，但呈剂量依赖性，故不推荐剂量超过 $0.2$ mg/$(kg \cdot min)$。使用本药时应严密监测，尤其是给药前低血压的患者，当出现血压过低时，减少剂量或停药，通常可在30分钟内恢复血压。突然停止滴注本药，不会产生与其他β肾上腺素受体拮抗药类似的撤药症状（如心绞痛或高血压反跳），但仍需谨慎。建议按以下方法减量：①心率控制以及病情稳定后，改用其他抗心律失常药，如普萘洛尔、地高辛、维拉帕米；②第1剂替代药物给药30分钟后，本药的输注速率降低一半；③给予第2剂替代药物后应监测患者反应，如在1小时内达到控制效果，可停用本药。心脏选择性β肾上腺素受体拮抗药较少引起2型糖尿病患者的葡萄糖耐量降低，但糖尿病患者在合用本药与降糖药时仍应谨慎。如出现心力衰竭征兆，应立即停药。本药半衰期短，故过量时首先应立即停药，观察临床效果。心动过缓时可静脉注射阿托品；哮喘时可给予β$_2$肾上腺素受体激动药和/或茶碱类治疗；心功能不全患者可给予利尿药及洋地黄类治疗；休克者可给予多巴胺、多巴酚丁胺、异丙肾上腺素、氨力农等治疗。

用药期间需监测血压、心率、心功能变化。

与其他药物之间的相互作用：

（1）α$_1$肾上腺素受体拮抗药（如哌唑嗪）：本药可加重α$_1$肾上腺素受体拮抗药（如哌唑嗪）的首剂反应。除哌唑嗪外其他α$_1$肾上腺素受体拮抗药较少出现，合用时需谨慎。

（2）胺碘酮：可出现明显的心动过缓和窦性停搏。

（3）二氢吡啶类钙通道阻滞药：合用治疗心绞痛或高血压有效，但也可引起严重的低血压或储备心力降低，如合用，应仔细监测心脏功能，尤其是对于左室功能受损、心律失常或主动脉狭窄的患者。

（4）地尔硫草：可增强 β 肾上腺素受体拮抗药的药理作用，对心功能正常的患者有利。但合用后也有引起低血压、左室衰竭和房室传导阻滞的报道，如合用应密切监测患者的心脏功能，尤其是老年、左室衰竭、主动脉狭窄或两种药物的用量都较大时。

（5）维拉帕米：均有直接的负性肌力和负性传导作用，合用时应密切监测心脏功能。

## ■ 尼莫地平

尼莫地平，化学名 2,6- 二甲基 -4-（3- 硝基苯基）-1,4- 二氢 -3,5- 吡啶二甲酸 -2- 甲氧乙酯异丙酯。具有降压作用，在外周血管疾病领域主要是应用其舒张脑血管的作用。

### （一）在外周血管疾病中的适应证

扩血管，用于缓解动脉瘤栓塞术后脑血管痉挛、动脉瘤性蛛网膜下腔出血后脑血管痉挛引起的缺血性神经损伤。

### （二）用法用量

成人口服，每日剂量 40 ～ 60mg，分 2 ～ 3 次服用。静脉滴注或泵入，体重低于 70kg 或血压不稳的患者，治疗开始的 2 小时可按照 0.5mg（2.5ml）/h 给药。如果耐受性良好尤其血压无明显下降时，2 小时后，剂量可增至 1mg（5ml）/h。体重大于 70kg 的患者，剂量宜从 1mg（5ml）/h。2 小时后如无不适可增至 2mg（10ml）/h。

### （三）特殊人群用法用量

1. 妊娠期妇女

目前尚无有关妊娠期妇女的适当的对照临床试验数据。在妊娠期应用本品时，必须依临床的严重程度审慎权衡利弊。

2. 哺乳期妇女

尼莫地平及其代谢物能进入人类乳汁中，浓度与母体中血浆浓度的水平相同。建议哺乳期妇女应用本品时避免哺乳婴儿。

3. 儿童

《中国国家处方集·化学药品与生物制品卷·儿童版》推荐：口服，用于蛛网膜下腔出血后血管痉挛的预防，1 个月以上儿童 1 次 0.9 ～ 1.2mg/kg，一次最大量不超过 60mg，每日 6 次（每 4 小时 1 次），出血 4 天后开始服用，连续 21 天。静脉滴注，用于蛛网膜下腔出血后血管痉挛的治疗：1 个月至 12 岁的儿童，初始量每小时 15μg/kg（最大每小时 0.5mg，如血压不稳定，初始量减至每小时 7.5μg/kg）；如血压无明显下降，2 小时后增至每小时 30μg/kg（最大每小时 2mg），持续至少 5 天（最长 2 周）。12 ～ 18 岁儿童，初始量每小时 500μg/kg，体重超过 70kg 且血压稳定者可增至每小时 1mg，如血压无明显下降，2 小时后增至每小时 1 ～ 2mg，持续至少 5 天。

4. 重度肝肾功能损害的患者

肾功能严重损害者慎用。本品的代谢产物具有毒性反应，肝功能损害者应当慎用。

5. 老年患者

口服本药普通制剂治疗老年性脑功能障碍时，推荐剂量为每次 30mg（每次 1 片）每日 3 次。少量水送服完整片剂，与饭时无关。口服尼莫地平片数月后，必须重新评价是否需要继续治疗。尼莫地平缓释片：未进行该项实验且无可靠参考文献。

**（四）指南推荐**

1. 2020年中国中医药研究促进会（Chinese Association for Research and Advancement of Chinese Medicine，CRACM）、中西医结合心血管病预防与康复专业委员会、高血压专家委员会、北京高血压防治协会（Beijing Hypertension Association，BHA）、中国高血压联盟、北京大学医学部血管健康研究中心特殊类型高血压临床诊治要点专家建议

下肢动脉硬化闭塞症（ASO）伴高血压的降压治疗；下肢ASO伴高血压的患者，血压应控制在＜140/90mmHg。降压过程应缓慢、渐进，防止患肢血流急剧下降。控制血压达标可降低心脑血管事件的发生率，还能减缓局部病变进程，降低截肢率。降压药物首选钙通道阻滞药和肾素-血管紧张素-醛固酮系统抑制剂（ACEI或ARB），在降压同时可以改善病变血管的内皮功能。

2. 2019年大动脉炎性肾动脉炎诊治多学科共识中国专家组中国大动脉炎性肾动脉炎诊治多学科专家共识

大动脉炎性肾动脉狭窄合并颈动脉受累：降压治疗需充分保证脑灌注，急性脑梗死时谨慎使用快速强力降压方案。一侧颈动脉狭窄≥70%时，收缩压控制在130～150mmHg；双侧颈动脉狭窄≥70%时，收缩压控制在150～170mmHg；颈动脉狭窄＜70%的高血压患者，降压治疗同一般人群。降压药物从小剂量开始，优先选择长效制剂。本共识推荐使用钙通道阻滞药及ACEI/ARB降压治疗。

3. 2018年美国心脏协会（American Heart Association，AHA）难治性高血压的检测，评估和管理科学声明

肾动脉狭窄的降压治疗：肾动脉狭窄的药物选择可以通过对肾素-血管紧张素系统阻滞剂和强效钙通道阻滞药的选择来提高效果。大数据显示，确诊为肾血管狭窄的患者应用ACEI或ARB将在远期病死率上获益。患者服用ACEI或ARB出现血肌酐升高，通常在血管重建术成功后可重新开始服用。

4. 2017年中国医疗保健国际交流促进会与血管疾病高血压分会专家共识起草组肾动脉狭窄的诊断和处理中国专家共识

肾血管性高血压的降压治疗：可选用的药物有ACEI/ARB、钙通道阻滞药、β受体拮抗药等。已往的研究表明，钙通道阻滞药是治疗肾血管性高血压的安全有效药物。ACEI/ARB是最有针对性的降压药物，对大部分患者推荐使用，但这类药物有可能使单功能肾或双侧肾动脉狭窄患者的肾功能恶化，因此ACEI/ARB可用于单侧肾动脉狭窄，而单功能肾或双侧肾动脉狭窄慎用，开始使用时需要密切监测尿量和肾功能，如服药后尿量锐减或血清肌酐快速上升超过0.005mg/ml，表明已发生急性肾功能不全，应立刻减量或停药，一般肾功能均能恢复；β受体拮抗药能抑制肾素释放，有一定的降压作用，可以选用；利尿剂激活肾素释放，一般不主张用于肾血管性高血压，但患者如合并原发性高血压、肺水肿或心力衰竭，仍可选用。

5. 2011年尼莫地平治疗外伤性蛛网膜下腔出血专家共识

防治脑血管痉挛：2007年科克伦循证医学中心的荟萃分析显示，尼莫地平显著减少动脉瘤性蛛网膜下腔出血后继发缺血症状，使脑血管痉挛所致死亡和致残的相对危险度均明显下降。美国心脏协会（AHA）、加拿大等多个国家和地区的动脉瘤性蛛网膜下腔出血诊疗指南中也极力推荐尼莫地平为防治脑血管痉挛的首选药物。

**（五）药理机制**

尼莫地平为第二代双氢吡啶类钙通道阻滞药，是目前脂溶性最强的钙通道阻滞药，易透过血脑屏障，高度选择性作用于脑血管，对外周血管的作用较小，故降压作用较小，对缺血脑损伤有保护作用，

尤其对缺血性脑血管痉挛的作用更明显。颅外动脉支架植入术围手术期常用于预防脑血管痉挛。

### （六）药物代谢动力学

（1）吸收：口服后几乎完全吸收。

（2）分布：该药脂溶性较高，可通过胎盘屏障及血脑屏障，脑脊液中的药物浓度为血浆浓度的0.5%，与血浆中尼莫地平的游离浓度基本相同。血浆蛋白结合率约98%。

（3）代谢：主要在肝脏通过脱氢、氧化的方式代谢，代谢产物无活性。

（4）排泄：半衰期2～7小时，50%的代谢产物从肾脏排泄，30%从胆汁排泄。

### （七）不良反应

（1）最常见的不良反应有血压下降（下降的程度与药物剂量有关）、肝炎、皮肤刺痛、胃肠道出血、血小板减少。

（2）偶见一过性头晕、头痛、面潮红、呕吐、胃肠不适等。个别患者发生碱性磷酸酶、乳酸脱氢酶升高，血糖升高。

### （八）药学监护点

#### 1. 有效性监护

尼莫地平剂量与效果相关性，痉挛血管中尼莫地平最有效的浓度范围为1～100nmol/L，在这个范围中，随着浓度的增加血管扩张也越明显；但是超过100nmol/L后扩血管的作用明显降低。①显效：血流恢复正常，神经功能明显改善；②有效：血流和神经功能恢复不明显，但临床症状有所改善；③无效：临床症状未缓解或死亡。

#### 2. 安全性监护

给药方式：颅内动脉瘤破裂引起的蛛网膜下腔出血（Hunt和Hess分级Ⅰ～Ⅴ），口服溶液、胶囊经口服或胃管、鼻胃管给药均应空腹60mg（20ml），每4小时1次，连续21天，治疗应在蛛网膜下腔出血后96小时内开始。

急性药物过量的症状有血压明显下降、心动过速或心动过缓，以及胃肠道不适和恶心（口服后），此时必须立即停药。根据中毒症状采取紧急措施。如果为口服，应考虑采用活性炭洗胃作为紧急治疗措施。如血压明显下降，可静脉给予多巴胺或去甲肾上腺素。因无特效解毒剂，对其他副作用的治疗应予以对症处理。

治疗期间监测血压、脉搏特别是肝硬化患者。

与其他药物之间的相互作用：

（1）降压药如利尿剂、β受体拮抗药、血管紧张素转化酶抑制剂、血管紧张素受体拮抗剂、其他钙通道阻滞药、α肾上腺素阻滞剂、5型磷酸二酯酶抑制剂、α甲基多巴：可能增强降压效果，如果这种联合治疗确实不可避免，则须对患者进行密切监测。

（2）β受体拮抗药：可导致共同增强负性肌力作用，直至充血性心力衰竭。

（3）有潜在肾毒性药物（如氨基糖苷类、头孢菌素和呋塞米）：可引起患者的肾功能减退，此时须密切监测肾功能，如发现肾功能减退，应考虑停药。

（赵辉娟）

# 第十一节 调节血脂药及抗动脉粥样硬化药

## ■ 他汀类药物

### （一）在外周血管疾病中的适应证

预防外周动脉血管事件，他汀类能增加粥样斑块的稳定性或使斑块缩小，故减少外周动脉血管事件的发生。

### （二）用法用量

口服给药：洛伐他汀10～80mg/d，每晚顿服；辛伐他汀5～40mg/d，每晚顿服；普伐他汀10～40mg/d，每晚顿服；氟伐他汀20～80mg/d，每晚顿服；匹伐他汀1～4mg/d，每日1次；阿托伐他汀10～80mg/d，每日1次；瑞舒伐他汀5～20mg/d，每日1次。

### （三）特殊人群用法用量

1. 妊娠期妇女

妊娠期妇女禁用。由于3-羟基-3-甲基戊二酰辅酶A（HMG-CoA）还原酶抑制剂会降低胆固醇合成，并且有可能降低其他具有生物活性的胆固醇衍生物的合成，而胆固醇和其他胆固醇生物合成产物对胚胎的发育很重要，因此妊娠期女性禁用。

2. 哺乳期妇女

哺乳期内妇女禁用。他汀类药物可能对母乳喂养婴儿造成严重不良反应。

3. 儿童

他汀类药物儿童用药的安全性和有效性尚未确定。

4. 肝功能损害患者用药

禁用于有活动性肝病的患者，包括不明原因的肝脏天冬氨酸氨基转移酶（AST）和/或丙氨酸氨基转移酶（ALT）水平持续升高。用药期间应定期监测肝功能。如果ALT或AST持续升高超过正常值上限3倍以上，建议减低用药剂量或停药。

5. 肾功能损害患者用药

肾病患者或有既往史的患者慎用。横纹肌溶解症的报告病例大多是有肾功能障碍的患者，另外发现伴随横纹肌溶解症可以发生急剧的肾功能恶化。

6. 老年患者

一般的高龄患者都生理功能下降，如发现不良反应则应注意减量使用。

### （四）指南推荐

1. 2017年欧洲心脏病学会外周动脉疾病诊断与治疗指南

无论是否合并冠心病，外周动脉疾病患者均建议常规服用他汀类药物治疗【1A级】；调脂目标是低密度脂蛋白胆固醇＜1.8mmol/L或如果治疗前低密度脂蛋白胆固醇在1.8～3.5mmol/L，需要将低密度脂蛋白胆固醇降低≥50%【1C级】；他汀类药物能改善下肢动脉疾病患者步行距离【1A级】。

2. 中国脑血管病一级预防指南2019

对于无症状颈动脉狭窄患者无论是否进行血运重建，他汀类药物治疗均适用【1C级】。

### （五）药理机制

1. 调血脂作用

他汀类药物为3-羟基-3-甲基戊二酰辅酶A（HMG-CoA）还原酶抑制剂。能够抑制胆固醇合成限速酶HMG-CoA还原酶，减少胆固醇合成，继而上调细胞表面低密度脂蛋白受体，加速血清低密度脂蛋白分解代谢。此外，还可抑制极低密度脂蛋白合成。因此他汀类能显著降低血清总胆固醇、低密度脂蛋白胆固醇和载脂蛋白B水平，也能降低血清甘油三酯水平和轻度升高高密度脂蛋白胆固醇水平。

2. 非调血脂性作用

近年来大量研究证实，他汀类药物除了调血脂作用外，还有调节内皮功能、抗血小板黏附聚集、抗血栓形成、稳定粥样硬化斑块、抗氧化、抗炎、抑制心肌肥厚、促进骨形成和/或抑制骨吸收等多方面作用。

### （六）药物代谢动力学

他汀类各药物的药物代谢动力学参数具体见表2-17。

表2-17 他汀类药物的药物代谢动力学参数

| 项目 | 洛伐他汀 | 辛伐他汀 | 普伐他汀 | 氟伐他汀 | 匹伐他汀 | 阿托伐他汀 | 瑞舒伐他汀 |
|---|---|---|---|---|---|---|---|
| 生物利用度 | 30% | 5% | 17% | 24% | ＞80% | 14% | 20% |
| 血浆蛋白结合率 | 95.0% | 95.0% | 53.1% | 98.0% | 96.0% | ＞98.0% | 88.0% |
| 半衰期（h） | 3 | 3 | 1.5 | 1.2 | 11 | 14 | 13～20 |
| 肝药酶 | 3A4 | 3A4 | 无 | 2C9 | 2C9（很少） | 3A4 | 2C9、2C19（10%） |
| 活性代谢产物 | 有 | 有 | 无 | 无 | 无 | 70%活性 | 有 |
| 排泄 | 83%胆汁；10%肾脏 | 60%胆汁；13%肾脏 | 80%胆汁；2%～13%肾脏 | 83%胆汁；10%肾脏 | 90%胆汁；5%肾脏 | 98%胆汁；2%肾脏 | 90%胆汁；10%肾脏 |

### （七）不良反应

绝大多数人对他汀的耐受性良好，其不良反应多见于接受大剂量他汀治疗者，常见表现如下：

（1）肝功能异常：主要表现为转氨酶升高，发生率0.5%～3.0%，呈剂量依赖性。停药后即恢复正常。

（2）肌肉不良反应：表现为肌痛、肌炎和横纹肌溶解症。

（3）长期服用他汀有增加新发糖尿病的危险：发生率10%～12%，属他汀类效应。他汀类对心血管疾病的总体益处远大于新增糖尿病危险，无论是糖尿病高危人群还是糖尿病患者，有他汀类治疗适应证者都应坚持服用此类药物。

（4）他汀治疗可引起认知功能异常：多为一过性，发生概率不高。

（5）他汀类药物的其他不良反应还包括：头痛、失眠、抑郁以及消化不良、腹泻、腹痛、恶心等消化道症状。

### （八）药学监护点

1. 有效性监护

定期测定血浆或血清总胆固醇、甘油三酯、低密度脂蛋白胆固醇和高密度脂蛋白胆固醇水平。

2. 安全性监护

（1）禁忌证评估：儿童、妊娠期及哺乳期妇女均应禁用。有过敏史、活动性肝病、不明原因转氨酶持续升高或超过3倍正常上限、失代偿性肝硬化及急性肝衰竭等情况下均应禁用。

（2）应用风险评估：已有肝脏疾病的患者或长期大量饮酒者慎用。

（3）特殊人群用药监护：肝肾功能不全患者调整剂量见表2-18。

表2-18　肝肾功能不全者他汀类药物的剂量调整

| 项目 | 肾功能不全 | 肝功能不全 |
|---|---|---|
| 洛伐他汀 | CrCL＜30ml/min，剂量不宜＞20mg/d | 活动性肝病或不明原因血清转氨酶持续升高患者避免使用 |
| 辛伐他汀 | 轻中度肾功能不全者无须调整；重度肾功能不全者起始5mg/d，密切监测肾功能 | |
| 普伐他汀 | 轻中度肾功能不全者无须调整；严重肾功能不全者起始剂量10mg/d | |
| 氟伐他汀 | 轻中度肾功能不全者无须调整；严重肾功能不全者（CrCL＜10ml/min）不超过40mg/d | |
| 匹伐他汀 | 中重度肾功能不全者（15＜CrCL＜60）、血液透析患者初始剂量1mg/d，最大剂量2mg/d | |
| 阿托伐他汀 | 无须调整 | |
| 瑞舒伐他汀 | 轻中度肾功能不全者无须调整；CrCL＜30ml/min时起始剂量5mg/d，最大剂量10mg/d | |

（4）药物不良反应监护：血清丙氨酸氨基转移酶（ALT）和/或天冬氨酸氨基转移酶（AST）升高达正常值上限3倍以上及合并总胆红素升高患者，应减量或停药。对于转氨酶升高在正常值上限3倍以内者，可在原剂量或减量的基础上进行观察，部分患者经此处理后转氨酶可恢复正常。患者有肌肉不适和/或无力，且连续检测肌酸激酶呈进行性升高时，应减少他汀类剂量或停药。

### （九）不同他汀类药物之间的比较

（1）他汀类药物药物代谢动力学比较（表2-17）。

（2）他汀类药物降胆固醇强度。不同种类的他汀的降胆固醇幅度有较大差别，同一种他汀剂量倍增时，降低胆固醇幅度仅增加6%。不同种类与剂量的他汀降低低密度脂蛋白胆固醇幅度见表2-19。

表2-19　他汀类药物降低密度脂蛋白胆固醇强度（药物量/mg）

| 品种 | 降低密度脂蛋白胆固醇的强度 | | | | | |
|---|---|---|---|---|---|---|
| | 20%～25% | 26%～30% | 31%～35% | 36%～40% | 41%～50% | 51%～55% |
| 洛伐他汀 | 10 | 20 | 40 | 80 | — | — |
| 辛伐他汀 | — | 10 | 20 | 40 | 80 | — |
| 普伐他汀 | 10 | 20 | 40 | — | — | — |
| 氟伐他汀 | 20 | 40 | — | — | — | — |
| 匹伐他汀 | — | 1 | 2 | 4 | — | — |
| 阿托伐他汀 | — | — | 10 | 20 | 40 | 80 |
| 瑞舒伐他汀 | — | — | 5 | — | 10 | 20 |

（3）他汀类药物推荐服药时间建议见表2-20。

表2-20　他汀类药物推荐服药时间建议

| 他汀类药物 | 半衰期（h） | 食物影响 | 推荐服用时间 |
| --- | --- | --- | --- |
| 洛伐他汀 | 3.0 | 空腹吸收减少30% | 晚餐顿服 |
| 辛伐他汀 | 3.0 | 进餐时吸收更好 | 晚餐顿服 |
| 普伐他汀 | 1.5 | 不显著 | 睡前顿服 |
| 氟伐他汀 | 1.2 | 不显著 | 睡前顿服 |
| 匹伐他汀 | 12.0 | 不显著 | 晚餐后服用 |
| 阿托伐他汀 | 14.0 | 食物降低吸收9% | 1天内固定任意时间 |
| 瑞舒伐他汀 | 13.0～20.0 | 不显著 | 1天内固定任意时间 |

（4）他汀类药物亲脂性：他汀类药物亲脂性顺序依次为：普伐他汀＜瑞舒伐他汀＜阿托伐他汀＜氟伐他汀＜匹伐他汀＜洛伐他汀＜辛伐他汀。

（5）他汀类药物与常用药物的联合用药情况见表2-21。

表2-21　他汀类药物与常用药物的联合用药情况

| 他汀类药物 | 氨氯地平 | 红霉素 | 克拉霉素 | 伊曲康唑 | 环孢霉素 | 胺碘酮 | 吉非罗齐 | 烟酸 | 西柚汁 |
| --- | --- | --- | --- | --- | --- | --- | --- | --- | --- |
| 洛伐他汀 | | 禁止 | 禁止 | 禁止 | 避免 | | 避免 | 上限1g/d | 避免 |
| 辛伐他汀 | ≤20mg | 禁止 | 禁止 | 禁止 | 避免 | ≤20mg | 避免 | 上限1g/d | 避免 |
| 阿托伐他汀 | 谨慎 | ≤20mg | ≤20mg | | 避免 | | 避免 | 上限1g/d | 避免 |
| 瑞舒伐他汀 | | | | | 5mg/d | | 10mg/d | 上限1g/d | |
| 氟伐他汀 | | | | | 20mg/d | 20mg/d | 谨慎 | | |
| 匹伐他汀 | | 谨慎 | 谨慎 | | | | 避免 | | |
| 普伐他汀 | | 谨慎 | 谨慎 | | 20mg/d | | 避免 | 上限1g/d | |

## ■ 依折麦布

### （一）在外周血管疾病中的适应证

可单独或与他汀类联合应用降低血脂水平，提高降脂达标率。

### （二）用法用量

本品推荐剂量为每天1次，每次10mg，可单独服用或与他汀类联合应用，或与非诺贝特联合应用。本品可在1天之内任何时间服用，可空腹或与食物同时服用。

### （三）特殊人群用法用量

1. 妊娠期妇女

尚无关于妊娠期用药临床资料。妊娠期妇女谨慎应用本品。

2. 哺乳期妇女

不宜用于哺乳期妇女。

3. 儿童

年龄大于等于10岁的儿童及青少年：不需要调整剂量。小于10岁儿童：不推荐应用本品。

4. 肝功能损害患者用药

轻度肝功能损害患者不需要调整剂量（Child-Pugh评分在5或6）。中度（Child-Pugh评分在7～9）或重度（Child-Pugh评分＞9）肝功能异常患者不推荐采用依折麦布治疗。

5. 肾功能损害患者用药

肾功能损害患者无须调整剂量。

6. 老年患者

老年患者无须调整剂量。

### （四）指南推荐

2016年中国成人血脂异常防治指南

对于不能耐受他汀治疗或最大耐受剂量他汀治疗后仍不达标，可联合非他汀药物（如依折麦布）。

### （五）药理机制

依折麦布作为第一个胆固醇吸收抑制剂，主要阻断胆固醇的外源收途径。吸收后进入肝肠循环并被糖脂化，依折麦布及其糖脂化代谢产物反复作用于胆固收部位于小肠细胞刷状缘，通过抑制表达胆固醇吸收的NPC1L1转运蛋白活性，选择性地抑制饮食和胆汁中的胆固醇跨小肠壁转运到肝脏中，持久地抑制胆固醇的吸收，从而降低胆固醇和相关植物固醇的吸收，使肝脏胆固醇储存减少，导致肝脏LDI受体合成增加，低密度脂蛋白代谢加快，使血浆中低密度脂蛋白胆固醇水平降低。此外依折麦布可降低高脂血症患者的总胆固醇水平、载脂蛋白B和甘油三酯水平，并增加高密度脂蛋白胆固醇水平，与3-羟基-3-甲基戊二酰辅酶A还原酶抑制剂合用更能有效地改善血清总胆固醇、载脂蛋白B、甘油三酯和高密度脂蛋白胆固醇水平。

### （六）药物代谢动力学

本药的药物代谢动力学参数的吸收、分布、代谢、排泄情况具体见表2-22。

**表2-22　依折麦布的药物代谢动力学参数**

| 药物代谢动力学过程 | 吸收 | 分布 | 代谢 | 排泄 |
|---|---|---|---|---|
| 特点 | 口服吸收迅速，并广泛结合成具药理活性的酚化葡萄糖苷酸（依折麦布-葡萄糖苷酸）。依折麦布-葡萄糖苷酸结合物 $C_{max}$ 为1～2h，而依折麦布 $C_{max}$ 为4～12h | 依折麦布及依折麦布-葡萄糖苷酸结合物与血浆蛋白结合率分别为99.7%及88%～92% | 依折麦布主要在小肠和肝脏与葡萄糖苷酸结合（Ⅱ相反应），并随后由胆汁及肾脏排出。$t_{1/2}$ 约为22h，提示有明显肠肝循环 | 受试者口服 $^{14}C$ 依折麦布（20mg）后，总依折麦布约占血浆总放射性的93%。在10天的收集期内，从粪便和尿液中分别约可回收服用放射性的78%和11%。48小时后，血浆中检测不到放射性 |

### （七）不良反应

患者普遍对本品耐受性良好，不良反应轻微且呈一过性。口服后少数患者出现胃肠道反应、疼痛、痉挛和无力的肌肉失调症状，血清肌酸激酶升高，氨基转移酶升高，血小板减少等不良反应。

### （八）药学监护点

1. 有效性监护

定期监测总胆固醇。

2. 安全性监护

禁忌证评估：妊娠期及哺乳期妇女禁用，有过敏史者、活动性肝病或原因不明的转氨酶持续升高者禁用。

药物不良反应监护：血清丙氨酸氨基转移酶（ALT）和/或天冬氨酸氨基转移酶（AST）升高达正常值上限3倍以上及合并总胆红素升高患者，应减量或停药。对于转氨酶升高在正常值上限3倍以内者，可在原剂量或减量的基础上进行观察，部分患者经此处理后转氨酶可恢复正常。

患者有肌肉不适和/或无力，且连续检测肌酸激酶呈进行性升高时，应减少他汀类剂量或停药。

药物相互作用监护：①与非诺贝特联合时，可使总依折麦布浓度升高约1.5倍。联合应用非诺贝特的患者怀疑出现结石时，则进行检查，并考虑选择其他降脂药物；②该药与环孢素合用，可使环孢素平均浓度-时间曲线下面积值增加15%；③该药与氟茚二酮、华法林及其他香豆素类抗凝药合用时，应适当监测国际标准化比值。

药物不良反应监护：不良反应有胃肠道反应及肌肉疼痛，也可引起转氨酶升高。

## ■ 非诺贝特

非诺贝特，化学名2-［4-（4-氯苯甲酰基）苯氧基］-2-甲基-丙酸甲基乙酯，用于治疗成人饮食控制疗法效果不理想的高胆固醇血症（Ⅱa型），内源性高甘油三酯血症，单纯型（Ⅳ型）和混合型（Ⅱb和Ⅲ型）。

### （一）在外周血管疾病中的适应证

用于外周动脉粥样硬化性疾病的治疗及动脉粥样硬化性心血管疾病（ASCVD）的二级预防。

### （二）用法用量

口服，非诺贝特片：每次100mg每日3次；微粒化非诺贝特：每次200mg，每日1次，与餐同服。

### （三）特殊人群用法用量

1. 妊娠期妇女

动物实验结果显示未见有致畸作用。目前为至，临床尚未出现致畸和胚胎毒性。但对妊娠期使用非诺贝特的跟踪不足以排除任何危险，故一般妊娠期妇女应禁用。但通过饮食控制不能有效降低高甘油三酯（＞10g/L）而增加母体患急性胰腺炎危险的情况时除外。

2. 哺乳期妇女

目前尚无非诺贝特可进入母乳的资料。但在哺乳期禁用。

3. 儿童

儿童禁用非诺贝特。

4. 重度肝肾功能损害的患者

严重肾功能受损者，包括接受透析的患者禁用。活动性肝病患者，包括原发性胆汁性硬化，以及不明原因持续性肝功能异常者禁用。

5. 老年患者

推荐使用普通成人剂量，如有肾功能损害可以减少剂量。

**（四）指南推荐**

*2016年中国成人血脂异常防治指南*

主要降低甘油三酯的药物：贝特类药物能使高甘油三酯伴低高密度脂蛋白胆固醇人群心血管事件危险降低10%左右，以降低非致死性心肌梗死和冠状动脉血运重建术为主，对心血管死亡、致死性心肌梗死或卒中无明显影响。因此不推荐其作为首选治疗药物，除非患者甘油三酯严重升高或患者不能耐受他汀类药物治疗。当患者经过强化生活方式治疗以及他汀类药物充分治疗后甘油三酯仍不达标时，可考虑在他汀类药物治疗基础上加用非诺贝特或烟酸缓释剂。

**（五）药理机制**

（1）非诺贝特可降低血清胆固醇20%～25%，降低甘油三酯40%～50%。胆固醇的降低是通过降低低密度动脉粥样化成分（极低密度脂蛋白和低密度脂蛋白），并且通过降低总胆固醇/高密度脂蛋白胆固醇比率取得的（该比率在动脉粥样化高脂血症中升高），从而改善了血浆中胆固醇的分布。非诺贝特治疗增加载脂蛋白A1、降低载脂蛋白B，从而改善载脂蛋白A1/载脂蛋白B比率，该比值被认为是动脉粥样化的标志。

（2）非诺贝特通过激活过氧化物酶增殖体激活受体α，激活脂解酶和减少载脂蛋白C Ⅲ合成，使血浆中脂肪降解和甘油三酯清除明显增加。

**（六）药物代谢动力学**

（1）吸收：口服吸收约为85%。

（2）分布：非诺贝特酸与血浆白蛋白结合紧密，可从蛋白结合部位取代维生素K拮抗剂，加强抗凝效果。

（3）代谢：在肝脏迅速被酯酶水解成为活性代谢产物，主要活性代谢产物为非诺贝特酸。服药后5小时可达最大血浆浓度。

（4）排泄：非诺贝特主要以非诺贝特酸的形式消除，还有其葡糖醛酸衍生物。非诺贝特酸在血液中消除半衰期约为20小时。该药主要从尿中排泄，几乎所有产物在6天内从体内排除。

**（七）不良反应**

（1）胃肠道反应：胃或肠道消化功能失调，如消化不良。

（2）肝功能损害：转氨酶升高，通常为一过性的；胆石症，胆汁淤积性肝炎。

（3）过敏反应：偶见过敏性皮肤反应，如皮疹，瘙痒，荨麻疹或光敏反应。

（4）骨骼肌肉系统：有报道出现过肌肉功能失调（弥散性疼痛，触痛感，肌无力）和少见的严重的横纹肌溶解症。发生肌肉不良反应的危险性与3-羟基-3-甲基戊二酰辅酶A还原酶抑制剂或者其他贝特类药物合用后会增加。这些不良反应停药后大多可逆转。

（5）血液系统：血红蛋白和白细胞下降。

（6）血栓栓塞：肺栓塞、深静脉血栓。

（7）其他：在接受非诺贝特治疗的患者中有报道胰腺炎的病例。

### （八）药学监护点

#### 1. 有效性监测

不同动脉粥样硬化性心血管疾病危险人群低密度脂蛋白胆固醇和非高密度脂蛋白胆固醇治疗达标值［mmol/L］不同，具体见表2-23。

**表2-23 低密度脂蛋白胆固醇和非高密度脂蛋白胆固醇治疗达标值**

| 危险等级 | 低密度脂蛋白胆固醇 | 非高密度脂蛋白胆固醇 |
| --- | --- | --- |
| 低/中危 | <3.1 | <4.1 |
| 高危 | <2.6 | <3.4 |
| 极高危 | <1.8 | <2.6 |

血清甘油三酯的合适水平为<1.7mmol/L（1.5mg/ml）。当血清甘油三酯≥1.7mmol/L（1.5mg/ml）时，首先应用非药物干预措施，包括治疗性饮食、减轻体重、减少饮酒、戒烈性酒等。若甘油三酯水平仅轻、中度升高［2.3～5.6mmol/L（2～5mg/ml）］，为了防控动脉粥样硬化性心血管疾病危险，虽然以降低低密度脂蛋白胆固醇水平为主要目标，但同时应强调非高密度脂蛋白胆固醇需达到基本目标值。经他汀类治疗后，如非高密度脂蛋白胆固醇仍不能达目标值，可在他汀类基础上加用贝特类、高纯度鱼油制剂。对于严重高甘油三酯血症患者，即空腹甘油三酯>5.7mmol/L（5mg/ml），应首先考虑使用主要降低甘油三酯和极低密度脂蛋白胆固醇的药物（如贝特类、高纯度鱼油制剂或烟酸）。

#### 2. 安全性监测

监测肝功能：与使用其他降脂药物一样，一些患者使用非诺贝特后可能引起转氨酶（丙氨酸氨基转移酶或天冬氨酸氨基转移酶）升高，通常为一过性的、轻微或无症状的。有报告非诺贝特数周至数年的治疗中发生肝细胞性、慢性活动性、胆汁淤积性肝炎，极为罕见有慢性活动性肝炎相关的肝硬化。建议在治疗的最初12个月，每隔3个月全面检查转氨酶浓度；当丙氨酸氨基转移酶和天冬氨酸氨基转移酶升高至正常值的3倍以上时，应停止治疗。如果发生提示肝炎的症状（如黄疸、瘙痒症），而且实验室检查确认肝炎诊断，应停止非诺贝特治疗。

监测肾功能：有非诺贝特治疗后血清肌酐升高的报告，停药后趋向于恢复到基线水平。对于原有肾功能受损患者、老年和糖尿病患者，建议定期监测肾功能。

胆石症：非诺贝特可能增加胆固醇的分泌进入胆汁，可能导致胆石症。如果怀疑胆石症，应做胆囊检查。如果确诊胆石症，应当停止使用非诺贝特。

胰腺炎：在接受非诺贝特治疗的患者中有报道胰腺炎的病例。这可能是由于对严重高甘油三酯血症的患者缺乏疗效，或者由于药物的直接作用，或者继发于胆结石形成或者胆汁淤积阻塞胆管。

与香豆素类口服抗凝剂合用时，可能会增强后者的抗凝效应。为了避免出血并发症，应密切监测凝血酶原时间和国际标准化比值，并可能需要调整口服抗凝剂的剂量。

饮酒：患者服药期间避免大量饮酒。

与其他药物之间的相互作用：

（1）胆汁酸结合树脂，如考来烯胺等合用，则至少应在服用这些药物之前1小时或4～6小时之后再服用非诺贝特。因胆汁酸结合药物还可结合同时服用的其他药物，进而影响其他药的吸收。

（2）HMG-CoA还原酶抑制剂，如普伐他汀、氟伐他汀、辛伐他汀等合用，可引起肌痛、横纹肌溶解、血肌酸磷酸激酶增高等肌病，严重时应停药。

（3）免疫抑制剂，如环孢素或其他具肾毒性的药物合用时，可能有导致肾功能恶化的危险，应减量或停药。

（4）高蛋白结合率的药物：合用时，可使它们的游离型增加，药效增强，如甲苯磺丁脲及其他磺脲类降糖药、苯妥英、呋塞米等，在降血脂治疗期间服用上述药物，则应调整降糖药及其他药的剂量。

## ■ 吉非贝齐

吉非贝齐，化学名2,2-二甲基-5-（2,5-二甲苯基氧基）-戊酸。用于高脂血症。适用于严重Ⅳ或Ⅴ型高脂蛋白血症、冠心病危险性大而饮食控制、减轻体重等无效者。也适用于Ⅱb型高脂血症、冠心病危险性大而饮食控制、减轻体重、其他血脂调节药物治疗无效者。

### （一）在外周血管疾病中的适应证

用于外周动脉粥样硬化性疾病的治疗及动脉粥样硬化性心血管疾病（ASCVD）的二级预防。

### （二）用法用量

口服：每次0.3～0.6g，每日2次，早餐及晚餐前30分钟服用。

### （三）特殊人群用法用量

1. 妊娠期妇女

在动物中大剂量使用本品可致胎仔死亡，人体研究未有报道，故妊娠期妇女不宜服用本品。

2. 哺乳期妇女

本品是否进入乳汁不详，故哺乳期妇女不宜服用本品。

3. 儿童

儿童服用本品的研究尚不充分，应用时须权衡利弊。

4. 重度肝肾功能损害的患者

患胆囊疾病、胆石症禁用，本品有可能使胆囊疾患症状加剧。肝功能不全或原发性胆汁性肝硬化的患者禁用，本品可促进胆固醇排泄增多，使原已较高的胆固醇水平增加。

严重肾功能不全患者禁用，因为在肾功能不全的患者服用本品有可能导致横纹肌溶解和严重高血钾；肾病综合征引起血清蛋白减少的患者禁用，因其发生肌病的危险性增加。

5. 老年患者

老年人如有肾功能不良时，须适当减少本品用药量。

### （四）指南推荐

见"非诺贝特"。

### （五）药理机制

本品为氯贝丁酸衍生物类血脂调节药，其降血脂的作用机制尚未完全明了，可能涉及抑制周围脂肪分解，减少肝脏摄取游离脂肪酸而减少肝内甘油三酯形成，抑制极低密度脂蛋白载脂蛋白的合成而减少极低密度脂蛋白的生成。本品降低血甘油三酯而增高血高密度脂蛋白浓度。虽可轻度降低血低密度脂蛋白胆固醇浓度，但在治疗Ⅳ型高脂蛋白血症可能使低密度脂蛋白有所增高。本药研究显示还可减少严重冠心病猝死、心肌梗死的发生。

## （六）药物代谢动力学

（1）吸收：胃肠道吸收完全。

（2）分布：血浆蛋白结合率大约为98%。

（3）代谢：在肝内代谢。血药浓度峰值出现于口服后1～2小时。

（4）排泄：有大约70%的药物经肾脏排泄，以原形为主。6%由粪便排出。半衰期为1.5小时。

## （七）不良反应

（1）胃肠道不良反应：胃肠道不适如消化不良、厌食、恶心、呕吐、饱胀感、胃部不适等。

（2）偶有胆石症或肌炎（如肌痛、乏力）：本品属氯贝丁酸衍生物，有可能引起肌炎、肌病和横纹肌溶解综合征，导致血肌酸磷酸激酶升高。发生横纹肌溶解，主要表现为肌痛合并血肌酸磷酸激酶升高、肌红蛋白尿，并可导致肾衰竭，但较罕见。在患有肾病综合征及其他肾功能损害而导致血白蛋白减少的患者或甲状腺功能亢进的患者，发生肌病的危险性增加。

（3）偶有肝功能试验异常：血氨基转移酶、乳酸脱氢酶、胆红素、碱性磷酸酶增高，但停药后可恢复正常。

（4）血液系统：偶有轻度贫血及白细胞计数减少，但长期应用又可稳定，个别有严重贫血、白细胞减少、血小板减少和骨髓抑制。

（5）其他较少见的不良反应：头痛、头晕、乏力、皮疹、瘙痒、阳萎等。

## （八）药学监护点

1. 有效性监测

见"非诺贝特"

2. 安全性监护

本品可明显增强口服抗凝药的作用，与其同用时应注意降低口服抗凝药的剂量，经常监测凝血酶原时间以调整抗凝药剂量。其作用机制尚不确定，可能是因为本品能将华法林等从其蛋白结合位点上替换出来，从而使其作用加强。

本品与其他高蛋白结合率的药物合用时，也可将它们从蛋白结合位点上替换下来，导致其作用加强，如甲苯磺丁脲及其他磺脲类降糖药、苯妥英、呋塞米等，在降血脂治疗期间服用上述药物，则应调整降糖药及其他药的剂量。

与3-羟基-3-甲基戊二酰辅酶A还原酶抑制剂如洛伐他汀等合用治疗高脂血症，将增加两者严重肌肉毒性发生的危险，可引起肌痛、横纹肌溶解、血肌酸磷酸激酶增高等肌病，应尽量避免联合使用。如用药后临床上出现胆石症、肝功能显著异常、可疑的肌病症状（如肌痛、触痛、乏力等）或血肌酸磷酸激酶显著升高，也应停药。

与免疫抑制剂如环孢素合用时，可增加后者的血药浓度和肾毒性，有导致肾功能恶化的危险，应减量或停药。本品与其他有肾毒性的药物合用时也应注意。

# ■ 阿昔莫司

阿昔莫司，化学名5-甲基吡嗪-2-羧酸-4-氧化物，用于治疗高甘油三酯血症（Ⅳ型），高胆固醇血症（Ⅱa型）、高甘油三酯合并高胆固醇血症（Ⅱb型）。

**（一）在外周血管疾病中的适应证**

用于外周动脉粥样硬化性疾病的治疗及动脉粥样硬化性心血管疾病（ASCVD）的二级预防。

**（二）用法用量**

每日剂量可根据血浆甘油三酯和胆固醇水平而定。每日平均剂量为：每次1粒，每日2～3次，饭后服用。

Ⅳ型高脂蛋白血症，每次1粒，每日2次。Ⅱb型，Ⅲ型及Ⅴ型高脂蛋白血症，每次1粒，每日3次。

对于特殊重症患者可根据医嘱增加剂量。每日总量不超过1200mg，可长期安全服用。

**（三）特殊人群用法用量**

在妊娠期妇女、哺乳期妇女、儿童患者中禁用，在老年患者未进行该项实验且无可靠参考文献。重度肝肾功能损害的患者：CrCL30～60ml/min，每日2次，每次150mg；10～30ml/min，每日1次，每次150mg；CrCL＜10ml/min，隔日1次，每次150mg。

**（四）指南推荐**

无。

**（五）药理机制**

阿昔莫司为烟酸的衍生物，能抑制脂肪组织的分解，减少游离脂肪酸自脂肪组织释放，从而降低甘油三酯（TG）在肝中的合成，并通过抑制极低密度脂蛋白（VLDL）和低密度脂蛋白（LDL）的合成，使血液中甘油三酯（TG）和总胆固醇（TC）的浓度下降。本品还可抑制肝脏脂肪酶的活性，减少高密度脂蛋白（HDL）的分解。

**（六）药物代谢动力学**

（1）吸收：口服后迅速吸收。
（2）分布：全身分布。不与血浆蛋白结合。
（3）代谢：不被代谢。1.0～1.5小时达血药浓度峰值。
（4）排泄：以原形从尿中排出。半衰期为1.5小时。

**（七）不良反应**

本品在治疗初期可引起皮肤血管扩张，提高对热的敏感性，如面部潮热或肢体瘙痒，这些症状通常在治疗后几天内消失，不需停药。

偶有中度胃肠道反应（如胃灼热感、上腹隐痛、恶心、腹泻、眼干和荨麻疹等）及头痛的报道。

极少数患者有局部或全身变态反应（如皮疹、荨麻疹、斑丘疹、唇水肿、哮喘样呼吸困难、低血压等）应立即停药并对症处理。

**（八）药学监护点**

1. 有效性监测
见"非诺贝特"。

2. 安全性监护

对于长期接受治疗的患者，在治疗前检测包括血脂谱在内的所有基线值，并定期检测血脂以确定是否达到预期疗效。应监测肝功能和肾功能。

未见与其他降脂药的相互作用。但当阿昔莫司与他汀或贝特类药物联合应用时应谨慎，因为有烟酸（阿昔莫司结构类似物）与这类降脂药联合应用时骨骼肌肉事件增加的报道。

在同时应用降糖药或抗凝药的患者中没有显示出不良的药物相互作用。

## ■ 普罗布考

### （一）在外周血管疾病中的适应证

治疗高胆固醇血症。普罗布考是美国食品药品管理局批准的唯一抗氧化药物，具有多重药理效应，包括调脂、抗炎、抗氧化及改善血管内皮功能等特点，在临床上常与其他降脂类药物及抗血小板药物联合用于动脉粥样硬化性心血管疾病的防治。

### （二）用法用量

每次0.5g，每日2次，早、晚餐时服用。

### （三）特殊人群用法用量

1. 妊娠期妇女

本品在妊娠期的安全性未知，故不推荐用于妊娠期妇女。

2. 哺乳期妇女

本品是否分泌进入乳汁尚不清楚，故不推荐用于哺乳期妇女。

3. 儿童

本品在儿童的安全性未知，故不宜应用。

4. 重度肝肾功能损害的患者

肾功能损害时，本品剂量应减少。

5. 老年患者

用于65岁以上老年人，其降胆固醇和低密度脂蛋白胆固醇的效果较年轻患者更为显著，老年人应酌情减量。

### （四）指南推荐

1. 2016年中国成人血脂异常防治指南

根据个体调脂疗效和耐受情况，适当调整他汀类药物剂量，若低密度脂蛋白胆固醇水平不达标，可与其他调脂药物包括普罗布考等联合应用，可获得安全有效的调制效果（Ⅰ类推荐，B级证据）。

2. 2014年国际家族性高胆固醇血症基金会发布的国际家族性高胆固醇血症基金会患者家族管理的整合指南

普罗布考在临床中常用剂量为0.5g，2次/天，主要适用于高胆固醇血症，尤其是纯合子家族性高胆固醇血症及黄色瘤患者。在成年患者管理中，降低家族性高胆固醇血症患者心血管事件和动脉粥样硬化进展的风险，他汀类药物可联合普罗布考，以进一步降低低密度脂蛋白胆固醇水平（Ⅰ类推荐，B级证据）。与他汀类药物联合应用时，可以0.25g/次，2次/天。接受经皮冠状动脉介入治疗的患者，应该在术前1个月～3天服用，术后维持6个月，剂量是0.25克/次，2次/天。

3．2017年中国女性心血管疾病预防专家共识

建议女性冠心病（Ⅰ类推荐，A级证据）及其他动脉粥样硬化性疾病或10年心血管绝对风险〉20%的女性（Ⅰ类推荐，B级证据），在改善生活方式的同时，应用调脂药物，使低密度脂蛋白胆固醇小于1mg/ml，推荐主要干预血脂的药物包括普罗布考（Ⅰ类推荐，B级证据）。

### （五）药理机制

降低胆固醇合成、促进胆固醇分解发挥降脂作用，改变高密度脂蛋白性质和功能，影响卵磷脂胆固醇酰基转移酶和胆固醇酯转运蛋白功能，加强高密度脂蛋白胆固醇的逆转运；可抑制血管成形术后再狭窄，并有消黄瘤作用；抑制脂质过氧化，改善内皮舒张功能，抑制致炎因子、致动脉粥样硬化因子的基因表达和自由基介导的炎症反应，抑制泡沫细胞和动脉粥样硬化斑块的形成、消退或减小动脉粥样硬化斑块。

### （六）药物代谢动力学

经胃肠道吸收有限且不规则，如与食物同服，可使其吸收达最大。1次口服本品后18小时达血药浓度高峰，半衰期为52～60小时。血药浓度逐渐增高，3～4个月达稳态水平。本品在体内产生代谢产物，口服剂量的84%从粪便排出，1%～2%从尿中排出，粪便中以原形为主，尿中以代谢产物为主。

### （七）不良反应

（1）最常见的不良反应为胃肠道不适，腹泻的发生率约10%，其他包括腹痛、恶心和呕吐。

（2）罕见的不良反应有心电图Q-T间期延长、室性心动过速、严重室性心律失常，血小板减少等。

（3）其他不良反应包括肝功能生化指标异常、肌酸激酶、尿酸、尿素氮升高。

### （八）药学监护点

1．有效性监护

本品不需常规监测，但在以下患者包括室性心律失常、Q-T间期延长、血钾过低者禁用。

2．安全性监护

服用本品，应定期检查心电图Q-T间期，定期检查肝功能、肌酸激酶、尿素和尿素氮等指标。

药物相互作用监护：与导致心律失常的药物，如三环类抗抑郁药、Ⅰ类及Ⅲ类抗心律失常药物和吩噻嗪类药物合用时，应警惕心律失常的发生；能加强香豆素类药物的抗凝血作用；能加强降糖药的作用；可降低环孢素的血药浓度。

禁忌证监护：下列情况禁用：近期心肌损害，如新近心肌梗死患者；严重室性心律失常、心动过缓者；有心源性晕厥或不明原因晕厥者；有Q-T间期延长者；合并低血钾或低血镁者。

## ■ PCSK9 单抗

### （一）在外周血管疾病中的适应证

纯合子家族性高胆固醇血症，用于成人或12岁以上青少年的纯合子型家族性高胆固醇血症，可与饮食疗法和其他降低低密度脂蛋白（LDL）的治疗（如他汀类药物与依折麦布）合用，用于患有纯合子家族性高胆固醇血症（HoFH）且需进一步降低低密度脂蛋白胆固醇的患者。用于成人动脉粥样硬化性

心血管疾病的治疗，以降低心肌梗死、卒中和冠状动脉血运重建的风险。

### （二）用法用量

皮下给药，对于HoFH患者，使用一次性预充式自动注射器，在30分钟内，给药剂量为420mg每月1次，鉴于对治疗的应答取决于LDL受体功能的水平，应在其给药4～8周后检测HoFH患者的低密度脂蛋白胆固醇水平。

### （三）特殊人群用法用量

1. 妊娠期妇女

在给妊娠期妇女处方前，应考虑本品的获益和风险以及对胎儿的可能风险，除非存在临床需要，否则不应在妊娠期使用本品。

2. 哺乳期妇女

尚不清楚本品能否经人乳分泌及其对母乳喂养婴儿的影响或对乳汁生成的影响，不能排除其对母乳喂养新生儿或新生儿的风险。

3. 儿童

基于1项包含10例HoFH青少年患者（13～17岁）、为期12周的安慰剂对照研究，确定了PCSK9单抗联合饮食疗法和其他降低密度脂蛋白胆固醇治疗，用于需要进一步降低低密度脂蛋白胆固醇的HoFH青少年患者的安全性和有效性，尚未确定瑞百安用于年龄低于13岁的青少年患者的安全性和有效性。

4. 重度肝肾功能损害的患者

肾功能不全的患者无须调整剂量。轻度至中度肝功能不全（Child-Pugh A级或B级）患者无须调整剂量。尚无严重肝功能不全患者使用的数据。

5. 老年患者

在对照研究中，7656（41%）例接受PCSK9单抗的患者年龄≥65岁，1500（8%）例年龄≥75岁。未观察到这些患者于年轻患者间存在安全性和有效性的总体差异，其他报告的临床经验尚未发现老年患者与年轻患者间对药物应答的差异，但不能排除部分老年患者个体对PCSK9单抗的敏感性更高。

### （四）指南推荐

1. 2017年欧洲心脏病学会/欧洲动脉硬化学会临床实践指南

动脉粥样硬化性心血管疾病或家族性高胆固醇血症应用前蛋白转化酶枯草杆菌蛋白酶/9型Kexin抑制剂（PCSK9抑制剂）。

建议下列情况时考虑使用PCSK9抑制剂：

极高危的动脉粥样硬化性心血管疾病患者，尽管接受了最大耐受剂量的他汀±依折麦布治疗，但低密度脂蛋白胆固醇水平仍显著升高，考虑其不良预后风险极高。

极高危的动脉粥样硬化性心血管疾病患者，不能耐受3种及以上他汀类药物的适宜剂量，由此导致低密度脂蛋白胆固醇水平升高。

无动脉粥样硬化性心血管疾病的家族性高胆固醇血症患者，有高或极高心血管风险，且低密度脂蛋白胆固醇明显升高。

尽管接受了他汀±依折麦布治疗，或无法耐受3种及以上他汀类药物的适宜剂量，工作组仍建议将低密度脂蛋白胆固醇1.4mg/ml作为考虑应用PCSK9抑制剂的阈值。用PCSK9抑制剂将低密度脂蛋白胆固醇水平降低50%，尽可能达到指南推荐的低密度脂蛋白胆固醇目标值或0.7mg/ml，CV绝对风险可降低＞1%/年。

2. 2017年美国国家脂质协会专家组更新对成人使用PCSK9抑制剂的推荐

基于循证医学证据，推荐PCSK9抑制剂可用于以下几种情况：①稳定性动脉粥样硬化性心血管疾病；②进展性动脉粥样硬化性心血管疾病；③低密度脂蛋白胆固醇水平≥1.9mg/ml［包括多基因高胆固醇血症、杂合子家族性高胆固醇血症（HeFH）和纯合子家族性高胆固醇血症（HoFH）］；④极高危且他汀不耐受的患者。

### （五）药理机制

依洛尤单抗是一种对人前蛋白转化酶枯草溶菌素9（PCSK9）的人单克隆IgG2。通过与PCSK9结合，抑制循环中的PCSK9与低密度脂蛋白受体的结合，从而阻止PCSK9介导的低密度脂蛋白受体降解，使低密度脂蛋白受体可重新循环至肝细胞表面。

### （六）药物代谢动力学

在吸收方面，单次皮下给药后3～4天后达到中位血清峰浓度，绝对生物利用度约为72%。在药物分布方面，单次静脉给药后，平均稳态分布容积约为3.3L。在代谢与消除方面，在低剂量下，消除主要通过与靶点PCSK9饱和性结合，在高剂量下，主要通过非饱和蛋白质降解途径而消除，消除半衰期为11～17天。

### （七）不良反应

（1）在治疗HoFH患者中的不良反应包括：上呼吸道感染、流感、胃肠炎和鼻咽炎，在治疗成人原发性高脂血症（包括杂合子家族性高胆固醇血症，HeFH）患者中的不良反应最常见的为肌痛。

（2）变态反应：表现为皮疹、湿疹、红斑和荨麻疹，局部注射部位反应，主要表现为红斑、疼痛和瘀斑。

（3）免疫原性：与所有治疗性蛋白质一样，存在免疫原性的可能，目前尚无证据表明抗药结合抗体的存在会影响药物代谢动力学特征、临床应答或安全性，但在抗药结合抗体存在的情况下，继续药物治疗的长期后果尚属未知。

### （八）药学监护点

1. 有效性监护

鉴于对治疗的应答取决于低密度脂蛋白受体功能的水平，应在其给药4～8周后检测HoFH患者的低密度脂蛋白胆固醇水平。

治疗监测：在第4周时监测他汀和依折麦布降低低密度脂蛋白胆固醇的程度，考虑应用PCSK9抑制剂前依从性的检查，以及每月1次（首次注射后2周）或2周1次（下次注射前）注射PCSK9抑制剂后低密度脂蛋白胆固醇降低程度的评估。

2. 安全性监护

在接受药物治疗的患者中，如发生严重变态反应的体征或症状，须终止依洛尤单抗治疗，以标准程序进行治疗，并持续监测直至症状或体征缓解。

漏服的处理：如果错过每月1次的给药：对于错过时间在7天以内，给予依洛尤单抗，并继续使用以前的给药时间表；错过给药时间超过7天，给予依洛尤单抗，并基于这次给药时间重新计划给药时间表。

（陈星伟）

# 第十二节  栓塞和硬化剂

硬化剂治疗是一种将化学药物注入曲张静脉使静脉发生无菌性炎症继而发生纤维性闭塞，达到使曲张静脉萎陷的治疗方法，目前主要为泡沫硬化剂治疗。

## ■ 聚多卡醇

### （一）在外周血管疾病中的适应证

用于治疗毛细血管扩张，网状静脉扩张和静脉曲张。

### （二）用法用量

局部注射，一般情况下每日给药不超过2mg/kg。广泛的静脉曲张病应在数个疗程中一直接受治疗。当首次治疗有过敏反应倾向的患者时，不应给予1次以上注射。在随后的疗程中，如果未超过最大剂量，依据反应，可给予几次注射。

一般仅在小腿水平放置或自水平面抬高30°～45°时进行注射，所有注射必须由静脉内给药。

### （三）特殊人群用法用量

1. 妊娠期妇女

除非明确是必须的，妊娠期间不得应用聚多卡醇注射液。

2. 哺乳期妇女

如果哺乳期间硬化治疗是必须的，则建议暂停母乳喂养2～3天。

### （四）指南推荐

2014年慢性下肢静脉疾病诊断与治疗中国专家共识

美国血管外科学会（SVS）和美国静脉论坛（AVF）推荐泡沫硬化剂治疗毛细血管扩张症、网状静脉和静脉曲张等级为【1B】级推荐，对于隐静脉功能不全的治疗建议优先选择腔内热消融术，其次是泡沫化学消融，推荐等级【1B】。

### （五）药理机制

聚多卡醇会改变血管内皮细胞的密集度和数量，另外其还有局部修复的作用。在进行静脉曲张的硬化注射后包扎弹力绷带可以将静脉壁紧密压迫在一起，从而抑制过量血栓形成，同时阻碍血栓内部的血液流通，达到形成纤维组织以实现曲张血管硬化的理想效果。聚多卡醇不仅能提高局部敏感传感器的兴奋度，同时提高敏感神经纤维的引导能力。

### （六）药物代谢动力学

血浆半衰期为0.94～1.27小时，药物浓度-时间曲线下面积为6.19～10.90（μg·h）/ml，全部清除时间为平均12.41L/h，单位容积为17.9L。

**（七）不良反应**

（1）常见不良反应：注射部位瘀伤（静脉注射泡沫，15.4%；溶液，42%），注射部位刺激感（41%）、疼痛（10.7% ～ 24.0%）、色素变化（38%）、瘙痒（19%）。

（2）严重不良反应：动脉栓塞、过敏症、肺栓塞。

**（八）药学监护点**

1. 有效性监护

（1）建议接受了静脉注射泡沫的患者，1周内避免剧烈运动、1个月内不活动。

（2）建议患者治疗后步行15 ～ 20分钟（静脉注射泡沫者步行10分钟），并在接下来的数日内每天步行1次（静脉注射泡沫者坚持1个月）。

2. 安全性监护

（1）绝不可将硬化剂注射入动脉内，因为这会导致严重坏死，以致必须进行截肢。

（2）聚多卡醇注射液辅料含有乙醇。以前有酒精中毒的患者必须考虑这一点。

（3）必须严格评价所有硬化剂的面部适应证，因为血管内注会导致动脉内压力逆转，进而导致不可逆的视觉障碍（失明）。

## ■ 鱼肝油酸钠

**（一）在外周血管疾病中的适应证**

（1）血管瘤、静脉曲张、内痔、颞颌关节病（脱位或半脱位者）。

（2）妇科、外科等创面渗血和出血。

**（二）用法用量**

（1）局部注射：常用量，1次0.5 ～ 5.0ml；极量，1次5ml。

（2）静脉曲张：第1次注射5%溶液（内含2%苯甲醇作为局部止痛剂）0.5 ～ 1.0ml于静脉曲张腔内。如无不良反应，24小时以后可继续注射0.5 ～ 2.0ml（一般为1ml），1日不超过5ml，每个3 ～ 5日在不同部位注射。血管瘤患者根据瘤腔大小可行多点注射。

**（三）药理机制**

局部注射后可刺激血管内膜，促使其增生，逐渐闭塞血管使之硬化。对凝血无直接作用，但与钙离子有亲和力，易形成钙皂，从而激活内源性凝血机制，加速血液的凝结。它也能导致静脉内膜的内皮细胞损伤及脱落，使静脉腔内形成混合血栓而有利于止血。还能诱导血小板聚集，使受损的血管裂口封堵，促使血液流速变慢而淤滞。

**（四）药物代谢动力学**

（1）吸收：本药从静脉注射后，5分钟起效。

（2）分布：当给予5%的溶液不足3ml时，有20%的剂量可达到肺部。

**（五）不良反应**

偶可引起皮疹等不良反应，也可引起注射区疼痛、肿胀不适。

**（六）药学监护点**

（1）偶有严重变态反应，注射前应先进行过敏试验。过敏体质者慎用。

（2）本品在气候较冷时，如有微小固体物质形成，可稍微加热而使之溶解。

（3）注射本品可能有疼痛或发热，能自行缓解，一般不需要处理。

（4）用于鼻中隔黏膜下注射时不可双侧同时使用，以防鼻中隔穿孔。

## ■ 十四烷基硫酸钠

**（一）在外周血管疾病中的适应证**

常用于治疗下肢毛细血管扩张、网状静脉和小静脉曲张。

**（二）用法用量**

美国和加拿大的最大推荐剂量为10ml的3%溶液；世界各地的剂量因剂型而异。根据目标静脉的大小，可使用0.1%～3.0%的稀释溶液；静脉直径越小，药物浓度越低。循证证据：每次注射0.5ml 3%十四烷基硫酸钠进行硬化治疗，通常被认为是"黄金标准"硬化剂。

**（三）特殊人群用法用量**

1. 妊娠期妇女

对胎儿有危害，需权衡利弊后慎用。

2. 哺乳期妇女

母乳喂养：不能排除婴儿用药风险。

**（四）不良反应**

（1）常见不良反应：注射部位疼痛、溃疡、荨麻疹，恶心，呕吐，头痛。

（2）严重不良反应：心肌梗死，皮肤坏死、组织坏死、动脉栓塞、深静脉血栓形成，变态反应、过敏症，脑血管意外，肺栓塞。

**（五）药学监护点**

（1）用法：避免使用因混入空气而起泡的十四烷基硫酸钠。

（2）该药可能导致注射部位溃疡、恶心、呕吐、头痛或疼痛。

（3）建议患者报告深静脉血栓形成、皮肤坏死或肺栓塞的体征/症状。

（4）患者应监测并报告用药过程中的药物外溢（情况）。

## ■ 油酸乙醇胺

**（一）在外周血管疾病中的适应证**

常用于治疗下肢毛细血管扩张、网状静脉和小静脉曲张。

## （二）用法用量

食管静脉曲张：1.5 ～ 5.0ml 每静脉曲张（每疗程最大 20ml）。心肺疾病患者通常接受小于最大推荐剂量的治疗。

3.1 ～ 7.6ml 5% 油酸乙醇胺碘帕醇注射。

## （三）特殊人群用法用量

1. 妊娠期妇女

对胎儿有危害，需权衡利弊后慎用。

2. 哺乳期妇女

哺乳期妇女：慎用。

3. 重度肝肾功能损害的患者

肝功能损害：Child-Pugh C 级肝损害的患者通常应接受小于推荐最大剂量。

## （四）药理机制

油酸乙醇胺产生无菌剂量相关的炎症反应，导致纤维化和可能的静脉阻塞；当药物通过静脉壁扩散时，就会发生剂量相关的血管外炎症反应。

## （五）不良反应

胸骨后疼痛，食管溃疡、食管狭窄，胸腔积液、肺炎，发热。

（宋　钰）

# 第十三节　外　用　药

## ■ 多磺酸黏多糖乳膏

多磺酸黏多糖，是由若干磺酸化的 D- 葡萄糖醛酸与 N- 乙酰 -D- 半乳糖胺组成的二糖单元连结而成。

### （一）在外周血管疾病中的适应证

浅表性静脉炎，静脉曲张性静脉炎；静脉曲张外科和硬化术后的辅助治疗；血肿、挫伤、肿胀和水肿；血栓性静脉炎，由静脉输液和注射引起的渗出；抑制瘢痕的形成和软化瘢痕。

### （二）用法用量

皮肤外用，根据患处表面积大小，将 3 ～ 5cm 长度的乳膏涂抹在患处并轻轻按摩，使药物充分渗入皮肤，每日 1 ～ 2 次。如有需要，可在医师指导下增加剂量。

本品也适用于作为药膏辅料，治疗非常疼痛的炎症时，应把乳膏仔细的涂在患处及其周围，并用纱布或相似的材料覆盖。在用于软化瘢痕时，需用力按摩，使药物充分渗入皮肤。

### （三）特殊人群用法用量

由于含有对羟基苯甲酸，除非在医学监控下，不推荐在妊娠期、哺乳期应用；尚未对儿童使用进行明确的研究；对重度肝肾功能损害的患者剂量调整尚不明确。

### （四）指南推荐

无。

### （五）药理机制

（1）多磺酸黏多糖通过作用于血液凝固和纤维蛋白溶解系统而具有抗血栓形成作用。另外，它通过抑制各种参与分解代谢的酶以及影响前列腺素和补体系统而具有抗炎作用。

（2）多磺酸黏多糖还能通过促进间叶细胞的合成以及恢复细胞间物质保持水分的能力从而促进结缔组织的再生。因此，本药能防止浅表血栓的形成，促进它们的吸收，阻止局部炎症的发展和加速血肿的吸收。

（3）多磺酸黏多糖促进正常结缔组织的再生。

### （六）药物代谢动力学

用放射性活性物质标记后，通过化学分析和组织化学分析方法研究了多磺酸黏多糖对动物和人类皮肤渗透性。根据所测的浓度梯度，多磺酸黏多糖能渗透入更深的皮下组织。连续给药数天，亦未发现多磺酸黏多糖对血液系统有任何影响。

### （七）不良反应

偶见局部皮肤反应或接触性皮炎。

### （八）药学监护点

1. 有效性监测

无。

2. 安全性监护

对乳膏任何成分或肝素高度过敏者禁用。

不能直接涂抹于破损的皮肤和开放性伤口，避免接触眼睛或黏膜。

不应与其他乳膏、软膏或局部喷雾剂同时应用于同一部位。

## ■ 青鹏软膏

成分：棘豆、亚大黄、铁棒锤、诃子（去核）、毛诃子、余甘子、安息香、宽筋藤、人工麝香。

藏医：活血化瘀，消炎止痛。用于痛风、风湿、类风湿关节炎、热性"冈巴""黄水"病变引起的关节肿痛、扭挫伤肿痛、皮肤瘙痒、湿疹。

中医：活血化瘀、消肿止痛。用于风湿性关节炎、类风湿性关节炎、骨关节炎、痛风、急慢性扭挫伤、肩周炎引起的关节、肌肉肿胀疼痛及皮肤瘙痒、湿疹。

### （一）在外周血管疾病中的适应证

下肢脉管炎引起的关节、肌肉肿胀疼痛及皮肤瘙痒、湿疹。

预防经外周静脉穿刺植入中心静脉导管（PICC）后机械性静脉炎；预防及治疗肿瘤化疗致静脉炎。

治疗静脉曲张所致淤积性皮炎。

## （二）用法用量

外用，取适量涂于患处，1日2次。

## （三）特殊人群用法用量

妊娠期妇女禁用，哺乳期妇女、儿童、重度肝肾功能损害的患者、老年患者使用剂量调整尚不明确。

## （四）指南推荐

无。

## （五）药理机制

青鹏软膏为藏族传统经典验方，全方由镰形棘豆、亚大黄、铁棒锤、安息香、宽筋藤、麝香、余甘子、诃子及毛诃子共9味传统藏药组成，方中的镰形棘豆、诃子、毛诃子、余甘子和宽筋藤具有清热解毒的功效，亚大黄具有消炎、消肿，减少渗出与愈创的功效，铁棒锤具镇痛、祛风的作用，安息香和麝香则有行气活血镇痛、抑制血栓形成的作用。

## （六）药物代谢动力学

尚不明确。

## （七）不良反应

尚不明确。

## （八）药学监护点

1. 有效性监测
无。
2. 安全性监护
不能口服。破损皮肤禁用。运动员慎用。

（陈星伟）

# 第十四节　镇　痛　药

## ■ 芬太尼

芬太尼，化学名 $N$-［1-（2-苯乙基）4-哌啶基］-$N$-苯基丙酰胺枸橼酸盐。用于术后镇痛，患者自控镇痛（PCA）。

## （一）在外周血管疾病中的适应证

外周血管疾病所致中至重度疼痛，如下肢动脉硬化闭塞症引起的缺血性静息痛或肢体坏疽引起的疼痛。

## （二）用法用量

治疗术后急性疼痛：一般在麻醉后苏醒室（post-anesthesia care unit，PACU）中应用，静脉注射给药，中度急性疼痛每次25～50μg，每5分钟1次；重度急性疼痛每次50～100μg，每2～5分钟1次，直到疼痛缓解或者出现不能耐受的不良反应（如呼吸抑制、镇静、血氧饱和度＜95%、低血压）。持续静脉输注阿片类药物可用于反复静脉注射难以控制的中度至重度疼痛，或用于对机械通气患者镇痛。阿片类药物连续输注应仅在具备脉搏血氧测定和呼气末二氧化碳监测能力的受监测环境下（如ICU）进行。连续输注，0.7～10.0μg/（kg·h）静脉滴注，间歇给药，0.35～0.50μg/kg静脉滴注，每0.5～1.0小时1次。

患者自控镇痛（PCA）：0.19～2.00mg/天。

## （三）特殊人群用法用量

1. 妊娠期妇女、哺乳期妇女

慎用。

2. 儿童

如安全条件不具备，两岁以下婴儿不应使用。2～12岁按体重0.002～0.003mg/kg。

3. 重度肝肾功能损害的患者

尚不明确。

4. 老年患者

未进行该项实验且无可靠参考文献。

## （四）指南推荐

2016美国疾病控制与预防中心为慢性疼痛开具阿片类药物处方指南、2016减少缓解的风险——疾病预防控制中心阿片类药物处方指南、2009年慢性非癌性疼痛慢性阿片类药物治疗的临床指南

对于外周动、静脉疾病引起的疼痛，在干预前的过渡期，以及对于不适合干预的患者，应积极控制患者的疼痛。仅当存在下列情况时才可启用阿片类药物治疗：其他治疗镇痛效果不充分，或无法使用非阿片类镇痛药（如对非阿片类镇痛药存在禁忌证）且疼痛对患者的功能和/或生存质量产生不利影响，并且阿片类药物治疗利大于弊且已与患者讨论过阿片类药物治疗的所有利弊和替代方法。推荐使用速释/短效阿片类药物进行慢性疼痛的治疗。避免对未用过阿片类药物的患者使用缓释/长效阿片类药物制剂。缓释/长效阿片类药物应仅用于下列情况：舒缓治疗；持续性疼痛，并且若不采用这种治疗患者会出现失能和严重的功能损害。芬太尼透皮贴剂的初始剂量可依据目前使用的阿片类药物剂量而定，每72小时更换1次，如有需要，可进行剂量调整，调整幅度为12μg/h或25μg/h，以达到最低的适合剂量。

## （五）药理机制

为阿片受体激动剂，属强效麻醉镇痛药，药理作用与吗啡类似，动物实验表明，其镇痛效力约为吗啡的80倍。

## （六）药物代谢动力学

（1）吸收：静脉给药后，芬太尼血浆浓度迅速下降。

（2）分布：有很强的亲脂性，稳态分布容积为399L。血浆蛋白结合率约为84%。

（3）代谢：在肝脏内主要通过CYP3A4酶快速和广泛的代谢。静脉注射后，1分钟起效，4分钟达

高峰。清除率为574ml/min。

（4）排泄：约75%的芬太尼主要以无活性代谢产物的形式在24小时内经尿液排出，原形药物少于10%，约9%以无活性代谢产物的形式经粪便排出。消除半衰期为2～4小时。

### （七）不良反应

可引起Oddi括约肌痉挛，也可能出现恶心和呕吐，约1小时后，自行缓解，还可引起视觉模糊、发痒和欣快感，但不明显。静脉注射太快时可能引起胸壁肌强直。

### （八）药学监护点

1. 有效性监测

无。

2. 安全性监护

（1）呼吸抑制：一些患者在使用芬太尼时可能会出现明显的呼吸抑制，必须注意观察药物对患者的此类影响。

（2）药物依赖性：在重复使用阿片类药物后可能会出现耐受和机体依赖，罕见由于服用阿片类药物引起的医源性成瘾。

（3）心脏疾病患者：芬太尼可能会产生心动过缓，因此缓慢型心律失常患者使用本品时应特别注意。

（4）肝脏疾病患者：因为芬太尼在肝脏中被代谢成为无活性的代谢产物，故肝脏疾患可延迟其清除。对于伴有肝功损害的患者应仔细观察芬太尼的毒性症状，必要时可减量。

（5）肾脏疾病患者：少于10%的芬太尼以原形形式由肾脏排泄，对肾衰竭的患者静脉注射芬太尼后所获得的数据表明透析可改变芬太尼的分布，并可影响其血清浓度。

（6）对驾驶和操纵机器能力的影响：芬太尼透皮贴剂可能会影响从事如驾驶汽车或操纵机器在内的具有潜在性危险工作的反应能力。

与其他药物之间的相互作用：

（1）不宜与单胺氧化酶抑制剂（如苯乙肼、帕吉林等）合用。

（2）中枢抑制剂如苯巴比妥镇静剂和其他麻醉剂，有加强本品的作用。如联合应用，芬太尼剂量应减少1/4～1/3。

（3）本品与哌替啶因化学结构有相似之处，两药可有交叉敏感。

（4）本品与中枢抑制药，如催眠镇静药（如巴比妥类、地西泮等）、抗精神病药（如吩噻嗪类）、其他麻醉性镇痛药以及全身麻醉药等有协同作用，合用时应慎重并适当调整剂量。

（5）本品与80%氧化亚氮合用，可诱发心率减慢、心肌收缩减弱、心排血量减少，左室功能欠佳者尤其明显。

（6）肌松药的用量可因本品的使用而相应减少，肌松药能解除本品的肌肉僵直，遇有呼吸暂停，持续的时间又长，应识别这是中枢性的（系本品使用所致），还是外周性的（由于肌松药作用于神经肌接头处$N_2$受体）。

（7）中枢抑制剂如巴比妥类、安定药、麻醉剂，有加强本品的作用，如联合应用，本品的剂量应减少1/4～1/3。

## ■ 曲马多

曲马多，化学名（±）-*E*-2-［（二甲氨基）甲基］-1-（3-甲氧基苯基）环己醇盐酸盐。用于中度至重度疼痛。

### （一）在外周血管疾病中的适应证

用于外周血管疾病所致中至重度疼痛。

### （二）用法用量

（1）口服：用量视疼痛程度而定。一般从每次50mg开始服用，12小时服用1次，根据患者疼痛程度可调整用药剂量。一般成人及14岁以上中度疼痛的患者，单剂量为50～100mg。每日最高剂量通常不超过400mg。

（2）静脉、肌内注射，每次50～100mg，每日不超过400mg。

### （三）特殊人群用法用量

1. 妊娠期妇女及哺乳期妇女
禁用。

2. 儿童
体重不低于25kg的1岁以上儿童的服用剂量为每公斤体重1～2mg，本品最低剂量为50mg（半片），所以本品不建议用于14岁以下患者。

3. 重度肝肾功能损害的患者
肝肾功能不全者，应酌情使用。

4. 老年患者
慎用或酌情减量。

### （四）指南推荐

无。

### （五）药理机制

为非阿片类中枢性镇痛药，但与阿片受体有很弱的亲和力。通过抑制神经元突触对去甲肾上腺素的再摄取，并增加神经元外5-羟色胺浓度，影响痛觉传递而产生镇痛作用。其作用强度为吗啡的1/10～1/8。无抑制呼吸作用，依赖性小。不影响组胺释放，无致平滑肌痉挛作用。常规剂量下无呼吸抑制作用，耐药性和依赖性很低。

### （六）药物代谢动力学

（1）吸收：经胃肠道吸收迅速完全。

（2）分布：分布于血流丰富的组织和器官。

（3）代谢：在肝脏代谢。口服后10～20分钟起效，25～35分钟达峰值。

（4）排泄：24小时内80%以原形药和代谢物从尿中排出体外。消除半衰期为7小时。

### （七）不良反应

（1）全身性：变态反应。

（2）心血管系统：低血压、心动过速、极罕见高血压和心动过缓。

（3）消化系统：恶心、呕吐、便秘、胃肠功能紊乱、口干。

（4）中枢神经系统：头晕、嗜睡、头痛、视觉异常、情绪不稳、欣快、活动减退、功能亢进、认知和感觉障碍、惊厥、精神混乱、药物依赖、幻觉。戒断综合征包括：兴奋、焦虑、神经质、失眠、运动功能亢进、震颤、胃肠症状。

（5）皮肤：出汗、瘙痒症、皮疹、荨麻疹、血管神经性水肿。

（6）泌尿生殖系统：排尿障碍、尿潴留。

（7）呼吸系统：呼吸困难、支气管痉挛、呼吸抑制。

### （八）药学监护点

1. 有效性监测

无。

2. 安全性监护

（1）与中枢神经抑制药物或酒精合用时可增强本品的镇静作用，特别是增强呼吸抑制作用。

（2）与神经阻滞剂合用，个别病例有发生惊厥的报道。

（3）接受单胺氧化酶（MAO）抑制剂治疗者，再服用本品可能会出现对中枢神经、循环、呼吸系统的严重影响。

（4）与选择性五羟色胺再摄取抑制剂（SSRIs），三环类抗镇静剂（TCAs），抗精神病药和其他降低癫痫发作阈值的药物合用，癫痫发作的危险性增加。对于有癫痫病史或容易发作的患者仅在不得已情况下使用。

（5）与双香豆素抗凝剂合用，可导致国际标准化比值（INR）增加。应严密监测患者的INR值，注意有无出血倾向。

（6）常用量情况下，本品也有可能影响患者的驾驶或机械操作的反应能力。

（7）肝肾功能受损的患者，因其半衰期延长，用药间隔要适当延长。

## ■ 对乙酰氨基酚

对乙酰氨基酚，化学名 N-（4-羟基苯基）乙酰胺。用于轻至中度疼痛。

### （一）在外周血管疾病中的适应证

用于缓解外周血管疾病所致轻至中度疼痛。

### （二）用法用量

口服，每次325～650mg，每4～6小时1次，或者每次1g，每6小时1次，每日最大剂量不宜超过4g。

### （三）特殊人群用法用量

1. 妊娠期妇女及哺乳期妇女

慎用。

2. 儿童

一次 10 ～ 15mg/kg，每 4 ～ 6 小时 1 次（24 小时内不超过 5 次）。

3. 重度肝肾功能损害的患者

严重肝肾功能不全者禁用。

4. 老年患者

慎用。

### （四）指南推荐

无。

### （五）药理机制

本品能抑制前列腺素合成，具有解热镇痛作用。对乙酰氨基酚不具抗炎作用。

### （六）药物代谢动力学

（1）吸收：口服吸收迅速，生物利用度大于 85%。

（2）分布：血浆蛋白的结合率为 25% ～ 50%。

（3）代谢：90% ～ 95% 在肝脏代谢，中间代谢产物对肝脏有毒性。0.5 ～ 2.0 小时血药浓度达峰值。

（4）排泄：主要以葡萄糖醛酸结合的形式从肾脏排泄，24 小时内约有 3% 以原形随尿排出。血浆半衰期为 1 ～ 4 小时（平均 2 小时）。

### （七）不良反应

常规剂量下，对乙酰氨基酚的不良反应很少，偶尔可引起恶心、呕吐、出汗、腹痛、皮肤苍白等。

（1）偶见药热、粒细胞减少、血小板减少和贫血。

（2）偶见皮疹、荨麻疹等变态反应；有报道，极少数患者使用对乙酰氨基酚可能出现致命的、严重的皮肤不良反应。

（3）文献报告与胃刺激有关的严重胃肠不良事件的年发生率 2.1‰ ～ 2.6‰。

（4）长期大量用药会导致肝肾功能异常。过量服用对乙酰氨基酚可引起严重肝损伤。

### （八）药学监护点

1. 有效性监测

无。

2. 安全性监护

皮疹或变态反应：如用药后出现瘙痒、皮疹，尤其出现口腔、眼、外生殖器红斑、糜烂等，应立即停药并咨询医师。

避免过量服用：如超过每日最大剂量或者服用超过 1 种含对乙酰氨基酚的药物。过量服用对乙酰氨基酚有引起严重肝损伤的报道，特别是在已存在肝疾病或者同时饮酒的患者中。服药期间如发现肝生化指标异常或出现全身乏力、食欲不振、厌油、恶心、上腹胀痛、尿黄、目黄、皮肤黄染等可能与肝损伤有关的临床表现时，应立即停药并就医。

对阿司匹林过敏者慎用。

因可减少凝血因子在肝内的合成，有增强抗凝药的作用。与华法林合用时，可导致国际标准化比值（INR）增加。应严密监测患者的 INR 值，注意有无出血倾向

不能同时服用其他解热镇痛药的药品（如某些复方抗感冒药）。

服用本品期间不得饮酒或含有酒精的饮料。

与其他药物之间的相互作用：

（1）应用巴比妥类（如苯巴比妥）或解痉药（如颠茄）的患者，长期应用本品可致肝损害。

（2）本品与氯霉素同服，可增强后者的毒性。

（3）如与其他药物同时使用可能会发生药物相互作用，详情请咨询医师或药师。

## ■ 氨酚羟考酮

氨酚羟考酮，为复方制剂，其组分为：盐酸羟考酮5mg（相当于羟考酮4.4815mg），对乙酰氨基酚325mg。盐酸羟考酮化学名称：4,5α-环氧-14-羟基-3-甲氧基-17-甲基吗啡喃-6-酮盐酸盐；对乙酰氨基酚化学名称：4-羟基乙酰苯胺，用于各种原因引起的中重度和急慢性疼痛。

### （一）在外周血管疾病中的适应证

缓解外周血管疾病所致中重度和急慢性疼痛。

### （二）用法用量

口服给药，成人常规剂量为每6小时服用1片，可根据疼痛程度和给药后反应来调整剂量。对于重度疼痛的患者或对阿片类镇痛药产生耐受性的患者，必要时可超过推荐剂量给药。

### （三）特殊人群用法用量

1. 妊娠期妇女

尚不明确妊娠期妇女服用本品后是否会引起胎儿损伤或影响生殖能力。本品不得给予妊娠期妇女，除非医师判断潜在的效益要超过可能的危险。

羟考酮可以通过胎盘屏障并有可能引起新生儿的呼吸抑制，妊娠期间使用阿片样药物可以导致胎儿产生身体依赖性。出生以后，新生儿可能会表现出严重的戒断症状。

分娩和生产：不推荐产妇在阵痛和分娩之前和期间使用本品，可能对新生儿呼吸功能有潜在的影响。

2. 哺乳期妇女

通常情况下，患者服用本品期间不应该进行哺乳，因为药物对婴儿具有潜在的镇静和/或呼吸抑制作用。羟考酮和对乙酰氨基酚在母乳中排泄浓度较低，所以有关服用羟考酮和对乙酰氨基酚药品的被哺乳婴儿出现嗜睡和昏睡的报道很少。

3. 儿童

对儿童的安全性尚未确立。

4. 重度肝肾功能损害的患者

羟考酮用于肝脏损伤患者时应该特别慎重。在一项对晚期肾损伤患者的研究中，由于分布体积增加和清除率下降，尿毒症患者的平均消除半衰期延长。羟考酮应该谨慎用于肾损伤患者。

5. 老年患者

慎用。

### （四）指南推荐

无。

## （五）药理机制

（1）对乙酰氨基酚药理机制见"镇痛药对乙酰氨基酚"章节。

（2）盐酸羟考酮：是一种阿片类镇痛药，为纯阿片受体激动剂，其主要治疗作用为镇痛。羟考酮随剂量增加镇痛作用增强。对于纯阿片受体激动型镇痛药，没有确定的最大给药剂量；镇痛作用的最高限度只能通过副作用来确定，较为严重的副作用可能包括嗜睡、呼吸抑制。羟考酮镇痛作用的确切机制尚不清楚。在脑与脊髓中发现了一些具有类阿片作用内源性物质的特异性中枢神经阿片受体，可能与羟考酮的镇痛作用有关。

## （六）药物代谢动力学

（1）吸收：吸收良好，口服生物利用度为60%～87%。

（2）分布：血浆蛋白的结合率为45%。静脉注射给药后的分布容积为211.9±186.6L。

（3）代谢：经肝脏代谢，大部分羟考酮在首过代谢中脱去烷基成为去甲羟考酮；羟考酮还可在CYP2D6酶的催化下邻位脱甲基形成二氢羟吗啡酮。

（4）排泄：游离和结合状态的去甲羟考酮、羟考酮及二氢羟吗啡酮经尿液排泄。给药24小时后，8%～14%的药物以游离羟考酮的形式排泄。消除半衰期为3.51±1.43小时。

## （七）不良反应

（1）最常见的不良反应：头晕、眩晕、嗜睡、恶心、呕吐。运动时加重，休息时减轻。偶见精神亢奋、烦躁不安、便秘和皮肤瘙痒。

（2）变态反应：皮疹、风疹、红斑状的皮肤反应；血管性水肿、哮喘、支气管痉挛、喉头水肿、荨麻疹、类过敏性反应。

（3）血液学反应：血小板减少、中性粒细胞减少、各类血细胞减少、溶血性贫血。极少出现的粒细胞缺乏症可能与使用对乙酰氨基酚有关。

（4）中枢和外周神经系统：麻木、颤动、感觉异常、感觉减退、嗜睡、癫痫发作、焦虑、精神损伤、兴奋、脑水肿、神志混乱、眩晕。

（5）精神病学：药物依赖性、药物滥用、失眠、神志混乱、焦虑、兴奋、意识下降、紧张、幻觉、嗜睡、抑郁、自杀倾向。

（6）泌尿系统：间质性肾炎、乳头坏死、蛋白尿、肾功能不全和肾衰竭、尿潴留。

（7）严重不良反应包括：呼吸抑制、呼吸暂停或停止、循环衰竭、低血压和休克。

（8）在高剂量下，主要的严重不良反应表现为剂量依赖性，可能导致致命的肝坏死，也可能引发肾小管坏死和低血糖昏迷。

## （八）药学监护点

1. 有效性监测

无。

2. 安全性监护

呼吸抑制：年老体弱患者和不能耐受的患者在给予较大初始剂量的羟考酮或当羟考酮与其他抑制呼吸的药物联合使用时，发生呼吸抑制的危险性更高。对于患有急性哮喘，慢性阻塞性肺病（COPD）、肺心病或呼吸损伤的患者在使用羟考酮时应当给予高度关注，此类患者即使给予普通治疗剂量也可导致呼吸抑制，甚至呼吸暂停。

本品会掩盖急腹症患者的症状，须诊断明确后方可给药。

羟考酮可加剧惊厥性疾病患者的痉挛，可能诱发或加剧某些临床情况下癫痫发作。

长期饮酒的人：给予治疗剂量也会引发肝脏毒性或严重的肝衰竭。

羟考酮可能改变患者的反应能力。因此，如果患者的反应能力受到药物的影响，不得从事驾驶或操作机器等工作。

患者长期使用可能会对本品产生耐受性并需逐步使用更高剂量以维持对疼痛的控制。患者可能产生身体依赖性，在此情况下突然停药会出现戒断综合征。如烦躁不安、流泪、流涕、打哈欠、出汗、寒颤、骨骼肌痛和瞳孔放大。还可能会出现其他一些症状，包括易怒、焦虑、背痛、关节痛、乏力、腹部绞痛、失眠、恶心、厌食、呕吐、腹泻、血压升高、呼吸加快或心率增加。当患者不再需要使用羟考酮治疗时，应逐渐减少剂量以防止戒断症状的发生。

对于如下患者应慎重给药：中枢神经系统抑制、年老体弱、肝肺或肾功能严重损害、甲状腺功能减退、艾迪生病、前列腺肥大、尿道狭窄、急性酒精中毒、震颤性谵妄、伴有呼吸抑制的脊柱后侧凸、黏膜水肿以及中毒性精神病等。

阿片类镇痛药可以增强骨骼肌松弛药的神经肌肉阻滞作用和呼吸抑制药物的呼吸抑制程度。

与其他药物之间的相互作用：

（1）与羟考酮的药物相互作用

中枢神经系统抑制剂：如其他阿片类镇痛药、全身麻醉药、吩噻嗪类、其他镇静剂、中枢性止吐药、镇静安眠药或其他中枢神经系统抑制剂（包括酒精）的患者，联合使用氨酚羟考酮片可以加重中枢神经系统的抑制作用。与上述药物联合用药时，应该减少其中一种或两种药物的剂量。

同时服用抗胆碱能药：可以引起麻痹性肠梗阻。

在给予混合激动剂/拮抗剂的镇痛药（即喷他佐新、纳布啡和布托啡诺）时应慎重，因为此类药物可以降低羟考酮的镇痛作用和／或加速戒断症状。

（2）与对乙酰氨基酚的药物相互作用

酒精（乙醇）：加重长期饮酒者的肝脏毒性。

抗胆碱能药：可能会稍微延迟或降低对乙酰氨基酚的药效，但最终的药理学作用不受明显影响。

口服避孕药：促进对乙酰氨基酚的葡萄糖醛酸化，导致其血浆清除率加快和半衰期缩短。

β受体拮抗药（心得安）：心得安能够抑制使对乙酰氨基酚葡萄塘醛酸化和氧化有关的酶系统，增加其药理学作用。

髓袢利尿药：因为对乙酰氨基酚可以降低肾前列腺素的排泄和血浆肾素活性，可能减弱髓袢利尿药的作用。

拉莫三嗪：可能降低血浆拉莫三嗪的浓度，减弱其治疗效果。

丙磺舒：可以轻微的增加对乙酰氨基酚的疗效。

齐多夫定：增加叠氮胸苷的非肝或肾的清除率，从而减弱齐多夫定的药理学作用。

## ■ 加巴喷丁

加巴喷丁，化学名1-氨基甲基-环己乙酸。用于成人疱疹后神经痛的治疗。用于成人和12岁以上儿童伴或不伴继发性全身发作的部分性发作癫痫的辅助治疗。也可用于3～12岁儿童的部分性发作癫痫的辅助治疗。

### （一）在外周血管疾病中的适应证

截肢患者幻肢痛的治疗。

## （二）用法用量

第1天一次性服用加巴喷丁0.3g；第2天服用0.6g，分两次服完；第3天服用0.9g，分3次服完。随后，根据缓解疼痛的需要，逐渐加量直至疼痛缓解、出现剂量限制性不良反应或达到3.6g/d（分3次给药）。

## （三）特殊人群用法用量

1. 妊娠期妇女

目前尚无孕期妇女使用本品的经验，只有在充分评估利益/风险后，才可以使用本品。

2. 哺乳期妇女

本品在母乳中有分泌，因尚不能排除本品可致婴儿严重不良事件的可能，所以哺乳期妇女在必须使用本品时，应停止哺乳或停止使用本品（考虑到对母亲进行抗癫痫治疗的必要性）。

3. 儿童

3 ～ 12岁的儿科患者：开始剂量应该为10 ～ 15mg/（kg·d），每日3次，在大约3天达到有效剂量。在5岁以上的患者加巴喷丁的有效剂量为25 ～ 35mg/（kg·d），每日3次。3 ～ 4岁的儿科患者的有效剂量是40mg/（kg·d），每日3次。

4. 重度肝肾功能损害的患者

12岁以上肾功能损伤的或正在进行血液透析的患者推荐剂量按照表2-24进行调整。

表2-24 肾功能全患者推荐剂量表

| 肾功能情况CrCL（ml/min） | 每日用药总量（mg/d） | 剂量方案 |
| --- | --- | --- |
| ＞60 | 1200 | 400tid |
| 30 ～ 60 | 600 | 300bid |
| 15 ～ 30 | 300 | 300qd |
| ＜15 | 150 | 300qd* |
| 血液透析 | — | 200 ～ 300** |

注：* 为隔日给药；** 为未接受过加巴喷丁治疗的患者的初始剂量为300 ～ 400mg，然后每透析4小时给加巴喷丁200 ～ 300mg。12岁以下肾功能损伤患者尚未进行加巴喷丁使用的研究。

5. 老年患者

老年患者很可能肾功能下降，在剂量选择上应该慎重，对这些患者应该根据CrCL调整给药剂量。

## （四）指南推荐

无。

## （五）药理机制

体外研究显示加巴喷丁在大鼠脑内的结合位点分布于新皮层和海马，其高亲和力的结合蛋白被证实为电压激活钙通道的辅助亚单位，加巴喷丁可结合至电压门控钙离子通道的$\alpha_2$-$\delta$亚基，抑制神经递质释放。

## （六）药物代谢动力学

（1）吸收：口服易吸收。生物利用度与剂量有关，口服单剂量300mg时，生物利用度为60%，当剂量增加时，生物利用度下降。食物对加巴喷丁的吸收速度和程度只有轻微的影响。

（2）分布：广泛分布于全身，在胰腺、肾脏分布尤多。血浆蛋白结合率＜5%。脑脊液中浓度大约为稳态血浆浓度的20%。

（3）代谢：在体内代谢不明显。

（4）排泄：主要以原形通过肾脏排泄。消除半衰期是5～7小时。

### （七）不良反应

（1）常见不良反应：恶心、呕吐、嗜睡、头晕、周围水肿、共济失调、眼球震颤、疲劳。少见遗忘、忧郁、易激动和精神改变。

（2）在12岁以下儿童的临床试验中观察到攻击性行为、情绪不稳定、多动（过多的运动，部分不能控制）、病毒感染、发热。

（3）血糖波动：临床对照研究中，有16%的患者出现可能与临床相关的血糖波动（＜3.3mmol/L或者≥7.8mmol/L，正常值范围3.5～5.5mmol/L）。

（4）变态反应：有个别病例服用加巴喷丁治疗时发生变态反应的报道（史-约综合征，多形性红斑）。

（5）血管性水肿。

（6）可能引起自杀行为。

### （八）药学监护点

1. 有效性监测

无。

2. 安全性监护

监测血糖：临床对照研究中，16%的患者出现了可能有临床意义的血糖波动（＜3.3mmol/L或者≥7.8mmol/L，正常值范围3.5～5.5mmol/L）。因此糖尿病患者需经常监测血糖，如必要随时调整降糖药剂量。

曾有服用本品发生出血性胰腺炎的报告。因此，如出现胰腺炎的临床症状（持续性腹痛、恶心、反复呕吐），应立即停用本品，并进行全面的体检，临床和实验室检查以期尽早诊断胰腺炎。

神经系统：本品作用于中枢神经系统，可引起镇静、眩晕或类似症状。因此，即便按照规定剂量服用本品，也可降低反应速度，使驾驶能力、操纵复杂机器的能力和在暴露环境中工作的能力受到损害，特别在治疗初期、药物加量、更换药物时或者同时饮酒时。

若服用含有铝和镁的抗酸剂，应在2小时后服用该药物。

与其他药物之间的相互作用：

（1）苯妥英：已服用苯妥英治疗维持至少2个月的癫痫患者（$n=8$）进行加巴喷丁（每次0.4g，每日3次）单次和多次给药的研究，结果表明加巴喷丁对苯妥英的稳态血浆浓度没有影响，并且苯妥英对加巴喷丁的药物代谢动力学也没有影响。

（2）卡巴咪嗪：服用加巴喷丁（每次0.4g，每日3次；$n=12$）不影响卡巴咪嗪和卡巴咪嗪10,11环氧化物的稳态血浆浓度。同样地，服用卡巴咪嗪也不会改变加巴喷丁的药物代谢动力学。

（3）丙戊酸：在同时服用加巴喷丁（每次0.4g，每日3次；$n=17$）前和服用期间，丙戊酸平均稳态血浆浓度无差异，加巴喷丁的药物代谢动力学数据也不受丙戊酸的影响。

（4）镇静安眠剂：不管是单独服用还是联合用药，镇静安眠剂或加巴喷丁（每次0.3g，每日3次；$n=12$）稳态药物代谢动力学数据评估是一样的。

（5）萘普生：同时使用萘普生钠胶囊（250mg）和加巴喷丁（125mg），加巴喷丁的吸收增加

12% ～ 15%。加巴喷丁对萘普生的药物代谢动力学参数没有影响。两者所给的剂量均低于各自的治疗剂量。在推荐剂量范围时其相互作用情况尚不清楚。

（6）二氢可待因酮：合用加巴喷丁（0.125 ～ 0.500g；$n = 48$）后二氢可待因酮（10mg，$n = 50$）的$C_{max}$和药物浓度 - 时间曲线下面积降低，与所给二氢可待因酮的剂量呈依赖关系。合用加巴喷丁（0.125g）使二氢可待因酮（10mg，$n = 50$）的$C_{max}$和药物浓度 - 时间曲线下面积降低3% ～ 4%，合用加巴喷丁（0.5g）使二氢可待因酮（10mg，$n = 50$）的$C_{max}$和药物浓度 - 时间曲线下面积降低21% ～ 22%。这种相互作用机制尚不明确。二氢可待因酮能增加加巴喷丁的药物浓度 - 时间曲线下面积约14%。其他剂量的相互作用情况还不明确。

（7）吗啡：据文献报道，给予60mg控释吗啡胶囊2小时后再给予0.6g加巴喷丁胶囊（$n = 12$），加巴喷丁的平均药物浓度 - 时间曲线下面积比未用吗啡时增加了44%（见警告）。服用加巴喷丁后吗啡的药物代谢动力学参数没有变化。与其他剂量的相互作用尚不清楚。

（8）甲氰咪胍：服用甲氰咪胍每次0.3g，每日4次（$n = 12$），加巴喷丁平均表观口服清除率下降14%，CrCL下降10%。因而，甲氰咪胍可能会改变加巴喷丁肌酐的肾排泄。由甲氰咪胍引起的加巴喷丁排泄的小幅度下降没有重要的临床意义。加巴喷丁对甲氰咪胍的影响没有评价。

（9）口服避孕药：服用含有2.5mg乙酸炔诺酮和50μg乙炔基雌二醇的药片后，不管是否同时服用加巴喷丁（每次0.4g，每日3次；$n = 13$），乙酸炔诺酮和乙炔基雌二醇的药物浓度 - 时间曲线下面积和半衰期是类似的。和加巴喷丁联合给药时，炔诺酮的$C_{max}$升高13%；这一相互作用没有重要的临床意义。

（10）抗酸剂（氢氧化铝）：氢氧化铝降低加巴喷丁的生物利用度大约20%。服用氢氧化铝后2小时服用加巴喷丁，生物利用度下降大约5%。因此，建议加巴喷丁应在氢氧化铝服用后至少2小时服用。

（11）丙磺舒（羧苯磺丙胺）的作用：丙磺舒是一种肾小管分泌阻滞剂。将加巴喷丁结合或不结合丙磺舒试验的药物代谢动力学参数进行比较，结果证实加巴喷丁不能流经被丙磺舒阻滞的肾小管路径。

## ■ 布洛芬

布洛芬，化学名α- 甲基 -4-（2- 甲基丙基）苯乙酸，用于缓解轻至中度疼痛。

### （一）在外周血管疾病中的适应证

缓解外周血管疾病所致轻至中度疼痛。

### （二）用法用量

按需给予200 ～ 400mg口服，每4 ～ 6小时1次。每日最大剂量3200mg。

### （三）特殊人群用法用量

1. 妊娠期妇女
妊娠期妇女禁用。
2. 哺乳期妇女
哺乳期妇女禁用。
3. 儿童
口服，每次5 ～ 10mg/kg。需要时每6 ～ 8小时可重复使用，每24小时不超过4次。

4. 重度肝肾功能损害的患者

严重肝肾功能不全者禁用。

5. 老年患者

60岁以上老年患者慎用。

## （四）指南推荐

无。

## （五）药理机制

为非甾体类解热镇痛消炎药，作用机制是抑制前列腺素的合成从而发挥解热、镇痛、消炎作用。

## （六）药物代谢动力学

（1）吸收：口服易吸收。

（2）分布：血浆蛋白结合率为99%。

（3）代谢：在肝内代谢。常释制剂服药后1.2 ～ 2.1小时血药浓度达峰值。

（4）排泄：60% ～ 90%经肾排泄，100%于24小时内排出，其中1%为原形药，一部分随粪便排出。常释制剂消除半衰期是1.8 ～ 2.0小时。

## （七）不良反应

（1）少数患者可出现恶心、呕吐、腹痛、腹泻、便秘、肠胃气胀、胃烧灼感或轻度消化不良、胃肠道溃疡及出血、转氨酶升高、头痛、头晕、耳鸣、视物模糊、精神紧张、嗜睡、下肢水肿或体重骤增。

（2）罕见皮疹、荨麻疹、瘙痒。极罕见严重皮肤过敏反应，剥脱性皮炎、史蒂文斯-约翰逊综合征（Stevens-Johnson Syndrome）或大疱性皮肤病，如多形性红斑和表皮坏死松解症。

（3）罕见过敏性肾炎、膀胱炎、肾病综合征、肾乳头坏死或肾衰竭，尤其注意在长期使用时，通常伴有血清尿素水平升高和水肿。罕见支气管痉挛和哮喘加重。

（4）有肠道疾病，如溃疡性结肠炎和克罗恩病（Crohn disease）既往史者，有可能加重病情。

（5）极罕见造血障碍（贫血、白细胞减少症、血小板减少症、全血细胞减少症、粒细胞缺乏症，初始症状为发热、咽喉痛、浅表性口腔溃疡、流感样症状、重度疲劳、出现原因不明的瘀伤或出血）或肝病、肝衰竭、肝炎。

（6）极罕见严重变态反应，症状包括：面部、舌和咽喉水肿、呼吸困难、心动过速、低血压（变态反应、血管性水肿或休克）。

（7）用非甾体抗炎药治疗，有出现水肿、高血压、液体潴留和心力衰竭的报道。

（8）在自身免疫性疾病患者中（如系统性红斑狼疮、混合性结缔组织病），布洛芬治疗期间有发生无菌性脑膜炎症状的个别案例，如颈强直、头痛、恶心、呕吐、发热或意识混乱。

## （八）药学监护点

1. 有效性监测

无。

2. 安全性监护

监测消化道反应：可能出现胃肠道溃疡、出血和穿孔的不良反应，该风险可能随着使用剂量和持续时间的增加，或伴有患者使用皮质类固醇、饮酒等因素而增加。这些不良反应可能伴有或不伴有警示症状，也无论患者是否有胃肠道不良反应史或严重的胃肠事件病史。既往有胃肠道病史（溃疡性大肠炎、克隆氏病）的患者应谨慎使用该药，以免使病情恶化。当患者服用该药发生胃肠道出血或溃疡时，应停药。

与其他非甾体抗炎药相同，长期服用布洛芬会导致肾乳头坏死和其他肾病理变化。在那些肾前列腺素对维持肾灌注发挥代偿作用的患者中，已观察到肾毒性。在这些患者中，服用非甾体抗炎药可能导致剂量依赖性的前列腺素合成量降低，并导致肾血流降低，从而加剧肾脏代偿失调。在肾功能损伤患者、心力衰竭患者、肝功能障碍患者、服用利尿剂和血管紧张素转化酶抑制剂的患者以及老年患者中，发生该反应的风险最高。通常在停止非甾体抗炎药治疗后恢复至治疗前状态。

与其他药物之间的相互作用：

（1）本品与其他解热、镇痛、抗炎药物同用时可增加胃肠道不良反应，并可能导致溃疡。

（2）本品与肝素、双香豆素等抗凝药同用时，可导致凝血酶原时间延长，增加出血倾向。

（3）本品与地高辛、甲氨蝶呤、口服降血糖药物同用时，能使这些药物的血药浓度增高，不宜同用。

（4）本品与呋塞米（呋喃苯胺酸）同用时，后者的排钠和降压作用减弱；与抗高血压药同用时，也降低后者的降压效果。

（5）因布洛芬可降低阿司匹林保护心脏和抗血小板活性的作用，正在服用阿司匹林的患者，应慎用本品。

（陈星伟）

# 第十五节　其他药物

## ■ 自由基清除剂

### ■ 依达拉奉

**（一）适应证**

用于改善急性脑梗死所致的神经系统症状、日常生活活动能力和功能障碍。

**（二）用法用量**

一次30mg，每日2次。加入适量生理盐水中稀释后静脉滴注，30分钟内滴完，1个疗程为14天以内。尽可能在发病后24小时内开始给药。

**（三）特殊人群用法用量**

1. 妊娠期妇女
一些动物繁殖研究中观察到不良事件。

2. 哺乳期妇女
尚不明确乳汁中是否存在依达拉奉。根据说明书，使用该药治疗期间应综合考虑婴儿药物暴露的风险、哺乳对于婴儿的获益以及患者治疗的获益。

3. 儿童

儿童不应使用本品（因没有使用经验，尚不能确定儿童用药的安全性）。

4. 重度肝肾功能损害的患者

重度肾衰竭的患者（有致肾衰竭加重的可能）禁用。尚未研究肾功能不全对于依达拉奉药物暴露的影响。

药品说明书中未提供重度肝功能损害患者剂量调整的建议（尚未研究）。

5. 老年患者

老年患者按照成人剂量，使用时应谨慎。

### （四）指南推荐

指南未给出依达拉奉在外周血管疾病的相关推荐。

再灌注损伤是颈动脉狭窄血运重建术后最严重的的并发症之一。为了预防再灌注损伤，颈动脉狭窄血运重建手术前后可使用依达拉奉治疗。日本学者在颈动脉内膜剥脱术后应用依达拉奉防止术后脑过度灌注综合征也取得较好的效果。但这些研究的证据级别较低，应根据临床情况酌情使用。

### （五）药理机制

依达拉奉是一种脑保护剂（自由基清除剂）。临床研究提示N-乙酰门冬氨酸（NAA）是特异性的存活神经细胞的标志，脑梗死发病初期含量急剧减少。脑梗死急性期患者给予依达拉奉，可抑制梗死周围局部脑血流量的减少，使发病后第28天脑中NAA含量较甘油对照组明显升高。机制研究提示，依达拉奉可清除自由基，抑制脂质过氧化，从而抑制脑细胞、血管内皮细胞、神经细胞的氧化损伤。

### （六）药物动力代谢学

（1）分布：体外试验结果表明，依达拉奉的人血清蛋白和人血清白蛋白结合率分别为92%和89%～91%。

（2）代谢：在健康成年男性受试者和健康老年受试者中的研究结果表明：依达拉奉在血浆中的代谢物为硫酸络合物、葡萄糖醛酸络合物。在尿中主要代谢物为葡萄糖络合物。

（3）排泄：健康成年男性受试者和健康老年受试者使用本品每日2次，一次0.5mg/kg，30分钟内静滴，连续2天给药，每次给药至12小时排泄尿液中含0.7%～0.9%原药，71.0%～79.9%代谢物。

### （七）不良反应

据日本临床病例569例观察，26例（4.57%）出现不良反应。主要表现为肝功能异常16例（2.81%），皮疹4例（0.70%）。569例中临床检测值异常变化的有122例（21.4%），主要是天门冬氨基转移酶上升7.71%（43/558），丙氨酸氨基转移酶上升8.23%（46/559）等肝功能检测值异常。

严重不良反应：①急性肾衰竭（程度不明）：用药过程中进行多次肾功能检测并密切观察，出现肾功能低下表现或少尿等症状时，停药并正确处理；②肝功能异常：黄疸（均程度不明）伴有天门冬氨基转移酶、丙氨酸氨基转移酶、碱性磷酸酶、谷氨酰转肽酶、乳酸脱氢酶上升等肝功能异常和黄疸，用药过程中需检测肝功能并密切观察，出现异常情况，停药并正确处理；③血小板减少（程度不明）：有血小板减少表现，用药过程中需密切观察，出现异常情况，停药并正确处理；④弥漫性血管内凝血（DIC）（程度不明）：可出现弥漫性血管内凝血的表现，用药过程中定期检测。出现疑为弥漫性血管内凝血的实验室表现和临床症状时，停药并进行正确处理。

其他不良反应（发生率）及主要表现为：①过敏症（0.1%～5.0%）：主要表现为皮疹、潮红、肿胀、疱疹、瘙痒感；②血细胞系统（0.1%～5.0%）：主要表现为红细胞减少，白细胞增多，白细胞减少，红细胞压积减少，血红蛋白减少，血小板增多，血小板减少；③注射部位（0.1% ～ 5.0%）：主要表现为注射部位皮疹、红肿；④肝脏（＞5%）：主要表现为天门冬氨基转移酶升高，丙氨酸氨基转移酶升高，乳酸脱氢酶升高，碱性磷酸酶升高，谷氨酰转肽酶升高；肝脏（0.1% ～ 5.0%）：总胆红素升高，尿胆原阳性，胆红素尿；⑤肾脏（0.1% ～ 5.0%）：主要表现为血尿素氮升高，血清尿酸升高，血清尿酸下降，蛋白尿、血尿、肌酐升高（程度不明）；⑥消化系统（0.1% ～ 5.0%）：嗳气；⑦其他（0.1% ～ 5.0%）：发热，热感，血压升高，血清胆固醇升高，血清胆固醇降低，甘油三酯升高，血清总蛋白减少，肌酸激酶（CK 或 CPK）升高，肌酸激酶（CK 或 CPK）降低，血清钾下降，血清钙下降。

### （八）药学监护点

使用该药时，应监测是否有变态反应。

轻中度肾功能损害的患者慎用（有致肾衰竭加重的可能）；肝功能损害患者慎用（有致肝功能损害加重的可能）；心脏疾病患者慎用（有致心脏病加重的可能，或可能伴有肾功能不全）；高龄患者慎用（已有多例死亡病例的报道）；因有加重急性肾功能不全或肾衰竭而致死的病例，因此在给药过程中应进行多次肾功能检测，同时在给药结束后继续密切观察，出现肾功能下降的表现或少尿等症状的情况下，立即停药，进行适当处理，尤其是高龄患者，已有多例死亡病例的报告（大部分都在80岁以上），应特别注意。

原则上必须用生理盐水稀释，与各种含有糖分的液体混合时，可使依达拉奉的浓度降低；不可与高能量的液体、氨基酸制剂混合或由同一通道静滴（混合后可致依达拉奉的浓度降低）；勿与抗癫痫药（地西泮、苯妥英钠等）混合（产生混浊）；勿与坎利酸钾混合（产生混浊）。

与头孢唑啉钠、盐酸哌拉西林钠、头孢替安钠等抗生素合用时，有致肾衰竭加重的可能，因此合并用药时需进行多次肾功能检测等观察。

### ■ 艾地苯醌

### （一）适应证

慢性脑血管病及脑外伤等所引起的脑功能损害。能改善主观症状、语言、焦虑、抑郁、记忆减退、智能下降等精神行为障碍。美国食品药品管理局批准的适应证仅为与Leber遗传性视神经病变（LHON）相关的视觉障碍。

### （二）用法用量

口服，成人每次30mg，每日3次，饭后服用。美国食品药品管理局批准的适应证用法用量为每次300mg，每日3次。

### （三）特殊人群用法用量

1. 妊娠期妇女
妊娠期妇女使用艾地苯醌的安全性尚未完全确定，因而妊娠期妇女禁用。
2. 哺乳期妇女
艾地苯醌可分泌入乳汁，因此哺乳期妇女应慎用。
3. 儿童
尚未进行儿童使用该药的研究且无可靠的参考文献。

4．老年患者

尚未进行老年患者使用该药的研究且无可靠的参考文献。

### （四）指南推荐

指南暂未对艾地苯醌在外周血管疾病中的使用进行相关推荐。

### （五）药理机制

本药为脑代谢、精神症状改善药，可激活脑线粒体呼吸链活性，改善脑缺血的脑能量代谢，改善脑内葡萄糖利用率，使脑内ATP产生增加，抑制脑线粒体生成过氧化脂质，抑制脑线粒体膜脂质过氧化作用所致的膜障碍。

### （六）药物代谢动力学

据资料报道，6例脑卒中后遗症患者饭后口服本药30mg，$T_{max}$ 为3.31小时，$C_{max}$ 为290μg/ml，消除半衰期为7.69小时，尿中未检出原形药物，均为代谢物，24小时内尿中排泄率7.32%。

### （七）不良反应

不良反应发生率3%左右，主要有变态反应、皮疹、恶心、食欲不振、腹泻、兴奋、失眠、头晕等；偶见白细胞减少、肝功能损害。不良反应还可能包括鼻咽炎、咳嗽、腹泻或背痛。

### （八）药学监护点

长期服用，要注意检查天门冬氨基转移酶、谷丙转氨酶等肝功能指标。

告知患者药物可能导致尿液变为红褐色。

建议患者饭后服药，以增加药物吸收。

## ■　维生素E（生育酚）

### （一）适应证

用于心脑血管疾病。美国食品药品管理局批准的适应证仅为维生素E缺乏症。

### （二）用法用量

（软胶囊）成人，每次1粒，每日2～3次。

### （三）循证证据

指南未给出维生素E在外周血管疾病的相关推荐。

对104例动脉内膜剥离术后的患者短期使用α生育酚（500IU/d）作为补充治疗可以预防脂质氧化和粥样斑块的进展。但研究的证据级别较低，应根据临床情况酌情使用。

### （四）药理机制

本药参与体内一些代谢反应。能对抗自由基的过氧化作用。

## （五）不良反应

长期过量服用可引起恶心、呕吐、眩晕、头痛、视力模糊、皮肤皲裂、唇炎、口角炎、腹泻、乳腺肿大、乏力。

## （六）药学监护点

由于维生素K缺乏而引起的低凝血酶原血症患者慎用；缺铁性贫血患者慎用；服用后尿液变黄色，但不影响使用。

# ■ 脱水药

## ■ 甘露醇

### （一）适应证

组织脱水药。用于治疗各种原因引起的脑水肿，降低颅内压，防止脑疝。

### （二）用法用量

成人常用量（利尿）：常用量为按体重 1 ～ 2g/kg，一般用20%溶液 250ml 静脉滴注，并调整剂量使尿量维持在每小时30 ～ 50ml。

### （三）特殊人群用法用量

1. 妊娠期妇女
甘露醇会透过血胎盘屏障。妊娠期外科术后使用甘露醇的终点事件信息很少，可能会减少羊水量。
2. 儿童
小儿常用量（利尿）：按体重0.25 ～ 2.00g/kg或按体表面积60g/m²，2 ～ 6小时内静脉滴注。
3. 重度肝肾功能损害的患者
严重肾功能损害的成人和小儿患者禁用本药。合并肾脏疾病的患者应谨慎使用。
肝脏损害的成人和小儿患者无须调整剂量。
4. 老年患者
老年人应用本药较易出现肾功能损害，且随年龄增长，发生肾功能损害的机会增多。适当控制用量。

### （四）指南推荐

指南未给出甘露醇在外周血管疾病的相关推荐。

### （五）药理机制

甘露醇为单糖，在体内不被代谢，经肾小球滤过后在肾小管内很少被重吸收，起到渗透利尿作用。
1. 组织脱水作用　提高血浆渗透压，导致组织内（包括眼、脑、脑脊液等）水分进入血管内，从而减轻组织水肿，降低眼内压、颅内压和脑脊液容量及压力。1g甘露醇可产生渗透浓度为5.5mOsm，注射100g甘露醇可使2000ml细胞内水转移至细胞外，尿钠排泄50g。

2．利尿作用　甘露醇的利尿作用机制分两个方面：①甘露醇增加血容量，并促进前列腺素$I_2$分泌，从而扩张肾血管，增加肾血流量包括肾髓质血流量。肾小球入球小动脉扩张，肾小球毛细血管压升高；②本药自肾小球滤过后极少（＜10%）由肾小管重吸收，故可提高肾小管内液渗透浓度，减少肾小管对水及$Na^+$、$Cl^-$、$K^+$、$Ca^{2+}$、$Mg^{2+}$和其他溶质的重吸收。

### （六）药物代谢动力学

（1）分布：静脉注射后迅速进入细胞外液而不进入细胞内。但当血甘露醇浓度很高或存在酸中毒时，甘露醇可通过血脑屏障，并引起颅内压反跳。

（2）代谢：利尿作用于静注后1小时出现，达峰时间为30～60分钟，维持3～8小时。本药可由肝脏生成糖原，但由于静脉注射后迅速经肾脏排泄，故一般情况下经肝脏代谢的量很少。

（3）排泄：本药$t_{1/2}$为100分钟，当存在急性肾衰竭时可延长至6小时。肾功能正常时，静脉注射甘露醇100g，3小时内80%经肾脏排出。

### （七）不良反应

（1）水和电解质紊乱最为常见。快速大量静注甘露醇可引起体内甘露醇积聚，血容量迅速大量增多（尤其是急慢性肾衰竭时），导致心力衰竭（尤其有心功能损害时），稀释性低钠血症，偶可致高钾血症；不适当的过度利尿导致血容量减少，加重少尿；大量细胞内液转移至细胞外可致组织脱水，并可引起中枢神经系统症状。

（2）寒战、发热。

（3）排尿困难。

（4）血栓性静脉炎。

（5）甘露醇外渗可致组织水肿、皮肤坏死。

（6）过敏引起皮疹、荨麻疹、呼吸困难、过敏性休克。

（7）头晕、视物模糊。

（8）高渗引起口渴。

（9）渗透性肾病（或称甘露醇肾病），主要见于大剂量快速静脉滴注时。其机制尚未完全阐明，可能与甘露醇引起肾小管液渗透压上升过高，导致肾小管上皮细胞损伤有关。病理表现为肾小管上皮细胞肿胀，空泡形成。临床上出现尿量减少，甚至急性肾衰竭。渗透性肾病常见于老年肾血流量减少及低钠、脱水患者。

### （八）药学监护点

使用甘露醇时需要监测：血压、肾功能、每日液体的出入量、血电解质浓度，尤其是$Na^+$和$K^+$、尿量。

甘露醇遇冷易结晶，故应用前应仔细检查，如有结晶，可置热水中或用力振荡待结晶完全溶解后再使用。应使用有过滤器的输液器。

下列情况慎用：明显心肺功能损害者，因本药所致的突然血容量增多可引起充血性心力衰竭；高钾血症或低钠血症；低血容量，应用后可因利尿而加重病情，或使原来低血容量情况被暂时性扩容所掩盖；严重肾衰竭而排泄减少使本药在体内积聚，引起血容量明显增加，加重心脏负荷，诱发或加重心力衰竭；对甘露醇不能耐受者。

大剂量给予甘露醇不出现利尿反应，但可使血浆渗透浓度显著升高，故应警惕血高渗状态的发生。

## ■ 呋塞米

### （一）适应证

水肿性疾病包括充血性心力衰竭、肝硬化、肾脏疾病（肾炎、肾病及各种原因所致的急慢性肾衰竭），尤其是应用其他利尿药效果不佳时，应用本类药物仍可能有效。与其他药物合用治疗急性肺水肿和急性脑水肿等。

### （二）用法用量

治疗水肿性疾病时：①呋塞米片剂起始剂量为口服20～40mg，必要时每6～8小时追加20～40mg，直至出现满意利尿效果，最大剂量虽可达每日600mg，但一般应控制在100mg以内，分2～3次服用，以防过度利尿和不良反应发生，部分患者剂量可减少至20～40mg，隔日1次，或每周中连续服药2～4日，每日20～40mg；②紧急情况或不能口服者，可静脉注射呋塞米注射液，开始20～40mg必要时每2小时追加剂量，直至出现满意疗效；维持用药阶段可分次给药。

### （三）特殊人群用法用量

1. 妊娠期妇女

呋塞米能透过血胎盘屏障。妊娠期使用应监测胎儿的生长情况。

2. 哺乳期妇女

呋塞米可排泄入乳汁，哺乳期女性使用时应谨慎。大剂量的袢利尿剂可能降低泌乳量。

3. 儿童

小儿：治疗水肿性疾病时：①呋塞米片剂起始按体重2mg/kg口服，必要时每4～6小时追加1～2mg/kg；新生儿应延长用药间隔；②呋塞米注射液起始按1mg/kg静脉注射，必要时每隔2小时追加1mg/kg；最大剂量可达每日6mg/kg；新生儿应延长用药间隔。

4. 重度肝肾功能损害的患者

成人急性肾衰竭：有必要每日剂量1～3g以达到初始所需的药效；避免在少尿的状态下使用。

透析：不会通过血液透析或腹膜透析清除，不需要补充剂量。

肝硬化患者促尿钠排泄的作用减弱，对低血钾和容量不足的敏感性增加。

5. 老年患者

口服和静脉的初始剂量为20mg/d，根据所需要的药效缓慢增加剂量。

### （四）指南推荐

指南未给出呋塞米在外周血管疾病的相关推荐。

### （五）药理机制

1. 对水和电解质排泄的作用

能增加水、钠、氯、钾、钙、镁、磷等的排泄。与噻嗪类利尿药不同，呋塞米等袢利尿药存在明显的剂量-效应关系。随着剂量加大，利尿效果明显增加，且药物剂量范围较大。主要通过抑制肾小管髓袢厚壁段对NaCl的主动重吸收，结果管腔液$Na^+$、$Cl^-$浓度升高，而髓质间液$Na^+$、$Cl^-$浓度降低，使渗透压梯度差降低，肾小管浓缩功能下降，从而导致水、$Na^+$、$Cl^-$排泄增多。由于$Na^+$重吸收减少，远端小管$Na^+$浓度升高，促进$Na^+$-$K^+$和$Na^+$-$H^+$交换增加，$K^+$和$H^+$排出增多。

2. 对血流动力学的影响

呋塞米能引起前列腺素分解酶的活性，使前列腺素 $E_2$ 含量升高，从而具有扩张血管的作用。

### （六）药物代谢动力学

（1）吸收：口服吸收率为60%～70%，进食能减慢吸收，但不影响吸收率及其疗效。

（2）分布：主要分布于细胞外液、分布容积平均为体重的11.4%，血浆蛋白结合率为91%～97%。

（3）代谢：口服和静脉用药后作用开始时间分别为30～60分钟和5分钟，达峰时间为1～2小时和0.33～1.00小时。作用持续时间分别为6～8小时和2小时。

（4）排泄：$t_{1/2}\beta$ 存在较大的个体差异，正常人为30～60分钟，无尿患者延长至75～155分钟，肝肾功能同时严重受损者延长至11～20小时。88%以原形经肾脏排泄，12%经肝脏代谢由胆汁排泄。肾功能受损者经肝脏代谢增多。

### （七）不良反应

（1）常见不良反应与水、电解质紊乱有关，尤其是大剂量或长期应用时，如体位性低血压、休克、低钾血症、低氯血症、低氯性碱中毒、低钠血症、低钙血症以及与此有关的口渴、乏力、肌肉酸痛、心律失常等。

（2）少见者有变态反应（包括皮疹、间质性肾炎、甚至心脏骤停）、视物模糊、黄视症、光敏感、头晕、头痛、食欲缺乏、恶心、呕吐、腹痛、腹泻、胰腺炎、肌肉强直等，骨髓抑制导致粒细胞减少，血小板减少性紫癜和再生障碍性贫血，肝功能损害，指（趾）感觉异常，高糖血症，尿糖阳性，原有糖尿病加重，高尿酸血症。

（3）耳鸣、听力障碍多见于大剂量静脉快速注射时（每分钟剂量＞4～15mg），多为暂时性，少数为不可逆性，尤其当与其他有耳毒性的药物同时应用时。在高钙血症时，可引起肾结石。

（4）尚有报道本药可加重特发性水肿。

### （八）药学监护点

下列情况慎用：无尿或严重肾功能损害者，后者因需加大剂量，故用药间隔时间应延长，以免出现耳毒性等副作用；糖尿病；高尿酸血症或有痛风病史者；严重肝功能损害者，因水电解质紊乱可诱发肝昏迷；急性心肌梗死，过度利尿可促发休克；胰腺炎或有此病史者；有低钾血症倾向者，尤其是应用洋地黄类药物或有室性心律失常者；红斑狼疮，本药可加重病情或诱发活动；前列腺肥大。

随访检查：血电解质（尤其是合用洋地黄类药物或皮质激素类药物、肝肾功能损害者）、血压（尤其是用于降压，大剂量应用或用于老年人）、肾功能、肝功能、血糖、血尿酸、酸碱平衡情况、听力。

药物剂量应从最小有效剂量开始，然后根据利尿反应调整剂量，以减少水、电解质紊乱等副作用的发生。

肠道外用药宜静脉给药、不主张肌内注射。常规剂量静脉注射时间应超过1～2分钟，大剂量静脉注射时每分钟不超过4mg；达到静脉用药剂量的1/2时即可达到同样疗效。

本药为加碱制成的钠盐注射液，碱性较高，故静脉注射时宜用氯化钠注射液稀释，而不宜用葡萄糖注射液稀释。

存在低钾血症或低钾血症倾向时，应注意补充钾盐。

与降压药合用时，应酌情调整降压药剂量。

少尿或无尿患者应用最大剂量后24小时仍无效时应停药。

## ■ 托拉塞米

### （一）适应证

托拉塞米注射液适用于需要迅速利尿或不能口服利尿剂的充血性心力衰竭、肝硬化腹腔积液、肾脏疾病所致的水肿患者。

### （二）用法用量

充血性心力衰竭所致的水肿、肝硬化腹腔积液：一般初始剂量为5mg（半支）或10mg（1支），每日1次，缓慢静脉注射，也可以用5%葡萄糖溶液或生理盐水稀释后进行静脉输注；如疗效不满意可增加剂量至20mg（2支），每日1次，每日最大剂量为40mg（4支），疗程不超过1周。

肾脏疾病所致的水肿，初始剂量20mg，每日1次，以后根据需要可逐渐增加剂量至最大剂量每日100mg，疗程不超过1周。

### （三）特殊人群用法用量

1. 妊娠期妇女

动物繁殖研究中观察到不良事件。

2. 哺乳期妇女

尚不明确托拉塞米是否分泌入乳汁。

3. 儿童

静脉：给药时间≥2分钟；如果需要快速起效应持续静脉给药。

口服：服药时无须考虑饮食；从静脉给药转换为口服给药时无须调整剂量，反之亦然。

4. 重度肝肾功能损害的患者

说明书中没有关于肝肾功能损害剂量调整的建议。肾功能受损时，本品可经肝脏代谢途径来进行代偿，所以肾功能受损患者血浆总清除率和消除半衰期仍可保持在正常范围内。肝昏迷的患者禁用托拉塞米。

5. 老年患者

老年患者的剂量同成人剂量。

### （四）指南推荐

无。

### （五）药理机制

本品为磺酰脲吡啶类利尿药，其作用于髓袢升支粗段，抑制$Na^+/K^+/2Cl^-$载体系统，使尿中$Na^+$、$K^+$、$Cl^-$和水的排泄增加，但对肾小球滤过率、肾血浆流量或体内酸碱平衡无显著影响。

### （六）药物代谢动力学

本品80%在肝脏代谢，主要代谢产物为无活性的羧酸衍生物。20%经肾脏排泄。

### （七）不良反应

常见不良反应有头痛、眩晕、疲乏、食欲减退、肌肉痉挛、恶心呕吐、高血糖、高尿酸血症、便秘和腹泻；长期大量使用可能发生水和电解质平衡失调。治疗初期和年龄较大的患者常发生多尿，个别患者由于血液浓缩而引起低血压、精神紊乱、血栓性并发症及心或脑缺血引起心律失常、心绞痛、急性心肌梗死或晕厥等，低血钾可发生在低钾饮食、呕吐、腹泻、过多使用泻药和肝功能异常的患者，个别患者可出现皮肤过敏，偶见瘙痒、皮疹、光敏反应，罕见口干、肢体感觉异常、视觉障碍。

### （八）药学监护点

（1）应定期检查电解质（特别是血钾）、血糖、尿酸、肌酐、血脂等。

（2）开始治疗前必须纠正排尿障碍，特别对老年患者或治疗刚开始时要仔细监测电解质、血容量的不足和血液浓缩的有关症状。

（3）与醛固酮拮抗剂或与保钾药物一起使用可防止低钾血症和代谢性碱中毒。

（4）必须缓慢静脉注射，本品不应与其他药物混合后静脉注射，但可根据需要用生理盐水或5%葡萄糖溶液稀释。

（5）如需长期用药建议尽早从静脉给药转为口服用药，静脉给药疗程限于1周。

## ■　甘油果糖

### （一）适应证

用于脑血管病、脑外伤、脑肿瘤、颅内炎症及其他原因引起的急慢性颅内压增高、脑水肿等症。

### （二）用法用量

静脉滴注，成人一般每次250～500ml，每日1～2次，每次500ml需滴注2～3小时，250ml滴注时间1.0～1.5小时。根据年龄、症状可适当增减。

### （三）特殊人群用法用量

1. 妊娠期妇女及哺乳期妇女

未在妊娠期妇女及哺乳期妇女进行临床研究。

2. 儿童

未进行儿童的研究且无可靠参考文献。

3. 重度肝肾功能损害的患者

严重肾功能不全者：本药在此类患者体内排泄减少，造成药物蓄积，从而可加重心脏负荷，诱发或加重心力衰竭。

4. 老年患者

应注意观察老年患者的病情，慎重用药。一般老年患者身体功能减退，一旦水、电解质水平出现异常，应在监护下应用。

### （四）指南推荐

无。

### （五）药理机制

甘油果糖注射液是高渗制剂，通过高渗透性脱水，能使脑水分含量减少，降低颅内压；降低颅内压作用起效缓慢，持续时间较长。

## （六）药物代谢动力学

甘油果糖经血液进入全身组织，其分布2～3小时达到平衡。进入脑脊液及脑组织较慢，消除也较慢；大部分代谢为$CO_2$及水排出。

## （七）不良反应

一般无不良反应，偶有瘙痒、皮疹、头痛、恶心、口渴或溶血现象。

## （八）药学监护点

（1）对严重循环系统功能障碍、尿崩症、糖尿病和溶血性贫血患者慎用；老年患者的生理功能通常有所下降，水、电解质异常的老年患者慎用本品。

（2）本品含0.9%氯化钠，用药时须注意患者食盐摄入量；长期使用要注意防止水、电解质紊乱。

（3）仅通过静脉给药，使用时勿漏出血管。

（丁　征）

## 参 考 文 献

［1］Task Force Members，Aboyans V，Ricco JB，et al. 2017 ESC Guidelines on the Diagnosis and Treatment of Peripheral Arterial Diseases，in collaboration with the European Society for Vascular Surgery（ESVS）［J］. Eur J Vasc Endovasc Surg，2017，S1078-S5884：30454-30459.

［2］Kearon C，Akl EA，Ornelas J，et al. Antithrombotic Therapy for VTE Disease［J］. Chest，2016，149（2）：315-352.

［3］Anders Wanhainen，Fabio Verzini，Isabelle Van Herzeele，et al. European Society for Vascular Surgery（ESVS）2019 Clinical Practice Guidelines on the Management of Abdominal Aorto-iliac Artery Aneurysms［J］. Eur J Vasc Endovasc Surg，2018 Dec 5.

［4］Garcia DA，Baglin TP，Weitz JI，et al. Parenteral anticoagulants：Antithrombotic Therapy and Prevention of Thrombosis，9th ed：American College of Chest Physicians Evidence-Based Clinical Practice Guidelines［J］. Chest，2012，141（2 Suppl）：e24S-e43S.

［5］Michael S. Conte，Andrew W. Bradbury，Philippe Kolh，et al. Global vascular guidelines on the management of chronic limb-threatening ischemia. J Vasc Surg［J］. 2019 Jun；69（6S）：3S-125S. e40.

［6］Bedenis R，Lethaby A，Maxwell H，et al. Antiplatelet agents for preventing thrombosis after peripheral arterial bypass surgery（Review）［J］. Cochrane Database of Systematic Reviews 2015，Issue 2.

［7］Thomas L Ortel，Ignacio Neumann，Walter Ageno，et al. American Society of Hematology 2020 guidelines for management of venous thromboembolism：treatment of deep vein thrombosis and pulmonary embolism［J］. 2020，4（19）：4693-4738.

［8］2019 AHA/ACC/HRS Focused Update of the 2014 AHA/ACC/HRS Guideline for the Management of Patients With Atrial Fibrillation：A Report of the American College of Cardiology/American Heart Association Task Force on Clinical Practice Guidelines and the Heart Rhythm Society. Circulation. Originally published 28 Jan 2019.

［9］T Unger，Borghi C，Charchar F，et al. 2020 International Society of Hypertension Global Hypertension Practice Guidelines［J］. Hypertension，2020，75（6）：1334-1357.

［10］中华医学会心血管病学分会，中国老年学学会心脑血管病专业委员会. 华法林抗凝治疗的中国专家共识［J］. 中华内科杂志，2013，52（1）：76-82.

［11］Kirchhof P，Benussi S，Kotecha D，et al. 2016 ESC Guidelines for the management of atrial fbrillation developed in collaboration with EACTS［J］. Europace，2016，18（11）：1609-1678.

［12］Khorana AA，Noble S，Lee AYY，et al．Role of direct oral anticoagulants in the treatment of cancer-associated venous thromboembolism：guidance from the SSC of the ISTH［J］．J Thromb Haemost，2018；16：1891-1894．

［13］B Ibanez，James S，Agewall S，et al．2017 ESC Guidelines for the management of acute myocardial infarction in patients presenting with ST-segment elevation［J］．Rev Esp Cardiol（Engl Ed），2017，70（12）：1082．

［14］Mancini GB，Gosselin G，Chow B，et al．Canadian Cardiovascular Society guidelines for the diagnosis and management of stable ischemic heart disease［J］．Can J Cardiol，2014，30（8）：837-849．

［15］G Montalescot，Sechtem U，Achenbach S，et al．2013 ESC guidelines on the management of stable coronary artery disease：the Task Force on the management of stable coronary artery disease of the European Society of Cardiology［J］．Eur Heart J，2013，34（38）：2949-3003．

［16］Sibbing D，Aradi D，Alexopoulos D．Updated Expert Consensus Statement on Platelet Function and Genetic Testing for Guiding P2Y12 Receptor Inhibitor Treatment in Percutaneous Coronary Intervention［J］．JACC Cardiovasc Interv．2019 Aug 26；12（16）：1521-1537．

［17］《中国血栓性疾病防治指南》专家委员会．中国血栓性疾病防治指南［J］．中华医学杂志，2018，98（36）：2861-2888．

［18］中华医学会外科学分会血管外科学组．颈动脉狭窄诊治指南［J］．中国血管外科杂志，2017，（2）：78-79．

［19］中国医药教育协会急诊医学分会，中华医学会急诊医学分会心脑血管学组，急性血栓性疾病急诊专家共识组．中国急性血栓性疾病抗栓治疗共识［J］．中国急救医学，2019，39（6）：501-531．

［20］彭斌，吴波．中国急性缺血性脑卒中诊治指南2018［J］．中华神经科杂志，2018，51（9）：666-682．

［21］Khorana AA，Noble S，Lee AYY，et al．Role of direct oral anticoagulants in the treatment of cancer-associated venous thromboembolism：guidance from the SSC of the ISTH［J］．J Thromb Haemost，2018，16：1891-1894．

［22］Y Li，Du L，Tang X，et al．Laboratory monitoring of rivaroxaban in Chinese patients with deep venous thrombosis：a preliminary study［J］．BMC Pharmacol Toxicol，2020，21（1）：38．

［23］R Rossaint，Bouillon B，Cerny V，et al．The European guideline on management of major bleeding and coagulopathy following trauma：fourth edition［J］．Crit Care，2016，20100．

［24］Roe MT，Li QH，Bhatt DL，et al．Risk Categorization Using New American College of Cardiology/American Heart Association Guidelines for Cholesterol Management and Its Relation to Alirocumab Treatment Following Acute Coronary Syndromes［J］．Circulation，2019，140（19）：1578-1589．

［25］D Siegal，Lu G，Leeds JM，et al．Safety，pharmacokinetics，and reversal of apixaban anticoagulation with andexanet alfa［J］．Blood Adv，2017，1（21）：1827-1838．

［26］Brook RD，Rajagopalan S．2017 ACC/AHA/AAPA/ABC/ACPM/AGS/APhA/ASH/ASPC/NMA/PCNA Guideline for the Prevention，Detection，Evaluation，and Management of High Blood Pressure in Adults．A report of the American College of Cardiology/American Heart Association Task Force on Clinical Practice Guidelines［J］．J Am Soc Hypertens，2018，12（3）：238．

［27］Tilsed JV，Casamassima A，Kurihara H，et al．ESTES guidelines：acute mesenteric ischaemia［J］．Eur J Trauma Emerg Surg，2016，42（2）：253-270．

［28］刘昌伟等．血管外科临床手册［M］．北京：人民军医出版社，2012．

［29］Orringer CE，Jacobson TA，Saseen JJ，et al．Update on the use of PCSK9 inhibitors in adults：Recommendations from an Expert Panel of the National Lipid Association［J］．J Clin Lipidol，2017，11（4）：880-890．

［30］Montero A Alcantara，Sanchez Carnerero CI，Ibor Vidal PJ，et al．CDC guidelines for prescribing opioids for chronic pain［J］．Semergen，2017，43（4）：e53-e54．

［31］下肢动脉硬化闭塞症诊治指南［J］．中华医学杂志，2015，95（24）：1883-1896．

［32］国家药典委员会．中华人民共和国药典临床用药须知［M］．北京：中国医药科技出版社，2017．

# 第三章

# 常见外周血管疾病及药物治疗

## 第一节　颈动脉狭窄及药物治疗

### 一、疾病简介

颈动脉狭窄（carotid artery stenosis，CAS）是一类由于动脉粥样硬化等原因引起颅外颈动脉系统狭窄或闭塞的疾病。颈动脉狭窄是导致缺血性脑卒中的重要原因之一。由于颈动脉狭窄导致的卒中约占所有缺血性卒中的8%～11%。颅外颈动脉狭窄的患者年卒中发生率约为13.4/10万人。药物治疗及外科干预的目的是减少卒中的发生率。

#### （一）病因和发病机制

颈动脉狭窄的病因主要是动脉粥样硬化，约占90%，其他病因还包括大动脉炎、纤维肌性发育不良、外伤、颈动脉迂曲、先天性动脉闭锁、肿瘤、夹层、动脉炎、放疗后纤维化等。受到血流动力学的影响，动脉粥样硬化性颈动脉狭窄主要好发于颈动脉分叉部位。颈动脉狭窄或闭塞可能导致缺血性脑卒中的原因主要有两方面，一是颈动脉粥样斑块脱落或斑块破裂形成栓塞或血栓形成，二是严重的狭窄或闭塞造成的直接脑灌注减少。因为颅内外存在广泛的代偿机制，因此由低灌注引起的缺血性脑卒中较为少见。颈动脉狭窄导致缺血性脑卒中的风险大小与颈动脉狭窄的程度和斑块的性质有关。通常认为易损斑块（vulnerable plaque）较稳定斑块更容易导致缺血性脑卒中的发生。

#### （二）临床表现

颈动脉狭窄可以是无症状的，患者只有在做体格检查时才被发现。也有部分颈动脉狭窄是症状性的，主要症状包括局灶性脑缺血表现、全脑缺血、腔隙性脑梗死或者认知功能障碍。局灶性脑缺血表现主要包括短暂脑缺血发作（transient ischemic attacks，TIA）和脑卒中。患者可以出现单眼失明或黑蒙、单侧肢体或偏侧肢体无力、麻木、构音障碍、语言障碍、偏盲、霍纳综合征等表现。TIA被认为是一次小的缺血事件，持续时间从几分钟到几小时，最长不超过24小时。TIA的患者在后续5年发生脑卒中的风险约为30%。脑卒中患者由于大脑局灶梗死，其症状持续时间超过24小时，症状的严重程度与脑梗死的面积相关。NIHSS评分常用于评估脑卒中患者症状严重程度和预后情况。NIHSS评分大于等于16分提示梗死严重预后不良，小于等于6分则提示预后较好。全脑缺血或系统性灌注，仅在所有的颈动脉狭窄患者中占较小比例，见于多支颅内外动脉狭窄或闭塞的患者。常由于分水岭区域灌注减少而出现视力下降、认知功能障碍、双侧上肢无力和椎基底系统缺血症状。严重时可以出现晕厥或昏迷。腔隙性脑梗死常被定义为皮质下梗死，往往由于大脑的单支穿支动脉闭塞引起。腔隙性脑梗死占所有缺血性脑卒中的20%。90%的腔隙性脑梗死是无症状性的。颅外颈动脉狭窄与腔隙性脑梗死的关系仍然存在争议。但也有研究认为，在一些病例中，颈动脉粥样硬化的斑块脱落可以导致腔隙性脑梗死。颈动脉狭窄还可以出现认知功能障碍，其机制可能与微栓塞和低灌注有关。

## （三）辅助检查

多普勒超声是目前首选的无创性颈动脉检查手段，也是重要的筛查手段和随诊评估手段。它不仅能显示颈动脉的狭窄程度，还可以进行斑块形态学检查，诊断颈动脉狭窄程度的准确性在95%以上。CT血管造影（computer tomography angiography，CTA）和磁共振血管造影（magnetic resonance angiography，MRA）两种无创血管成像技术，能清晰地显示颈动脉及其分支的三维形态和结构，并且能够重建颅内动脉影像，可以作为术前诊断和制定治疗方案的重要依据。数字减影血管造影（digital subtraction angiography，DSA）是诊断颈动脉狭窄的"金标准"，但由于其为有创操作，故常用于颈动脉狭窄支架术中评价病变的部位、范围、程度、侧支形成情况以及预后情况。经颅多普勒超声是一种无创的检查手段，它可以通过测量大脑中动脉的血流速度来间接地反映颈动脉狭窄的血流动力学效应，同时检测有无自发性微栓脱落信号，后者可以为颈动脉斑块的稳定性提供佐证。正电子发射断层扫描计算机断层扫描（positron emission tomography-computed tomography，PET-CT）可以测量脑血流量（cerebral blood flow，CBF）和氧摄取分数（oxygen extraction fraction，OEF），因此是评估颅外颈动脉狭窄血流动力学效应的金标准，尤其可以评估脑储备功能和自调节功能受损情况。

## （四）诊断要点

颈动脉狭窄的诊断包括几个方面：①有无6个月内TIA或脑卒中症状，以及有无脑卒中病史。两者中尤其是前者更提示脑卒中风险高危；②颈动脉狭窄的程度：此项评估主要根据影像学检查的情况，将狭窄程度分为轻度（小于50%）、中度（50%～69%）和重度（70%～99%）；③斑块性质和斑块有无进展：易损斑块和斑块快速进展均提示脑卒中风险升高；④是否合并对侧颈动脉病变尤其是对侧颈动脉闭塞性病变（contralateral carotid occlusion，CCO）：合并CCO的患者以及侧支代偿受损的患者脑卒中风险升高。上述情况的明确诊断和评估有助于后续制定治疗措施。

## （五）治疗措施

颈动脉狭窄的治疗主要包括几个方面：①危险因素控制；②药物治疗；③颈动脉内膜剥脱术（carotidendarterectomy，CEA）；④颈动脉支架术（carotid artery stenting，CAS）。

危险因素控制包括控制血压、控制糖尿病、管理血脂、戒烟和避免过度饮酒等。最佳药物治疗（best medical therapy，BMT）适用于所有症状性颈动脉狭窄的患者和狭窄程度超过50%的无症状性颈动脉狭窄患者，以及合并有其他心血管疾病的颈动脉狭窄患者。对于狭窄程度小于50%的无症状性颈动脉狭窄患者，如果患者不同时合并其他心血管疾病，是否要使用最佳药物治疗，尚没有明确的结论。对于狭窄程度50%～99%的症状性颈动脉狭窄患者，以及狭窄程度60%～99%的无症状性颈动脉狭窄患者，BMT需联合血管重建干预。血管重建方式包括颈动脉内膜剥脱术和颈动脉支架术。前者包括颈动脉内膜剥脱补片成形术和颈动脉外翻剥脱术，后者主要是指在脑保护装置下实行的颈动脉支架术。两者均是有效的颈动脉重建方式，围手术期30天内卒中/心血管事件发生率在3%～5%。颈动脉重建需要在有效的药物干预下进行，才能充分保证其安全性和有效性。

# 二、药物治疗原则及方案

## （一）无症状性颈动脉斑块的药物治疗

无症状性颈动脉斑块，不建议常规抗血小板治疗和他汀类治疗，除非患者合并其他症状性动脉硬化性疾病。

### （二）颈动脉狭窄的药物治疗

所有症状性颈动脉狭窄的患者和狭窄程度超过50%的无症状性颈动脉狭窄患者，均应开始最佳药物治疗，主要治疗方法如下。

1. 控制危险因素的药物治疗

所有患者应控制血压、控制糖尿病、管理血脂、戒烟和避免过度饮酒等，除发生急性缺血性脑卒中24小时内的患者不宜将血压降至过低以外，其他患者控制血压有助于降低卒中。血糖和血脂控制的标准是糖化血红蛋白低于7%，低密度脂蛋白（low-density lipoprotein cholesterol，LDL-C）降低50%或低于70mg/dl。

2. 抗血小板治疗

在已有卒中或者其他心血管疾病的患者中，抗血小板治疗能有效降低卒中风险和整体心血管事件发病率。临床实践当中，大部分患者选择小剂量阿司匹林（75～325mg/d）或者氯吡格雷（75mg/d），或者两者合用。对于所有症状性颈动脉疾病患者，推荐长期单独抗血小板药物（阿司匹林或氯吡格雷）治疗。对于颈动脉狭窄程度大于50%的无症状患者，出血风险低的情况下应考虑长期抗血小板治疗（通常是低剂量阿司匹林）。患者在标准治疗的情况下，如果出现症状反复，要考虑抗血小板药物抵抗问题，需进行相应的检测，并换用其他抗血小板药物。

### （三）颈动脉内膜剥脱术围手术期及术后药物治疗

颈动脉内膜剥脱术（CEA）围手术期及术后需要配合药物治疗，以保障其手术治疗的安全性和有效性。主要包括几个方面：

1. 抗血小板治疗

CEA围手术期及术后需进行抗血小板治疗减少围手术期及术后卒中/死亡和心血管事件发生率。一般建议在CEA术前和术后使用阿司匹林或氯吡格雷，对于高卒中风险且低出血风险的患者，可以在CEA围手术期合用阿司匹林和氯吡格雷。其他抗血小板药物，如噻氯匹定和糖蛋白Ⅱb/Ⅲa拮抗剂等，在CEA围手术期的应用还没有相关研究。

2. 抗凝治疗

CEA术中常规使用普通肝素（70～100U/kg），预防颈动脉急性血栓形成。CEA完成后，根据术中情况可以选择性应用鱼精蛋白进行拮抗，鱼精蛋白的使用不会增加CEA围手术期卒中的风险。

3. 右旋糖酐

右旋糖酐是一种抑制血小板聚集的多糖。在CEA术后24小时内输注右旋糖酐可以减少内膜剥脱部位血小板的聚集和潜在的微栓塞事件。但是对于合并有心脏疾患的患者，右旋糖酐的使用应当谨慎。

4. 他汀类药物的应用

他汀类药物具备降低LDL-C、稳定动脉硬化斑块、抗炎、抗细胞增殖、抗血栓形成和抗白细胞黏附等多项作用，CEA围手术期和术后长期应用可以降低患者卒中/死亡率，降低心血管事件发生率，改善CEA患者的临床预后。因此，CEA术前即应尽早启动他汀类药物治疗。

5. β受体拮抗药

CEA围手术期应用β受体拮抗药存在一定争议。目前建议对于已经服用β受体拮抗药的患者继续使用β受体拮抗药，使患者围手术期心率维持在60～80次/分，有助于降低围手术期心血管事件发生率，改善患者预后。

### （四）颈动脉支架术围手术期及术后药物治疗

颈动脉支架术（CAS）围手术期及术后需要配合药物治疗，以保障其安全性和有效性。主要包括以下几个方面。

1. 抗血小板治疗

为减少支架内快速血栓形成和继发栓塞可能，减少围手术期及术后卒中和心血管事件的发生，CAS围手术期及术后需进行抗血小板治疗。CAS术前双重抗血小板治疗至少4天，方案为阿司匹林（75～325mg/d）联合氯吡格雷（75mg/d），氯吡格雷不耐受，可以换用噻氯匹定250mg 2次/日。如急诊条件下，氯吡格雷至少要在术前4～6小时口服300～600mg的负荷剂量。

CAS术后应用双抗至少应30天，但临床实际情况中，考虑到支架内实现内皮化一般需要28～96天，因此对于心血管事件高危人群，或者再狭窄的高危人群，建议更长时间的双抗血小板治疗。而对于普通患者，双抗结束后，可以降低阿司匹林剂量（75～100mg/d），作为长期抗血小板治疗方案。

2. 抗凝治疗

CAS术中，穿刺放鞘管后，应静脉给予普通肝素（70～100U/kg）。尤其是导管已经到达主动脉弓之前，肝素应静脉给药完毕。术中检测活化凝血酶时间（activated clotting time，ACT），确保ACT不超过300秒，以防止缺血再灌注引起的继发性脑出血。肝素的半衰期是90分钟，CAS手术时间过长应注意追加肝素。CAS术毕常规无须中和肝素。比伐芦定可以作为术中抗凝的替代物。

除CAS术中应用肝素，CAS手术围手术期其他时间不推荐常规应用抗凝治疗。但在合并房颤的CAS患者中，可以考虑采用抗凝治疗进行脑卒中的一级和二级预防。抗凝的方案可以参照房颤抗凝指南。长期抗凝的患者，为减少出血风险，不建议长期合用阿司匹林。

3. 他汀类药物的应用

同"颈动脉内膜剥脱术（CEA）围手术期及术后药物治疗"他汀类药物的应用。

4. 血管活性药物

CAS术中球囊扩张，放置支架过程中，由于颈动脉的压力感受器受到牵张，可出现心动过缓，血压下降等表现，尤其是在长段严重钙化病变的老年患者当中更容易发生。这种情况也会增加围手术期心血管事件和卒中的发生率。CAS术中预防或治疗严重的低血压和心动过缓，可以采用积极扩容并静脉注射阿托品（0.4～1.0mg）。CAS术后，低血压可以持续24～48小时甚至更长，应积极扩容，必要时可以应用静脉注射苯肾上腺素（每分钟1～10μg/kg），或者多巴胺（每分钟5～15μg/kg）。

CAS术中如果发生严重颈内动脉痉挛，可以应用硝酸甘油（100～200μg）扩张血管。方法是将500μg硝酸甘油稀释成10mg，每次可以从导管鞘或者导管中注入2mg，每3～5分钟可额外注射一次。使用期间密切观察患者是否存在低血压。

CAS术后可以应用降血压的药物维持血压在合适范围，减少过度灌注和颅内出血风险。

β受体拮抗药在CAS围手术期的应用存在争议。有研究表明，在CAS之前已经长期应用β受体拮抗药30天以上的患者，虽然患者的卒中/死亡率下降34%，但围手术期低血压、低心率的风险也随之增加。而在CAS之前没有用过β受体拮抗药的患者，围手术期应用β受体拮抗药可能会增加患者心血管事件的风险。

## 三、典型病例

患者，男性，82岁。

主诉：体检发现左侧颈动脉狭窄2年。

现病史：患者2年前体检时B超发现"左侧颈动脉狭窄"，口服阿司匹林，用药1个月后因"口腔出血"停药。3个月前患者自觉易入睡，于坐位时1～2分钟即睡着，同时觉视物模糊、反应变慢，双腿不似以前灵活。查颈部B超提示左侧颈内动脉起始段狭窄（大于70%）；经颅多普勒超声检查提示左侧颈内动脉起始部狭窄（提示强回声斑块），基底动脉狭窄；头颈CTA提示头颈部动脉多发粥样硬化并管腔不同程度狭窄；左侧椎动脉较对侧纤细，颅内段显影浅淡。考虑左侧颈内动脉重度狭窄，门诊予氯吡格雷75mg qd、阿托伐他汀20mg qn口服。

既往病史：高血压病史半年，最高140～150/80～90mmHg，口服氨氯地平5mg qd血压控制可；1964年、1968年分别行双下肢大隐静脉曲张手术。否认药物、食物过敏史。既往长期吸烟史，平均2包/天，偶少量饮酒，1973年戒烟、戒酒。

查体：血压145/90mmHg，HR 72次/分，身高172cm，体重64kg，BMI 21.63。左颈动脉可闻及收缩期杂音。

诊疗经过：入院后查凝血、血尿常规＋便潜血等均未见明显异常。肝肾脂全＋同型半胱氨酸（HCY）：胆固醇（TC）2.73mmol/L↓，高密度脂蛋白（HDL-C）0.77mmol/L↓，低密度脂蛋白（LDL-C）1.43mmol/L，载脂蛋白A（ApoA）10.98g/L↓，载脂蛋白B（ApoB）0.57g/L↓，同型半胱氨酸（HCY）39.2μmol/L↑。患者入院后服用氯吡格雷第4天，查血栓弹力图（血小板）示：R（凝血时间）0.6min↓，MA（最大血块强度）16.4mm↓；血栓弹力图试验（ADP）示：R 0.5min↓，Angle（α角）72.7 deg↑，ADP（腺苷二磷酸）途径抑制率25.8%，即ADP途径MA值为52.7mm，抑制率为25.8%，＜30%提示患者对氯吡格雷等低反应；查ADP诱导的血小板聚集试验示：ADP 41%↓。入院第5天患者局麻下行"经右股总动脉入路，脑保护伞下左颈动脉球囊扩张＋支架植入术"，术中肝素钠12500U（2ml）＋0.9%氯化钠注射液48ml静脉泵入（2.1ml/h），手术顺利。术后给予依诺肝素钠注射液4000U皮下注射1次抗凝治疗。由于术前查氯吡格雷抗血小板效果欠佳，故停用氯吡格雷，改为替格瑞洛90mg bid抗血小板治疗。

**【药师点评】**

患者老年男性，高龄，慢性病程，高血压、左侧颈内动脉重度狭窄诊断明确。既往服用阿司匹林出现口腔出血，具体不详，停药后好转。此次围手术期予氯吡格雷75mg qd＋阿托伐他汀钙20mg qd。服用氯吡格雷第4天查血栓弹力图提示ADP抑制率低，故术后换用替格瑞洛90mg bid抗血小板治疗。

首先，根据《颈动脉狭窄诊治指南（2017版）》：行颈动脉支架成形术（CAS），围手术期建议术前至少4～5天使用阿司匹林（100～300mg/d）联合氯吡格雷（75mg/d）进行双联抗血小板治疗；或者在术前4～6小时前服用氯吡格雷（300～600mg）。术后双联抗血小板治疗至少服用4周。建议长期服用低剂量阿司匹林（75～100mg/d）。对于不能耐受氯吡格雷的患者，可以使用其他抗血小板药物如西洛他唑、沙格雷酯、贝前列素钠、替格瑞洛等替代。药师认为，该患者应首先明确既往口腔出血原因，排除牙龈炎等其他病因。若无禁忌，应在围手术期使用至少4～5天阿司匹林＋氯吡格雷双联抗板治疗。其次，患者由于血栓弹力图结果提示可能存在氯吡格雷低反应，因此，在术后改为替格瑞洛单药抗血小板治疗。根据Micromedex，替格瑞洛用于成人"心血管事件风险；预防周围动脉闭塞性疾病"属于超说明书（off-label）适应证，有效性等级为Ⅱa，证据支持有效（evidence favors efficacy），推荐等级为Ⅱa，证据强度为Category B。国家食品药品监督管理总局（CFDA）及美国食品药品监督管理局（FDA）均未批准该适应证。有研究显示，与阿司匹林单一疗法相比，替格瑞洛和阿司匹林联合使用可显著降低心血管病死亡率，心肌梗死或卒中的发生率，并显著降低急性肢体缺血或血运重建的发生率。然而，替格瑞洛与氯吡格雷相比，在减少心血管和肢体事件方面无显著差异，大出血的发生率也相似。在一项研究中，由于呼吸困难而停止使用替格瑞洛的患者显著增加。因此，药师认为该患者直接换用单药替格瑞洛抗血小板治疗欠妥。此外，根据《抗血小板药物治疗反应多样性临床检测和处理的中国专家建议》，不推荐常规检测患者是否存在阿司匹林或氯吡格雷抵抗。应结合患者病史、疾病状态、用药史等综合考虑。该患者应结合临床症状及影像复查情况决定抗血小板药物的选择。

（陈跃鑫　唐筱婉）

# 第二节  腹主动脉瘤和胸腹主动脉瘤及药物治疗

## 一、疾病简介

腹主动脉瘤（abdominal aortic aneurysm，AAA）指腹主动脉因退行性变、炎性反应、发育异常及感染等因素发生的局部扩张，扩张直径至少达到正常值的1.5倍。随着疾病的进展，动脉瘤可能发生破裂，危及患者的生命。在美国，腹主动脉瘤破裂已成为排名第15位的死亡原因。近年来，随着腹主动脉腔内修复术（endovascular abdominal aortic repair，EVAR）的发展和开放手术治疗的成熟，越来越多的腹主动脉瘤患者已经可以得到恰当的手术干预并长期生存。另外，由于腹主动脉瘤发病隐匿，症状不典型，文献报道超过60%的破裂性腹主动脉瘤患者于手术前死亡，腹主动脉瘤患者随访期合适的药物治疗和管理已成为如今的重点和挑战之一。

胸腹主动脉瘤（thoracoabdominal aortic aneurysm，TAAA）和腹主动脉瘤类似，尽管其发病率远低于腹主动脉瘤，但因解剖部位特殊，其手术难度、术后并发症发生率均较高，影响患者预后。近些年，胸主动脉腔内修复术（thoracic endovascular aortic repair，TEVAR）治疗胸腹主动脉瘤的地位逐渐提升，但仍然面临一些技术上的挑战与难以避免的并发症（如脊髓缺血）。因而，除开放手术、腔内手术治疗外，药物治疗有不可替代的重要价值，可使得病情稳定的患者长期获益，同时降低相关术后并发症的发生风险和严重程度。

### （一）病因和发病机制

腹主动脉瘤和胸腹主动脉瘤的病因类似，包括主动脉退行性变、炎性反应、动脉夹层、创伤、发育异常、感染及先天性因素等。其中，约80%的主动脉瘤的病因是动脉退行性变，其加速动脉中层退化过程，并最终导致动脉瘤的发生。在上述病因的始动作用下，一方面，主动脉壁细胞外基质发生炎性反应及病理性重构，以基质金属蛋白酶（matrix metalloproteinases，MMPs）为首的多种细胞外基质蛋白酶发生过量表达，对细胞外基质产生过度破坏；另一方面，固有免疫及获得性免疫也参与其中。生理状态下，主动脉中层是免疫豁免部位，但在病理状态下，局部的新生脉管系统使得免疫细胞在中膜处聚集，在多种免疫细胞及细胞因子的作用下，产生自身免疫反应，诱导血管平滑肌细胞（vascular smooth muscle cells，VSMCs）凋亡、造成局部氧化应激反应并产生血液循环中的抗体，进而引起血管平滑肌细胞枯竭。此外，局部动脉退行性变及血栓形成产生的血流动力学变化同样是导致主动脉瘤发生发展的重要因素。另有研究证实，从升主动脉到降主动脉，弹性蛋白/胶原蛋白比值逐渐下降，亦即血管顺应性逐渐下降，且动脉中层越来越薄。这样的变化或为腹主动脉瘤较胸主动脉瘤发病率更高的原因之一。综上所述，从分子水平到血流动力学水平，主动脉瘤的发病机制是多因素的复杂过程，尽管现有证据可以充分证明上述因素均参与主动脉瘤的发病，但我们也应意识到这些可能仅为一些继发性的变化，引起主动脉瘤的核心因素也许仍尚未发现，这或许也是相关药物治疗效果不理想的主要原因。

### （二）临床表现

1. 腹主动脉瘤

大部分非破裂性腹主动脉瘤都没有症状，常于查体或行影像学检查时偶然发现。对于有症状的非破裂性腹主动脉瘤，其临床表现主要包括两个方面。其一，在腹主动脉瘤瘤体较大时，可能于腹壁触及搏动性包块；或由于压迫相邻组织、脏器而引起相应的症状，如压迫十二指肠可能引起机械性肠梗阻。其二，腹主动脉瘤瘤腔内的血栓和斑块可能脱落，引起远端栓塞，根据栓子大小的不同可能引起不同范围的远端缺血表现。另外，极个别的（＜2%）腹主动脉瘤患者甚至可能发生腹主动脉瘤急性血栓闭塞，引起灾难性后果。

破裂性腹主动脉瘤的典型临床表现为严重腹背部疼痛、低血压和腹部搏动性肿块构成的经典三联征。上述症状的出现，常提示腹主动脉瘤瘤体正快速增长，即将发生破裂或已经发生破裂。除上述表现外，腹主动脉瘤破裂可能引起腹压增大，导致腹股沟疝，甚至嵌顿性疝的发生。此外，腹主动脉瘤可能破入下腔静脉、肾静脉以及髂静脉，发生主动脉-静脉瘘，引起相应临床表现。例如，主动脉破入腔静脉可能发生急性心力衰竭、血尿和腹部杂音。

2. 胸腹主动脉瘤

胸腹主动脉瘤和腹主动脉瘤类似，大部分没有症状，多于评估时偶然发现。其最常见的首发临床症状为胸背部或腰腹部隐痛，随着瘤体的增大，疼痛程度可能随之增加。但研究显示，与腹主动脉瘤不同的是，胸腹主动脉瘤的疼痛可能为长期的慢性疼痛，而腹主动脉瘤出现疼痛更提示其即将发生破裂。另外，胸腹主动脉瘤还可出现一些较少见的症状，为瘤体压迫周围组织产生的症状，包括牵拉左喉返神经导致的声音嘶哑、压迫气道导致的气管移位和咳嗽等；以及瘤体破裂进入邻近器官产生的症状，包括瘤体破入呼吸道导致的咯血、破入消化道导致的呕血和黑便以及主动脉肠瘘等。胸腹主动脉瘤几乎没有阳性体征，少部分患者可能出现同腹主动脉瘤类似的腹部搏动性包块。

### （三）辅助检查

由于腹主动脉瘤和胸腹主动脉瘤的本质表现均为主动脉壁及主动脉的病理性解剖改变，故对其的影像学评估是确定诊断和评估病情的重中之重。对于腹主动脉瘤而言，超声是临床实践中最常用的影像学评估手段，适用于腹主动脉瘤的首次诊断和小腹主动脉瘤的随访，但受限于操作者之间的误差、肠道气体干扰以及无法判断瘤体是否破裂，故通常作为筛查、随访期的检查手段。因此，为提高测量的精确度，计算机断层血管成像（computed tomographic angiography，CTA）是更好的检查手段，有助于减少测量误差、判断动脉瘤是否发生破裂并提供腹主动脉瘤的解剖学信息，利于后续手术方案的确定，是术前需完善的影像检查。

对于胸腹主动脉瘤而言，由于胸廓及胸腔脏器的存在，超声通常不适合作为影像学检查手段。既往多采用主动脉造影了解动脉瘤的病变范围及分支血管情况，但目前其已被主动脉CTA取代。后者可以通过三维重建等形式判断患者是否适合植入支架，辅助进一步治疗的决策。即使患者存在肾功能不全，CT平扫也有助于明确胸腹主动脉瘤的大小和范围。也有证据支持，利用低渗、小剂量对比剂进行标准化的CTA检查，对比剂相关急性肾损伤极少发生。磁共振（magnetic resonance imaging，MRI）检查及磁共振血管成像（magnetic resonance imaging angiography，MRA）也是对胸腹主动脉瘤可行的评估方式，尽管其相较CTA而言，有更好的对比度分辨率，但其空间分辨率低、不能突出显示血栓及钙化病变，且受限于金属植入物的干扰和相对较高的时间成本。因此，CTA在胸腹主动脉瘤的评估中仍具有不可替代的地位。

### （四）诊断要点

主动脉瘤的定义为主动脉的局部扩张，扩张直径至少达到正常值的1.5倍，一般认为正常胸主动脉的直径为20～28mm，正常腹主动脉的直径为10～24mm。通过彩超、CTA、MRA等影像学手段确诊主动脉瘤并不困难。值得一提的是，主动脉瘤患者常合并多种心血管系统疾病，如高血压、心力衰竭或外周血管闭塞性疾病，进行临床决策前应进行诊断并系统评估。

**（五）治疗措施**

**1. 保守治疗**

大多数主动脉瘤患者仅需规律随访并保守治疗即可长期生存。随访方面，腹主动脉瘤推荐选用超声，而胸腹主动脉瘤推荐选用主动脉CTA。随访间隔尚无高质量证据，应根据瘤体直径以及增长速度决定，可为6个月至3年不等。保守治疗的核心思路是抑制动脉瘤壁的炎症反应，从而减少动脉壁的病理性重构。既往曾认为血压控制、MMP抑制以及针对性地应用抗生素可能对延缓主动脉瘤增长有效，但近期越来越多的证据显示，在临床治疗中，上述药物并无预期的疗效。免疫抑制治疗、干细胞治疗、他汀类药物以及血管紧张素转化酶抑制剂（angiotensin-converting enzyme inhibitors，ACEI）等保守治疗方案在动物模型或体外模型取得一定进展，但应用于人体的证据不足。尽管应用药物延缓动脉瘤进展的想法陷入僵局，但仍不能否认保守治疗在低破裂风险的主动脉瘤治疗中的重要地位。

**2. 外科干预**

（1）指征：对于男性直径超过5.5cm的腹主动脉瘤、女性直径超过5.0cm的腹主动脉瘤或瘤体增长速度过快的腹主动脉瘤，其破裂风险显著增高，应积极行手术干预；而对于胸腹主动脉瘤则缺少相关的A类或B类证据，但多数学者认为手术干预的动脉瘤直径阈值应为5.2～5.6cm。

（2）手术方式：主要包括腔内动脉瘤修复术和开放手术两种类型。多项随机对照临床试验以及观察性研究结果已经证实了两类手术方式的安全性和有效性。UK EVAR 1研究提示术后短期随访内，腔内修复术与开放手术相比，死亡率和并发症发生率更低，但随着随访时间的延长，这种优势逐渐被逆转。可以认为，腔内修复术后患者短期死亡率低，但疗效的持续性差；开放手术后患者短期死亡率相对偏高，但患者长期获益更为明显。因此，手术方式应参考患者的预期寿命等因素进行抉择，如何平衡两种手术方式的优劣是医生和患者决策的重点。另外，开放手术治疗也可以作为腔内修复术术后并发症的补救性治疗措施。对一些复杂的腹主动脉瘤或胸腹主动脉瘤，杂交手术也可以成为备选方案之一。

## 二、药物治疗原则及方案

### （一）腹主动脉瘤和胸腹主动脉瘤的药物治疗

主动脉瘤的内科治疗重点在于管理主动脉瘤和心血管疾病的可修正性危险因素，目的在于减少因动脉瘤扩张或破裂而需要干预的概率，降低动脉瘤修复术相关的并发症和死亡率，以及降低心血管并发症和死亡率。由于目前已知的药物在主动脉瘤的保守治疗中是否能抑制动脉瘤的增长尚缺乏有效的循证证据，因此2018年美国血管外科学会发布的最新指南中指出，不推荐单纯为降低动脉瘤扩张速度和破裂风险应用目前已知的任何药物治疗方案。但值得注意的是，由于主动脉瘤被视为冠心病等危症，应给予无禁忌证的主动脉瘤患者使用阿司匹林和他汀类药物治疗，以降低未来发生心血管事件的风险。还应该对合并其他内科疾病，如高血压等进行适当的治疗。涉及的药物治疗方案如下。

**1. β受体拮抗药**

文献中应用的剂量通常为：口服普萘洛尔（propranolol）80～120mg/次，每日2次。其证据主要源自一些早期动物实验研究和回顾性研究。然而，两项大型临床试验发现，接受β受体拮抗药的患者与未接受β受体拮抗药的患者相比，腹主动脉瘤的扩张速度差异无统计学意义。虽然这些研究并未显示普萘洛尔可以限制腹主动脉瘤扩张，但并不排除应用更易耐受的选择性β受体拮抗药可能使患者获益。

**2. 血管紧张素转化酶抑制剂（ACEI）和血管紧张素受体抑制剂（ARB）**

文献中应用的剂量通常为精氨酸培哚普利10mg每日1次，或同类型药物的等效剂量。其证据主要源自给啮齿类动物输注血管紧张素 II 可促进腹主动脉瘤形成，而 ACEI 和 ARB 可能通过抑制主动脉炎症及蛋白水解（而非控制血压）达到控制主动脉瘤进展的目的。遗憾的是，既往临床试验对其疗效并未达成共识。一项研究纳入了 15 326 例腹主动脉瘤患者评估院前使用 ACEI 的疗效，与未使用 ACEI 的患者相比，使用 ACEI 的患者出现动脉瘤破裂的可能性显著降低。但随后一项多中心随机临床试验中，224 例直径为 3.0～5.4cm 的腹主动脉瘤患者随机分配至 ACEI 治疗组、钙通道阻滞药治疗组或安慰剂组，结果提示三组患者的动脉瘤年生长速度无显著差异，每组因动脉瘤直径大于 5.5cm 而行择期手术的患者人数相近。因此，ACEI 及 ARB 类药物抑制人腹主动脉瘤进展的作用仍亟待进一步探索，最新的指南不推荐单纯为降低动脉瘤增长和破裂风险而应用此类药物。

3. 其他抗高血压药物

钙通道阻滞药以及利尿剂同样经常被用于控制血压。少部分研究中观察到钙通道阻滞药有使动脉瘤扩张速度降低的趋势，但尚未发现差异有统计学意义。尚未发现利尿剂对于主动脉瘤的扩张速度有延缓作用，也未发现其可降低主动脉瘤破裂的发生率。

4. 他汀类药物

上文提及基质金属蛋白酶在主动脉瘤的发生发展中占据重要地位。他汀类药物不但可能通过抑制动脉粥样硬化过程，还可能以浓度依赖性方式降低 MMPs 的表达，进而抑制动脉瘤的进展。他汀类药物降低腹主动脉瘤直径增长速度曾被寄予厚望，并在 2009 年美国血管外科学会发布的指南中做出推荐。然而，2018 指南指出其并无明确降低 AAA 增长的作用，虽然该意见仅作为 II C 级推荐提出，但越来越多的循证证据倾向支持该观点。既往文献中并未对应用他汀类药物的使用剂量和药物控制目标做出明确规定，通常仅对患者持续接受他汀治疗的时间做出要求。另外，值得一提的是，荟萃分析结果显示，尽管没有证据表明他汀类药物能够影响 AAA 的扩张速度，但却观察到使用他汀类药物的患者具有生存获益，并且在矫正多项混杂因素后，长期持续接受他汀类药物治疗的患者动脉瘤破裂风险低。因此，目前虽然不应单纯为主动脉瘤使用他汀类药物，但应考虑使用他汀以降低患者的总体心血管事件风险。

5. 抗生素

罗红霉素（roxithromycin）和多西环素（doxycycline）是此类药物中研究较多的两种。前者主要是因为动脉壁内的继发性微生物感染，如肺炎衣原体，可能会加快动脉瘤的进展，但目前认为无明确证据支持感染在大多数退行性动脉瘤的形成和进展中具有作用。后者的作用机制实际上与其抗感染作用关联不大，主要因在体外试验及动脉瘤组织中发现多西环素可抑制 MMPs，但在临床研究中尚未发现其可明确降低动脉瘤的扩张速度，也并不影响手术干预的必要性和时机。大量患者因依从性差、不良反应和手术干预退出试验，从而使临床研究受到一定限制。文献报道中多西环素的剂量通常为 100mg/次，每日 1 次，而目前正在进行的一项临床试验应用了更高剂量的多西环素，但尚无结果报道。

6. 抗血小板药物

一般认为，使用抗血小板药物可以减少动脉瘤附壁血栓的形成、减轻动脉炎症并稳定主动脉壁，因此推测抗血小板药物可以延缓主动脉瘤的扩张，尤其是直径小的主动脉瘤。在动物模型中，抑制血小板可限制腹主动脉瘤的形成。值得一提的是，近期一项利用 245 195 028 例患者数据的真实世界研究指出，使用抗血小板药物可降低腹主动脉瘤的发生风险，并对夹层动脉瘤形成和动脉瘤破裂有明显的保护作用。但该研究也指出，由于使用药物的异质性，不能明确哪种机制的抗血小板药物有最强的保护作用。尚不可知该研究结果是否会改变临床指南，但目前与他汀类药物类似，不应单纯为主动脉瘤使用抗血小板药物，但应考虑使用此类药物以降低患者的总体心血管事件风险。

7. 抗炎药物

正如上文所述，主动脉的慢性炎症导致的动脉壁病理性重构是主动脉瘤形成的核心机制，多种蛋白酶参与其中，降解主动脉壁的细胞外基质，进而导致炎症的发生。尽管已有多种蛋白酶抑制剂进入市场，但大多作为抗肿瘤药物，具有较高的不良反应发生率，限制了其在动脉瘤患者中的应用。另外一种抗炎治疗思路直接着眼于分泌促炎因子的肥大细胞。应用吡嘧司特（pemirolast）10mg，每日2次，可以通过抑制肥大细胞膜的磷脂代谢，抑制其化学介质的游离，进而起到稳定肥大细胞的作用。然而，一项纳入326例小型腹主动脉瘤（直径3.0～4.9cm）患者的随机对照临床试验指出，吡嘧司特治疗组和安慰剂治疗组12个月内动脉瘤扩张速度的差异无统计学意义。

### （二）腹主动脉瘤和胸腹主动脉瘤腔内修复术的药物治疗

虽然主动脉腔内修复术的技术成功率可高达99%，但术后并发症比较常见，包括支架相关性并发症以及全身性并发症。前者主要包括血管损伤、支架固定不充分、内漏、支架断裂、组件分离以及支架塌陷等，后者主要包括缺血性并发症、心肺并发症以及造影剂相关的并发症。大部分并发症均需要开放手术干预或二次腔内治疗，药物治疗的帮助相对有限。因而除手术操作相关的抗凝和抗血小板用药，药物治疗对于某些特定类型并发症的预防和治疗也能起到一定的作用。

1. 术前抗血小板治疗

由于危险因素和人群分布的相近，大部分主动脉瘤患者很可能也伴随其他心血管系统疾病，并接受长期的抗血小板药物治疗。对于大部分手术而言，是否继续应用抗血小板药物的关键是权衡预防心血管并发症的获益与出血的风险。但一方面，腔内修复术具有微创的特性，操作导致的出血并发症风险很低，另一方面，与外周动脉不同，抗血小板治疗带来的预防主动脉支架内血栓形成的获益同样有限。因此，更应根据患者其他心血管系统疾病（如冠状动脉支架等）的需求来决定抗血小板药物的用法。

2. 术中抗凝治疗

在进行腔内操作时，存在相对高的血栓形成及脱落的风险，故在主动脉瘤的腔内修复术中，常规于植入动脉鞘管后予患者使用单次5000U的普通肝素实现全身肝素化。该做法的依据源于1996的一项随机对照试验，该试验对比术中使用及未用肝素的两组患者，指出术中肝素化有血栓预防的获益。然而，这样的肝素化可能并不充分，故有学者在2019年的查令十字国际研讨会中提出以活化凝血时间（activated clotting time，ACT）作为参考的肝素化方法。该研究结果提示，由于个体差异，应用单次5000U的普通肝素进行肝素化是不充分的，而术中每半小时监测ACT，使之维持在200～220秒可以显著降低动脉血栓栓塞事件。因此，在有条件的医疗机构，参照ACT的肝素化方案是更合理的。

此外，除普通肝素外，磺达肝癸钠、低分子量肝素以及比伐芦定也在血管腔内治疗中有所应用。一方面，上述药物通常用于冠状动脉的腔内治疗，在主动脉的循证数据匮乏；另一方面，进行综合对比后，上述药物对于冠脉腔内治疗的术中抗凝也均不优于普通肝素，故不在此做进一步阐述。

主动脉瘤的腔内修复通常不需要逆转抗凝，除非发生常规措施处理无效的出血或疑似内漏。

3. 术后抗血栓治疗

单纯的EVAR或TEVAR手术后，由于主动脉管径大，血流速度快，通常不需要为预防支架内血栓形成而行抗凝或抗血小板治疗。相关回顾资料显示，EVAR或TEVAR术后的患者接受口服抗凝或抗血小板治疗甚至有更高的内漏（尤其是2型内漏）发生风险以及瘤腔增大风险，并指出术后短期的血小板水平和内漏的严重程度存在负相关。但也有一项小规模研究提示，对于发生2型内漏的患者应用水杨酸类抗血小板药物可降低瘤体增大风险，但其作用可能与该类药物的抗炎作用相关，因为在氯吡格雷治疗组和抗凝治疗组中并未发现类似效应。

如果存在重要分支受累，则可能会应用到分支支架或烟囱技术，而由于管径及血流动力学因素产生相对较高的血栓形成风险。尽管如此，最佳的术后抗血小板持续时间仍尚无统一意见。可以预见的是，重建分支的数量、管径、患者的血栓和出血风险等因素均可能影响术后抗血小板治疗的最佳时间。考虑到主动脉的各主要分支直径相对接近，一项基于我国国家级数据库的关于颈动脉支架的大样本研究指出，术后维持至少180天的双联抗血小板治疗可以显著降低卒中相关再入院率。该数据可作为参考指导EVAR和TEVAR术重建分支后的抗血小板治疗方案。因此，相关研究需要进一步开展，而目前平衡获益和出血风险的个体化治疗理念仍是核心。

4. 预防造影剂相关肾病的药物

进行腔内治疗操作时，造影剂的用量偏大，更容易造成急性肾损伤。针对此种情况，首先可以考虑更改造影剂的种类，2012版改善全球肾脏病预后组织（kidney disease improving global outcomes，KDIGO）指南建议选用非离子型低渗造影剂，如碘帕醇（iopamidol）或碘佛醇（ioversol），如条件不允许，也更应选择等渗造影剂，如碘克沙醇（iodixanol）。另外，对于高危患者，即eGFR＜45ml/（min·1.73m$^2$）合并蛋白尿和糖尿病的患者和eGFR＜30ml/（min·1.73m$^2$）的患者，应于腔内治疗前以生理盐水1ml/（kg·h）的速率静脉输注6～12小时，腔内治疗过程中持续输注，术后同等剂量持续输注6～12小时，维持尿量。

一些相关研究曾指出，静脉或口服给予乙酰半胱氨酸、预防性血液透析、停用ACEI/ARB类药物、预防性应用他汀类药物以及预防性应用利尿剂可能对预防造影剂相关的急性肾功能损伤有益。但上述干预方法得到的结果仍存在争议，亟待进一步研究。

5. 预防造影剂过敏相关药物

发生造影剂相关过敏反应时，用药前首先应判断过敏反应的发生时间和严重程度。如果是在应用造影剂后至少5分钟才出现的轻微症状（如轻微潮红或瘙痒、少量荨麻疹等），通常是自限性的，可立即停止应用造影剂并密切观察，一般不需要药物治疗。然而，如果是在应用造影剂即刻出现的症状，则无论轻重都要治疗，因为这些反应往往会持续甚至加重。对于轻微的症状，如少量荨麻疹，应静脉给予50mg苯海拉明，于5分钟内给药，给药过程中需要密切观察患者的症状有无改善或加重，以便及时给予肾上腺素。而一旦患者出现支气管痉挛和哮鸣、喉痉挛和喉鸣、低血压及意识丧失，表明患者出现了中重度的过敏反应。这种情况下，应停止应用造影剂并在静脉补液和吸氧的同时考虑应用肾上腺素、抗组胺药及糖皮质激素。

（1）肾上腺素：考虑到用药的有效性、安全性和即时性，在大多数情况下和所有年龄患者中，肌内注射是初始应用肾上腺素治疗全身性过敏反应的首选给药途径。任何年龄患者的肾上腺素单次推荐剂量均为0.01mg/kg（最大剂量0.5mg），通过肌内注射注入大腿中部股外侧肌。建议采用1mg/ml肾上腺素制剂，通过1ml注射器来抽取用药剂量。

（2）抗组胺药：需要注意的是，抗组胺药物应仅作为抗过敏反应的辅助用药，因为无论是H$_1$受体拮抗剂还是H$_2$受体拮抗剂均不能缓解上或下呼吸道梗阻、低血压及休克。可选的用药方案包括：①苯海拉明25～50mg，经静脉持续5分钟给药，可重复给药但最大日剂量不超过每24小时400mg；②西替利嗪10mg口服，每日1次；③雷尼替丁50mg，于5%葡萄糖溶液中稀释至总体积为20ml，经静脉注射持续5分钟给药。

（3）糖皮质激素：糖皮质激素起效需要数小时。因此，这类药物并不能缓解全身性过敏反应的初始症状和体征，通常仅用于防止某些全身性过敏反应病例中发生的两相或迁延性反应。如果考虑给予糖皮质激素，可口服甲泼尼龙1～2mg/（kg·d），在1日或2日后无须逐渐减量，直接停用即可。

6. 预防脊髓缺血相关药物

腹主动脉腔内修复后脊髓缺血罕见，发生率远低于胸主动脉腔内修复，后者可高达12%。脊髓缺血的发生概率随着支架封堵范围的上升而提高。持续的脑脊液测压引流，控制脑脊液压力低于10mmHg是主要的治疗手段。经脑脊液测压引流管缓慢鞘内给予罂粟碱或可以改善脊髓血供。此外，全身性应用可能有神经保护作用的药物，包括甘露醇、糖皮质激素，或应用血管活性药物提高动脉压均可能改善脊髓血供，但此类用药并不特异且仅作为辅助措施。

**（三）腹主动脉瘤和胸腹主动脉瘤开放手术的药物治疗**

开放手术与腔内修复术相比，创伤更大，患者面临较多手术风险以及术后并发症风险，包括出血、内脏缺血、切口疝、性功能障碍以及移植物感染等。其中大部分主要依靠术中的操作技术以及必要时的二次手术进行处理，药物治疗对于上述情形的作用有限。本部分主要对手术中抗凝与逆转用药，难治性出血以及术后静脉血栓预防等情形的药物治疗做出论述。

1．术前抗血小板治疗

正如上文中所提及，主动脉瘤患者很可能同时接受长期的抗血小板药物治疗。由于主动脉瘤开放手术属于创伤较大的非心脏手术，基于POISE-2试验结果，应于围手术期暂停抗血小板药物的使用，因其会增加出血风险，但不能改善心血管或死亡结局。在情况允许的条件下，应于手术前停止使用相关药物：

阿司匹林：术前5～7日停药。

氯吡格雷：术前5日停药。

双嘧达莫：术前2日停药。

西洛他唑：术前2～3日停药。

替格瑞洛：术前3～5日停药。

非甾体抗炎药：术前3日停药。

值得一提的是，尤其对于存在冠状动脉支架的患者，在停止口服抗血小板药物期间，桥接静脉内糖蛋白Ⅱb/Ⅲa阻滞剂（如替罗非班、依替巴肽）的方法可以预防支架内血栓形成。术后条件允许时，应予抗血小板药物的负荷量（如氯吡格雷300～600mg）口服以求尽快起效。

2．术中抗凝与逆转

在择期开放式主动脉瘤修复术横断钳闭主动脉前，临床中以普通肝素50～100U/kg进行全身抗凝，使得活化凝血时间保持在200秒以上。尽管循证证据欠缺，但支持此种做法是由于大部分血管外科医师认为在动脉钳闭期间，全身抗凝可使动脉血栓形成的风险降至最低。

逆转抗凝方面，手术结束后常规使用硫酸鱼精蛋白肝素，但该作法并不是必须的。鱼精蛋白可对血流动力学和血液学造成不良影响，可能使既往接触过鱼精蛋白的患者发生全身性过敏反应，且目前尚未证实鱼精蛋白对重要的临床结局有益。降低给药速度可能减少鱼精蛋白的不良反应发生率。

3．术后抗血栓治疗

由于人造血管材料的进步以及主动脉管径大、血流速度快的特点，人造血管置换术后的抗凝及抗血小板治疗剂量和持续时间尚无定论。抗血栓药物的使用更应通过患者是否存在相应的伴随疾病或血栓风险而确定，应监测的凝血指标也参照相应伴随疾病的诊治标准而确定。

如果在手术中重建了主动脉的一些分支血管，由于管径和血流动力学因素可能需要接受一段时间的抗血栓治疗，但此问题相关的证据更为有限，缺少统一的标准，故可能需要根据使用血管的材料以及患者个体化的情况确定抗血栓治疗方案。

4．难治性出血的治疗

发生术中或术后难治性出血的原因是多方面的，但主要是由于吻合口的缝隙、缝线孔、凝血异常、创面出血以及无意中导致的静脉损伤等。在手术操作过程中对上述出血原因进行针对性的处置是治疗出血的主要手段。此外，凝血药物同样可以帮助减少上述原因的出血。使用重组因子Ⅶa可能有助于控制主动脉手术患者围手术期难治性出血。文献中报道的应用剂量为在纠正了血小板、纤维蛋白原以及酸碱平衡后，单次给药50～75mg/kg，如单次给药效果不佳，可同等剂量重复给药一次。

5．预防静脉血栓

既往研究数据中，接受开放式腹主动脉瘤修复术的患者，下肢深静脉血栓的发生率为1%～10%，且在Caprini分级系统中，其血栓风险为中-高危。此类患者如无抗凝禁忌，推荐采用单药或药物联合机械措施进行静脉血栓预防，抗凝药物首选普通肝素或低分子量肝素而非磺达肝癸钠。如果患者因心脑血管疾病或修复术中分支动脉重建，需要应用抗血小板药物，则需要充分考虑出血风险的前提下，权衡利弊，确定是否需要加用抗凝药物预防静脉血栓。

依诺肝素：术前约12小时皮下注射40mg。术后2～72小时开始，在确定无抗凝禁忌的条件下，予以皮下注射40mg/次，每日1次。

达肝素：术前12小时或术前一晚皮下给予5000U。术后在确定无抗凝禁忌的条件下，皮下注射5000U/次，每日1次。

## 三、典型病例

**【病例1】**

患者，男性，87岁。

主诉：腹主动脉瘤支架植入术后16个月，腹痛1天。

现病史：患者16月前于外院发现腹主动脉瘤并行支架植入术，手术顺利，术后3个月复查无殊。1天前无明显诱因突发下腹痛，无发热、恶心、呕吐、腹泻等不适。外院行胸腹部CT考虑动脉瘤破裂可能。现为进一步诊治收入我科。自发病以来，患者精神、睡眠差，食欲减退，二便正常，体重无明显下降。

既往病史：糖尿病5年，高血压5年，未规律服药。吸烟史30年，已戒烟。

查体：生命体征平稳，查体未见明显异常。腹部未触及搏动性包块，双侧股动脉、腘动脉、胫后动脉及足背动脉可触及，肢端毛细血管充盈好，四肢感觉、肌力、肌张力、腱反射无异常，双下肢无可凹性水肿，腓肠肌压痛双侧（-），Homans征双侧（-）。

诊疗经过：患者手术指征明确，急诊行全麻下"腹主动脉瘤切除伴人工血管置换术"。因患者高龄，手术创伤大，失血量多，基础状况差，术后转入外科监护室治疗，恢复良好，6天后转回普通病房。期间患者出现声音沙哑症状，予耳鼻喉科、口腔科等专科会诊后情况好转，予以出院。

术前用药：无（急诊手术）。

术后用药：硝酸异山梨酯注射液2mg/h泵入；乌拉地尔注射液25mg泵入；多烯磷脂酰胆碱465mg qd；脂肪乳氨基酸肠外营养；奥硝唑0.5g q12h；哌拉西林舒巴坦5g q12h；利奈唑胺600mg q2h；七叶皂苷钠20mg qd。

出院用药：阿司匹林肠溶片100mg qd；马栗树籽提取物300mg bid；阿托伐他汀钙20mg qd；阿卡波糖50mg tid。

**【药师点评】**

目前的研究证据表明，对于破裂的腹主动脉瘤缺乏有效的药物治疗，仍然是以外科治疗为主。

本例患者腹主动脉瘤破裂术后气管插管转入监护室，术后予硝酸异山梨酯控制心肌缺血，改善血流动力学状态，根据《中国心力衰竭诊断和治疗指南2018》，硝酸异山梨酯可用于急性心力衰竭的治疗，指南推荐硝酸异山梨酯初始剂量为1mg/h，最大剂量为5～10mg/h，本案例中本品剂量为2mg/h合理。同时予多烯磷脂酰胆碱护肝、乌拉地尔控制血压。另外，患者入监护室后禁食，根据《2018版ESPEN重症监护病房临床营养指南》，若患者不能经口进食，则予早期肠外营养优于早期肠内营养，故予患者脂肪乳氨基酸提供肠外营养。考虑患者腹主动脉瘤破裂导致肠道灌注受影响，存在细菌异位风险，而且患者老年男性，免疫力差，气管插管状态，先后予奥硝唑、哌拉西林舒巴坦、利奈唑胺抗感染治疗（医师解释）。药师建议，抗菌药物的使用最好有药敏结果作为依据，缺乏足够依据的情况下可能反而会导致耐药性的增加。同时予静脉活性药七叶皂苷降低血管透性，增加静脉回流，缓解患者下肢沉重感、酸胀不适、疼痛和水肿等症状。

由于主动脉瘤被视为冠脉等危症，应给予无禁忌的主动脉瘤患者阿司匹林和他汀类药物治疗，以降低动脉瘤患者的总体心血管事件风险。出院予阿司匹林和阿托伐他汀治疗，予马栗树籽提取物改善慢性静脉功能不全。因患者有糖尿病，予阿卡波糖降糖治疗。

【病例2】

患者，男，64岁。

主诉：发现主动脉瘤1年余，间断性胸腹部不适，加重伴吞咽困难40天。

现病史：患者1年前行肾结石手术完善相关检查发现胸腹主动脉瘤，后保守治疗，自述间断性胸腹部不适。40天前自感胸腹部不适加重，伴吞咽困难，于当地医院就诊并行腹部CT，结果提示胸腹主动脉瘤，现为求进一步诊治于我院门诊就诊，门诊以"胸腹主动脉瘤"收入我科。发病以来，患者一般情况可，无胸痛等症状，精神、睡眠好，食欲减退，二便正常，体重下降。

既往病史：高血压病史，未规律口服降压药，血压目前波动于130～140/80～90mmHg。曾被诊断为"肺门结核""股骨头坏死"（具体不详）。自述1年前行6次肾结石手术（包含造瘘，现瘘口已愈合）。吸烟50余年，1天10支，已戒酒。

查体：生命体征平稳，心肺腹查体未见明显异常。腹部未触及搏动性包块，双侧股动脉、腘动脉、胫后动脉及足背动脉可触及，肢端毛细血管充盈好，四肢感觉、肌力、肌张力、腱反射无异常，双下肢无可凹性水肿，腓肠肌压痛双侧（－），Homans征双侧（－）。

诊疗经过：入院后完善相关检查，于2019年9月23日行局麻下胸主动脉造影术，术后安返病房。于2019年9月30日在全身麻醉体外循环辅助下行"胸腹主动脉瘤切除＋内脏动脉血管重建术"，术中失血较多，术后带气管插管返回重症监护病房。患者病情较重，期间输血2次。2019年10月8日患者病情较前稳定，转回我科，继续对症治疗，恢复可。复查胸部CT提示胸腔积液，右肺上叶磨玻璃影，左肺上叶肺内结节。结合患者肺部瘤标升高，予胸外科医师会诊，建议行CT定位下穿刺活检，但放射科医师会诊指出穿刺存在难度，且取不到病理组织可能性较大。与家属充分沟通后，患者家属表示拒绝CT定位下行穿刺活检，并希望尽快出院。结合患者病情，经上级医师同意，予以出院。

术前用药：硝苯地平30mg qd；倍他乐克25mg bid。

术后用药：硝酸异山梨酯注射液2mg/h泵入；布地奈德1mg tid雾化吸入；氨溴索30mg tid；泮托拉唑40mg qd；多烯磷脂酰胆碱465mg qd；脂肪乳氨基酸肠外营养；奥硝唑0.5g q12h；头孢哌酮舒巴坦3g q12h；利奈唑胺600mg q2h；美罗培南0.5mg q8h；七叶皂苷钠20mg qd；低分子肝素4000U qd。

出院用药：硝苯地平30mg qd；美托洛尔25mg bid；氯吡格雷50mg qd。

【药师点评】

患者胸腹主动脉瘤术后气管插管转入监护室，予硝酸异山梨酯控制心肌缺血，改善血流动力学状态；泮托拉唑预防应激性溃疡、多烯磷脂酰胆碱护肝、脂肪乳氨基酸提供肠外营养。考虑患者基础状况差，术中出血量大，术后气管插管，先后予奥硝唑、头孢哌酮舒巴坦、利奈唑胺和美罗培南抗感染治疗。药师建议抗菌药物的使用最好有药敏结果作为依据，缺乏足够依据的情况下可能反而会导致耐药性的增加。同时予静脉活性药七叶皂苷降低血管透性，增加静脉回流，缓解患者下肢沉重感、酸胀不适、疼痛和水肿等症状，低分子肝素预防性抗凝治疗（评估血栓风险和出血风险的前提下），布地奈德和氨溴索化痰、改善肺功能。

出院予硝苯地平降压，美托洛尔控制心率，氯吡格雷抗血小板，目前虽不应单纯为主动脉瘤使用抗血小板药物，但应考虑使用此类药物以降低患者的总体心血管事件风险。

（张学民　张　韬　马浩程　陈苗苗）

# 第三节 主动脉夹层及药物治疗

## 一、疾病简介

主动脉夹层（aortic dissection，AD）是由于各种原因引起主动脉内膜撕裂或直接发生主动脉中层血肿，血液灌注进入主动脉中外膜交界处，导致内膜与中外膜之间形成假腔的一类疾病。既往数据显示，急性主动脉夹层是最常见的累及主动脉的致命性疾病，未经治疗的急性主动脉夹层24小时内死亡率超过50%。尽管随着影像学技术、开放手术操作以及腔内修复术，我们对主动脉夹层的早期识别和干预已经取得了相对满意的结果，但患者长期预后仍不理想。近年来，学界致力于探索更系统的主动脉夹层治疗策略和发展相关治疗器械，但除此之外，我们也应认识到药物治疗对于主动脉夹层患者的重要价值。一方面，通常而言，药物治疗是所有急性主动脉夹层患者的初始治疗方式；另一方面，一些类型的主动脉夹层（如无症状的稳定 Stanford B 型夹层）和术后并发症（如动脉瘤样退行性变）的长期管理有赖于药物治疗。因此，主动脉夹层患者相关的药物治疗亟待进一步的发展和认识。

### （一）病因和发病机制

主动脉夹层的常见病因包括主动脉退行性变和结缔组织病，而先天性因素、感染和创伤同样可能导致主动脉夹层的发生。在上述因素作用下，主动脉壁的中层发生退行性变，破坏主动脉结构的完整性，典型的病理解剖可发现动脉中层的弹力纤维和胶原发生降解，形成囊样结构，故既往通常将此种退行性变成为囊性中层坏死。目前从流行病学的统计结果来看，年龄和高血压是主动脉夹层的主要危险因素。然而，在夹层发生前未被诊断患有任何已知相关疾病的患者，其主动脉中层退化程度仍较同年龄人群更高，其中的机制仍不甚明朗。除年龄和血压因素外，15%左右的动脉中层退行性变亦可能是诸如马方综合征和Ehlers-Danlos综合征等结缔组织病的内在特征。除上述机制外，动脉粥样硬化作为另一与动脉退行性变的相关因素，其对于主动脉夹层发生发展的作用尚不确切。研究显示，在动脉粥样硬化性主动脉瘤基础上产生的主动脉夹层有极高的破裂风险。因此，尽管主动脉夹层和主动脉瘤的病因在某种程度上存在相似性，但主动脉夹层的具体发病机制较主动脉瘤而言仍亟待探索。

### （二）临床表现

主动脉夹层最常见的症状是位于胸部、背部或腹部的疼痛，可见于超过90%的患者。Stanford A 型夹层的疼痛通常位于胸部，Stanford B 型夹层的疼痛通常位于背部，通过药物控制血压或可使疼痛减轻。此外，晕厥也可见于5%～10%的主动脉夹层的患者，提示夹层已引起心脏压塞或累及弓上动脉。IRAD（international registry of acute aortic Dissections）给出的数据显示，Stanford A 型夹层患者发生晕厥的可能性更高，侧面证实了晕厥与心脏压塞和夹层累及弓上动脉之间的联系。可以预见的是，晕厥的出现与患者的不良预后相关，其院内死亡率可超过30%。如果夹层进一步累及其他重要分支，则可导致相应脏器灌注不良的表现，如夹层累及肾动脉可表现为血尿、无尿、难治性高血压及肾功能不全，夹层累及肠系膜血管可表现为急腹症、黑便或血便，夹层累及下肢动脉可表现为下肢疼痛及缺血坏死。此外，由于夹层可能影响肋间动脉血供或压迫牵拉周围神经，较少的患者可能出现声音嘶哑（喉返神经受压）或霍纳综合征（交感神经节受压）表现。主动脉夹层的体征方面，主要体现为血压的变化，包括血压升高、无脉及肢体血压不对称，后两者可能主要由主动脉夹层导致的动态梗阻和静态梗阻引起。因此，多处动脉无搏动很可能提示广泛夹层，初始评估时无搏动动脉的数量越多，则预后相对越差。

### （三）辅助检查

怀疑主动脉夹层的患者需要完善相关影像学检查获取夹层的解剖学信息。

1. 胸部 X 线

是评估急性胸痛的首选影像学检查，但其对主动脉夹层无诊断价值，故不做推荐。

2. 主动脉造影

其灵敏度和特异度较高，但可能由于假腔血栓形成而产生假阴性结果，且成本较高，故不推荐单纯为诊断行主动脉造影检查。

3. 经胸超声心动图（transthoracic echocardiography，TTE）和经食管超声心动图（transesophageal echocardiography，TEE）

TTE 可用于升主动脉段夹层的检查，但受空间狭小、肺气肿和肥胖影响极大。TEE 是更好的检查手段，其对于第一破口位置、假腔内血栓/血流以及心包积液等均可有较好的显示，尤其适用于对于升主动脉夹层的评价。

4. 磁共振（magnetic resonance imaging，MRI）

MRI 检查诊断主动脉夹层的敏感度和特异度均超过 95%，可以较好地显示分支血管受累情况，但在临床工作中主要受制于金属植入物、较长的检查时间和检查准备时间以及不能用于监测危重患者病情变化。

5. 计算机断层血管成像（computed tomographic angiography，CTA）

是现行最合理的影像学检查方式。CTA 具有无创、短时和易于进行的特点，既往数据显示其对急性主动脉夹层诊断的敏感度为 83% ～ 95%，特异度为 87% ～ 100%。此外，CTA 影像中通过夹层片的方向和运动预测真腔压力，通过轴位影像可以观察主动脉分支受累情况，三维重建可以直观地提供主动脉全程的解剖信息，辅助制定治疗计划。当然，CTA 检查也存在一些局限，例如，其对于升主动脉夹层的敏感度可能较低，但这一点很容易通过加做 TEE 检查进行弥补。

### （四）诊断要点

主动脉夹层的诊断需要包括两个要点：首先，其诊断必须是确诊性的或者是排除性的；其次，应明确夹层的范围、累及的分支血管以及是否发生危及生命的并发症。尽管主动脉夹层有着前述的诸多表现，但实际上发生上述临床表现的患者中，如胸痛患者中，只有很少的一部分人发生了主动脉夹层。因此，再联系到主动脉夹层实际上是一种主动脉解剖结构发生病理性重构的疾病，影像学检查，尤其是主动脉 CTA 应作为诊断的重要依据。不难发现，单纯行主动脉 CTA 或主动脉 CTA 联合其他影像学检查，均可以较好地满足上述诊断评估所需具备的两个要点。故目前，国内部分中心对胸痛患者开展胸痛三联检查（冠状动脉 CTA、肺动脉 CTA、主动脉 CTA），分别用以筛查冠状动脉性心脏病、肺栓塞以及主动脉夹层，可以较快速地识别出主动脉夹层患者，及时予以干预。

### （五）治疗措施

尽管有 IRAD 数据库的支持，目前国内及国际上仍缺少针对主动脉夹层治疗的大规模前瞻性随机对照试验。我国《2017 年主动脉夹层诊断与治疗规范专家共识》中指出，主动脉夹层治疗策略的选择首先应根据主动脉夹层 Stanford 分型进行划分。

1. Stanford A 型夹层

对于 Stanford A 型夹层而言，一经发现均应考虑开放手术治疗，其长期随访疗效优于内科保守治疗。然而，最佳的外科治疗策略，包括动脉插管位置、脑保护策略、主动脉根部重建方式以及主动脉弓部重建方式，均尚存争议。此外，杂交手术——主动脉弓部去分支手术（Debranch手术）是治疗累及弓部的急性A型夹层的可选方案之一，但其远期预后有待进一步随访；而全腔内修复术虽然可用于紧急挽救无法耐受开放手术患者的生命，但不推荐常规用于A型夹层的治疗。

2. Stanford B型夹层

对于B型夹层而言，患者首先应接受最佳的药物治疗，主要包括有效的镇痛和血压心率的控制，85%～90%的无严重并发症的急性单纯型B型夹层仅通过药物治疗即可病情稳定。腔内治疗和手术治疗等外科处理可作为进一步的干预方案，改善主动脉重塑，改善患者预后。根据孙氏细化分型，B1S型和B2S型夹层可选择TEVAR技术治疗，而BC型夹层根据夹层范围多推荐胸主动脉置换手术、胸腹主动脉置换手术、支架象鼻植入术或Hybrid手术治疗。近年来，随着开窗、烟囱及分支支架技术的进展，使用腔内治疗锚定区不充分或弓上动脉受累的B型夹层成为可能，进一步拓宽了腔内治疗的干预范围。另外，值得一提的是，当主动脉夹层的病因为结缔组织病时应首选开放手术治疗，但在危及生命的急诊情况，TEVAR手术可作为抢救性措施实施。

## 二、药物治疗原则及方案

### （一）主动脉夹层的紧急药物治疗

急性主动脉夹层的药物治疗目标主要是镇痛、控制血压和心率。

1. 血压心率控制

主动脉夹层一经发现首先应接受有效的心率血压控制，目前证据认为，目标心率应控制在60次/分以下，目标收缩压应控制在100～120mmHg。因此，指南推荐应用β受体拮抗药实现上述血压心率控制目标，用法及用量如下。

艾司洛尔：首先静脉应用250～500μg/kg的负荷量，随后25～50μg/（kg·min）持续静脉滴注，根据血压心率随时调整维持量，维持量最大可应用300μg/（kg·min）。

拉贝洛尔：首先20mg缓慢静脉推注，随后每间隔10分钟可重复20～80mg/次的缓慢静脉推注，或0.5～2.0mg/min持续静脉滴注，直至达到理想的血压心率控制效果，最大用量不超过300mg。

非二氢吡啶类钙通道阻滞药：如患者无法耐受β受体拮抗药，则应考虑应用非二氢吡啶类钙通道阻滞药控制血压，如维拉帕米及地尔硫䓬。

地尔硫䓬：单次静注，通常成人剂量10mg约3分钟缓慢静注，并可据年龄和症状适当增减。

值得注意的是，一旦心率持续控制在60次/分以下，而收缩压仍超过120mmHg，则应考虑应用血管扩张药物。血管扩张药物在应用β受体拮抗药实现心率控制后使用，推荐用法及用量如下。

硝普钠：起始量0.25～0.5μg/（kg·min）持续静脉滴注，根据治疗反应即时调整剂量，最大用量不应超过10μg/（kg·min）。

尼卡地平：起始量2.5～5.0mg/h持续静脉滴注，根据治疗反应即时调整剂量，最大用量不应超过15mg/h。

乌拉地尔：缓慢静注10～50mg，监测血压变化，降压效果通常在5分钟内显示。若效果不够满意，可重复用药。本品在静脉注射后，为了维持其降压效果，可持续静脉滴注或使用输液泵，最大药物浓度为4mg/ml，输入速度根据患者的血压酌情调整，初始输入速度可达2mg/min，维持给药的速度为9mg/h。

2. 疼痛管理

主动脉夹层患者实现血压心率控制的同时，有效的疼痛管理也同样重要，其有助于血压心率的进一步控制并减轻患者的焦虑情绪。静脉应用阿片类药物是应首先采取的方案，如芬太尼。具体剂量的选择应尽可能平衡镇痛的有效性和可能的药物不良反应。

### （二）主动脉夹层的长期药物治疗

无论已接受外科腔内或开放手术干预的主动脉夹层患者，还是采用保守治疗的主动脉夹层患者，继续接受长期的药物治疗均可使其显著获益。

对于接受了腔内或开放手术干预的Stanford A型夹层或部分Stanford B型夹层患者而言，长期药物治疗的核心仍在于持续性的血压心率控制治疗，以尽量减小主动脉壁的剪应力，避免夹层进一步的进展和夹层动脉瘤的发生。首选的长期药物应为口服的β受体拮抗药，在其基础上可合理加用其他抗高血压药物，控制目标尽管未经随机对照试验验证，但指南推荐应以小于60次/分的心率作为目标心率、低于120/80mmHg的血压作为目标血压。

对于接受保守治疗的Stanford B型夹层，尤其是单纯型B型夹层患者而言，在目前临床实践中，最佳药物治疗仍是一线治疗方案。同样，药物治疗的目标仍为有效的血压心率控制，目标分别为心率小于60次/分和血压低于120/80mmHg。INSTEAD（investigation of stent grafts in patients with aortic dissection）试验将140例临床情况稳定且无灌注不良综合征的患者随机分配至内科治疗组及腔内治疗合并内科治疗组，随访2年的结果提示，腔内治疗组与内科治疗组的总生存率无显著差异（89% vs 96%），为单纯内科治疗的有效性提供佐证。但需要注意的是，内科治疗组中出现主动脉良好重塑的患者比例较低，且我国一项多中心回顾性研究提示单纯型B型夹层患者腔内治疗的5年生存率较药物治疗高（89.2% vs 85.7%）。可以认为，B型夹层患者采用内科治疗的短期结局优于腔内及开放手术治疗，但两种疗法的长期结局可能相近。因此，我国最新有关主动脉夹层诊断及治疗规范的专家共识指出，对于慢性期的单纯型B型夹层，可考虑在最佳药物治疗的基础上，酌情考虑应用TEVAR手术作为进一步干预措施。

### （三）主动脉夹层腔内修复术的药物治疗

主动脉夹层的腔内修复术属于微创治疗手段，其相较开放手术而言，最大的优点是不会出现难以控制的大出血。然而，腔内修复术同样面临重要器官，如脊髓、肾脏灌注不足的问题，此外还有内漏、移位等腔内治疗并发症的发生。药物治疗对于并发症预防和治疗能起到一定的辅助作用，能减少该类并发症的危害并使得患者获益。其中预防造影剂相关肾病的药物、预防造影剂过敏相关药物、预防脊髓缺血相关药物详见第三章第二节腹主动脉瘤和胸腹主动脉瘤及药物治疗。

### （四）主动脉夹层开放手术的药物治疗

由于手术的高度复杂性，此无论是Stanford A型还是B型夹层，开放手术的围手术期死亡率及并发症发生率均较高。术中及术后血流动力学的变化可能导致器官低灌注的发生，引起一系列围手术期和近中远期并发症，包括神经系统缺血、内脏缺血、下肢缺血、血容量不足、吻合口动脉瘤和移植物感染等。尽管手术操作以及相关医疗技术和器械（如体外循环技术、脑脊液压力检测及引流等）的支持在上述并发症的处理中占据重要地位，但是药物治疗同样可能降低并发症的发生率和严重程度，提升患者获益。

1. 脑保护

我国有关主动脉夹层诊断与治疗规范的专家共识认为，由于术后缺血性卒中和出血性卒中均有可能发生。甘露醇（mannitol）被推荐作为常规的术后脑保护用药，剂量考虑25～50g/次，间隔6小时1次。糖皮质激素（glucocorticoid）和神经营养类药物同样可能有助于患者的恢复，但优先级不及甘露醇。

2. 脊髓保护

开放手术术中的低灌注和肋间动脉血运的破坏可能导致脊髓缺血的发生，目前认为除维持较低的椎管内压力外，鞘内给予罂粟碱（papaverine）或可以改善脊髓血供，文献报道的应用方法为：进行主动脉阻断的10分钟前，经脑脊液引流管抽取2ml脑脊液与3ml 1%的罂粟碱溶液混合，经脑脊液引流管缓慢推注，过程持续约5分钟，此后再应用2ml脑脊液冲洗引流管。该给药过程确保了罂粟碱在脑脊液中的充分弥散。此外，全身性应用糖皮质激素和甘露醇可能通过降低椎管内压力，进而减少脊髓灌注阻力以保护脊髓血运，减少脊髓缺血的发生。

3. 肾脏保护

术前补液和术中给予甘露醇可能是保护肾功能的合理措施，可以减少肾前性急性肾功能损伤以及急性肾小管坏死的发生。使用方法可考虑12.5～25.0g甘露醇于10分钟快速静脉滴注后，以50g/h缓慢静脉滴注。在降主动脉修复术中，不应单纯为了保护肾功能而使用袢利尿剂或多巴胺。

4. 难治性出血的处理

由于手术创伤大，难治性出血是开放手术的一种严重并发症。针对此类情况，这类手术通常都配备有大量输血方案，但若患者在尝试所有产品后仍有凝血障碍和出血，则可尝试应用止血类药物，主要包括以下几种。

凝血酶原复合物（prothrombin complex concentrate，PCC）：文献报道的应用剂量相差较大，波动于20～40U/kg，而一项研究证实25U/kg缓慢静脉滴注PCC可以使得患者的凝血酶生成参数恢复至术前水平。近期的荟萃分析结果提示，应用PCC减少出血量的效果甚至优于新鲜冰冻血浆，且血栓栓塞发生率极低（1/31 000）。

氨甲环酸（tranexamic acid）：氨甲环酸作为赖氨酸的类似物，可以竞争性抑制纤溶酶原在纤维蛋白上吸附，从而防止纤溶系统激活，达到止血的作用。Waldow等人对比体外循环下心脏手术中不同剂量和不同给药方式的氨甲环酸应用后指出，单次静脉注射1g氨甲环酸即为安全有效的给药方案，避免了氨甲环酸的滥用。

重组人活化因子Ⅶ（recombinant activated factor Ⅶ）：应用活化的因子Ⅶ，其可与暴露的组织因子结合形成复合物，触发凝血酶原向凝血酶的转化。文献推荐的给药方案为：对于凝血参数无明显异常的患者，术中10～30μg/kg单次给药，如止血情况不佳，根据情况可以重复上述剂量给药一次。

## 三、典型病例

**【病例1】**

患者，男性，49岁。

主诉：突发胸背部疼痛7天。

现病史：患者7天前因胸背部剧烈疼痛，呈持续性疼痛，伴出汗，意识清楚，于当地医院就诊，诊断：心房扑动（简称"房扑"）。予以对症治疗后，患者病情无较大缓解。昨晚患者突发腹部疼痛，持续性疼痛，卧床休息不缓解，遂予我院急诊就诊，完善腹部增强CT示：主动脉夹层，累及腹腔干-肝固有动脉、肠系膜上动脉及部分分支、左髂总动脉，左下腹巨大血肿，左肾包埋其中。专科会诊后，予以急诊收治入院。患者发病以来，精神差，食欲减退，体重无明显变化。

既往病史：高血压病史5年，未予特殊诊治；脑出血病史；房颤病史3年。

查体：双侧颈动脉、锁骨下动脉、桡动脉搏动对称，未闻及杂音。腹部脐水平可触及搏动性包块，直径约5cm，无明显压痛，听诊未及杂音。双侧肾动脉未闻及杂音，双侧股动脉、腘动脉、足背动脉、胫后动脉搏动好，肢端毛细血管充盈好，四肢感觉、肌力、肌张力、腱反射无异常，双下肢无水肿。

诊疗经过：患者入院后，血色素呈进行性下降，当日在急诊行局麻强化下肾动脉栓塞术，术后予间断输血纠正贫血。患者术后出现尿量减少、血肌酐、血钾升高，予患者行床旁血滤治疗，病情较稳定后，转回血管外科普通病房。于2019年9月12日行"胸主动脉造影＋主动脉夹层覆膜支架腔内修复术"，术后给予输血纠正贫血。术后第3天患者出现心前区隐痛、端坐呼吸、尿少、肌酐持续升高等症状，考虑心、肾功能不全，加强利尿治疗后患者症状稍好转，就患者心力衰竭、肾衰竭及其余合并症请肾内、心内、心外科多学科会诊后表示，患者房扑无电生理干预指征，主动脉瓣二叶畸形无心外科手术指征，需给予降压、抗凝、加强利尿治疗，并积极复查电解质。患者之后病情稳定，一般情况可，予以出院。

术前用药：乌拉地尔注射液25mg入；尼卡地平10mg泵入；艾司洛尔200mg泵入。

术后用药：硝酸异山梨酯注射液2mg/h泵入；泮托拉唑40mg qd；多烯磷脂酰胆碱465mg qd；卡文肠外营养；头孢哌酮舒巴坦1.5g q8h；利奈唑胺600mg q2h；尼卡地平10mg泵入；艾司洛尔200mg泵入；低分子肝素5000U qd。

出院用药：硝苯地平30mg bid；倍他乐克25mg bid；特拉唑嗪2mg qn；利伐沙班5mg qd；呋塞米20mg qd。

【药师点评】

主动脉夹层的初步治疗原则是有效镇痛、控制心率和血压，静脉应用β受体拮抗药是最基础的药物治疗方法，对于降压效果不佳者，可在β受体拮抗药的基础上合用一种或多种降压药物。本例患者术前给予艾司洛尔（短效β受体拮抗药）控制心率，给予乌拉地尔和尼卡地平联合降压，符合主动脉夹层的治疗原则，又能很好地控制围手术期的血压。

患者术后转入监护室，术后第2天出现心力衰竭、肾衰竭，根据《中国心力衰竭诊断和治疗指南2018》，硝酸异山梨酯可用于急性心力衰竭的治疗，可改善血流动力学状态，缓解心力衰竭相关症状。心力衰竭指南推荐硝酸异山梨酯初始剂量为1mg/h，最大剂量为5～10mg/h，本案例中本品剂量为2mg/h合理。同时予泮托拉唑预防应激性溃疡，多烯磷脂酰胆碱护肝。另外，患者入监护室后禁食，根据《2018版ESPEN重症监护病房临床营养指南》，若患者不能经口进食，则予早期肠外营养优于早期肠内营养，故予患者脂肪乳氨基酸提供肠外营养。继续予艾司洛尔和尼卡地平控制心率和血压；同时监护室医师考虑患者夹层导致肠道灌注受影响，存在细菌异位风险，而且患者抵抗力下降，予头孢哌酮舒巴坦和利奈唑胺覆盖常见病原体，降低感染风险。药师建议抗菌药物的使用最好有药敏结果作为依据，尤其是高级别的抗菌药物，缺乏足够依据的情况下可能反而会导致耐药性的增加。另外，本案例中予低分子肝素预防性抗凝治疗（评估血栓风险和出血风险的前提下），但是患者有肾衰情况，建议评估患者肾功能后酌情使用低分子肝素。

主动脉夹层患者出院后应长期控制血压和心率。出院予硝苯地平联合特拉唑嗪控制血压、美托洛尔控制心率、利伐沙班抗凝（用于非瓣膜性房颤患者卒中和全身性栓塞预防，建议评估肾功能），同时予利尿剂呋塞米，呋塞米作为一种袢利尿剂，既有降压作用，又可以改善心力衰竭症状。

【病例2】

患者，男性，43岁。

主诉：前胸撕裂样疼痛1天余。

现病史：患者1天前搬重物时出现前胸撕裂样疼痛，由上至下伴后背放射痛，于当地医院就诊，行CT等检查后提示主动脉夹层。现为求进一步诊治，来我院急诊就诊，急查CT，提示主动脉夹层形成，以"主动脉夹层"收入我科。

既往病史：抽烟史，饮酒史，具体不详，其余无特殊。

查体：患者疼痛剧烈，查体不配合。

诊疗经过：患者"主动脉夹层"诊断明确，入院后完善相关检查，于2019年10月18日行全麻下"经股动脉胸主动脉夹层腔内修复术＋颈动脉-椎动脉转流术＋股动脉探查吻合术"，术后予对症治疗数天，恢复良好，予以出院。

术前用药：无（急诊手术）。

术后用药：硝酸异山梨酯注射液2mg/h泵入；泮托拉唑40mg qd；氨溴索15mg q6h；哌拉西林舒巴

坦2.5g q8h；罂粟碱30mg qd；利奈唑胺600mg q2h；亚胺培南/西司他丁钠0.5mg q6h；多烯磷脂酰胆碱465mg qd；乌拉地尔注射液25mg泵入；艾司洛尔200mg泵入；低分子肝素4000U qd；七叶皂苷钠20mg qd。

出院用药：美托洛尔缓释片47.5mg qd；氯吡格雷75mg qd；阿托伐他汀钙20mg qd；硝苯地平30mg bid；特拉唑嗪2mg qn。

**【药师点评】**

患者胸主动脉夹层术后入监护室，予硝酸异山梨酯控制心肌缺血，改善血流动力学状态；泮托拉唑预防应激性溃疡、多烯磷脂酰胆碱护肝，予艾司洛尔和乌拉地尔控制心率和血压。由于术中低灌注和肋间动脉血运的破坏可能导致脊髓缺血的发生，腔内给予罂粟碱或可改善脊髓缺血。另外，患者存在感染，先后予哌拉西林舒巴坦、利奈唑胺和亚胺培南/西司他丁抗感染治疗。同时予静脉活性药七叶皂苷降低血管透性，增加静脉回流，缓解患者下肢沉重感、酸胀不适、疼痛和水肿等症状，低分子肝素预防性抗凝治疗（评估血栓风险和出血风险的前提下），布地奈德和氨溴索化痰、改善肺功能。

主动脉夹层患者出院后应长期控制血压和心率。出院予硝苯地平联合特拉唑嗪控制血压、美托洛尔缓释片控制心率，氯吡格雷抗血小板，阿托伐他汀钙降脂稳定斑块，以降低患者的总体心血管事件风险。

（张学民　张　韬　马浩程　陈苗苗）

# 第四节　下肢动脉硬化性闭塞症及药物治疗

## 一、疾病简介

下肢动脉硬化性闭塞症（lower extremity arterial occlusive disease，LEAOD）指由于动脉硬化造成的下肢供血动脉内膜增厚、管腔狭窄或闭塞，病变肢体血液供应不足，引起下肢间歇性跛行、皮温降低、疼痛、乃至发生溃疡或坏死等临床表现的慢性进展性疾病，常为全身性动脉硬化血管病变在下肢动脉的表现。多见于50岁以上中老年人，男性较多见，流行病学研究显示，目前全世界范围的LEAOD患者已超过2亿人。随着全世界人口老龄化加重，以及糖尿病、高血压、高脂血症的发病率升高，LEAOD的发病率、死亡率呈逐年上升趋势。

### （一）病因和发病机制

动脉硬化是一种全身性疾病，动脉分叉处部分最易受累。病变先起于动脉内膜，再延伸至中层，一般不累及外膜。其形成的过程可能与血管内膜损伤、脂质代谢紊乱和动脉分叉处血流动力学改变有关。流行病学研究显示本病的易患因素与冠状动脉硬化性心脏病相似，包括吸烟、糖尿病、高血压、血脂异常、肥胖、炎症、高同型半胱氨酸血症等。主要的发病相关危险因素如下。

1. 年龄和种族

LEAOD在40岁以下人群相对少见，而在80岁以上人群中，患病率高于25%。男性发病率明显高于女性。国外一些研究显示，黑种人人群的LEAOD患病率更高，而且预后相对较差，其中的原因尚不明确。

2. 吸烟

吸烟和LEAOD的发生明显相关。吸烟可以减少运动试验时的间歇性跛行距离，增加外周动脉缺血、心肌梗死、卒中和死亡的危险，增加严重肢体缺血和截肢的危险。疾病的严重程度和吸烟量呈正相关。

3. 糖尿病

糖尿病使LEAOD发生率增加2～4倍，女性糖尿病患者发生LEAOD的风险是男性患者的2～3倍。

糖尿病患者的糖化血红蛋白每增加1%，相应LEAOD风险增加26%。糖尿病患者发生严重下肢动脉缺血的危险高于非糖尿病患者，截肢率较之高7～15倍。

4. 高血压

高血压是LEAOD的主要危险因素之一，收缩期血压相关性更高。

5. 高脂血症

高脂血症使下肢LEAOD的患病率增高，出现间歇性跛行的危险增加。

6. 高同型半胱氨酸血症

相对于普通人群，LEAOD患者合并有高同型半胱氨酸的概率明显增高。同型半胱氨酸是动脉粥样硬化的独立危险因素，约30%的LEAOD患者存在高同型半胱氨酸血症。

7. 慢性肾功能不全

有研究表明慢性肾功能不全与LEAOD相关，对于绝经后女性，慢性肾功能不全是LEAOD的独立危险预测因素。

8. 炎性指标

动脉粥样硬化是涉及多种炎性细胞和因子的慢性炎性反应。与同龄无症状人群相比，炎性指标（如C反应蛋白）增高的人群5年后发展为LEAOD的概率明显增高。同时，LEAOD患者循环系统中的细胞因子（如白介素-6，细胞黏附因子-1等）水平较正常人群明显升高。

### （二）临床表现

本病好发于中老年人，以男性多见，主要症状有间歇性跛行（intermittent claudication，IC）、静息痛等。体征主要有肢端皮温下降、皮肤菲薄、毛发脱落等营养障碍性改变，下肢动脉搏动减弱或消失，动脉收缩压下降，肢体溃疡、坏疽等。根据Fontaine分型，病程分为4个临床时期。

Fontaine Ⅰ期（轻微症状或无症状期）：发病早期，大部分LEAOD患者没有典型的肢体缺血症状，有时仅表现为下肢轻度麻木不适，但是在这部分患者中可以检测到动脉功能的异常（如运动后ABI降低），且心血管缺血性事件的风险增加。

Fontaine Ⅱ期（间歇性跛行期）：患者从开始步行一段距离后（一般为数十或数百米左右），出现单侧或双侧小腿酸痛，下肢麻木无力，以至跛行，但蹲下或坐下休息片刻后，症状可以很快缓解或消失，仍可继续行走，再走相同距离后，上述症状再次出现。当血管病变位于近心端时（如主-髂动脉闭塞、髂内或股深动脉病变），间跛也可发生于大腿或臀部，即臀肌跛行。主-髂总动脉闭塞患者出现臀肌跛行、阳痿、股动脉搏动消失称为Leriche综合征。随着病变的进展，间歇性跛行距离越来越短，休息时间则越来越长，临床上常将跛行距离>200米划分为Ⅱa期，跛行距离≤200米划分为Ⅱb期。

Fontaine Ⅲ期（静息痛期）：当病变不能满足下肢静息状态下血供时即出现静息痛。疼痛部位多在患肢前半足或者趾端，夜间及平卧时容易发生。疼痛时，患者喜屈膝，常整夜抱膝而坐，部分患者因长期屈膝导致膝关节僵硬。此期患肢常有营养性改变，表现为皮肤成蜡纸样，指甲生长缓慢且变形增厚，患足潮红但上抬时又呈苍白色，小腿肌肉萎缩。

Fontaine Ⅳ期（溃疡和坏死期）：患肢皮肤血液灌注连最基本的新陈代谢都无法满足而出现肢端破溃或坏疽，部分糖尿病患者因其周围神经病变较重，感觉异常而无明显跛行或静息痛，直接表现为溃疡或坏疽。

缺血性静息痛期和溃疡坏疽期是LEAOD病程的终末阶段，被称为重度肢体缺血（critical limb ischemia，CLI）。CLI患者1年截肢率高达15%～20%，严重威胁肢体健康，随着血管外科的发展和学术界对LEAOD的进一步认识，目前学者们建议将LEAOD定义为慢性肢体威胁性缺血（chronic limb-threatening ischemia，CLTI）更加合适。

Rutherford分级也是常用的慢性下肢缺血病程的分期方法，其与Fontaine分期的关系见表3-1。

表3-1 LEAOD临床表现及分级

| Fontaine | Rutherford | | 临床表现 | 客观指标 |
|---|---|---|---|---|
| Ⅰ | | 0 | 无临床症状 | 踏车运动或反应性充血试验正常，无动脉阻塞的血流动力表现 |
| Ⅱ | Ⅱa | 1 | 轻度间歇性跛行 | 完成踏车运动，运动后AP＞50mmHg，但比休息时AP降低20mmHg |
| | Ⅱb | 2 | 中度间歇性跛行 | 界于1和3之间 |
| | | 3 | 重度间歇性跛行 | 不能完成标准踏车运动，运动后AP＜50mmHg |
| Ⅲ | | 4 | 缺血性静息痛 | 休息时AP＜30～50mmHg，足背和胫后动脉PVR平坦或不能触及，TP＜30mmHg |
| Ⅳ | | 5 | 小块组织缺损、非愈合性溃疡，局灶性坏疽伴足底弥漫性缺血改变 | 休息时AP＜50～70mmHg，足背和胫后动脉PVR平坦或不能触及，非糖尿病患者TP＜40mmHg，糖尿病患者TP＜50mmHg；TcPO₂＜30mmHg |
| | | 6 | 大块组织缺损，超过跖骨平面，足部功能无法保留 | 同Rutherford 5级 |

注：踏车运动：在12%坡度斜面上，速度为每小时2英里，时间5分钟；AP: Ankle pressure，踝压；PVR: pulse volume recording，脉搏容量描记；$TcPO_2$: transcutaneous Oxygen，经皮氧分压；TP: toe pressure，趾压。

### （三）辅助检查

1. 实验室检查

在首次诊断LEAOD时，应常规进行适当的实验室检查，以发现是否存在需要治疗的高危因素（糖尿病、高脂血症等）和相关动脉硬化所致的器官损害（肾功能）。

血细胞计数：判断有无血红蛋白增多症、红细胞增多症、血小板增多症。

血糖：包括空腹和/或餐后血糖，糖化血红蛋白。

尿液常规：了解有无血尿、蛋白尿等。

肾功能：了解肾功能情况对判断患者是否耐受血管外科手术十分重要，有利于评估术后肾衰竭的可能性及采取相应对策。除常规检查外，必要时需进行CrCL、尿浓缩试验及肾图等。

血脂：包括低密度脂蛋白胆固醇（LDL-C）、高密度脂蛋白胆固醇（HDL-C）及甘油三酯。空腹胆固醇水平＞7mmol/L，人群中间歇性跛行的发病率成倍增加，总血脂浓度与HDL-C的比值是反映下肢动脉硬化发生的最佳预测指标之一。

LDL-C增高是独立危险因素，与动脉粥样硬化发病率呈正相关，而HDL-C增高与其呈负相关。

遗传性和获得性易栓症筛查：如患者发病年龄轻、缺乏动脉硬化高危因素、多次发生血栓性事件、有明显家族史和阻塞部位异常、常规治疗效果不佳等情况出现时，则需要进一步的实验室检查，排除非动脉硬化的可能性，如炎症、高凝状态或代谢缺陷（心磷脂抗体综合征、胆固醇栓塞、高半胱氨酸血症等）、遗传性易栓症（如蛋白C、蛋白S、AT-Ⅲ缺乏等）。

2. 节段性肢体测压

节段性肢体测压是诊断动脉闭塞性疾病的常用方法，常用的指标是踝/肱指数（ankle/brachial index，ABI），正常ABI在0.9～1.4，ABI≤0.9时患者可出现间歇性跛行，CLI时，ABI≤0.5。正常人下肢运动后，踝部血压不降低或略降低，1～5分钟后即恢复正常。轻度间歇性跛行患者静息状态时，下肢血压可以在正常范围，但运动后患肢血压明显降低，且需在20分钟以上才能恢复至运动前水平。因此，有时要做平板运动试验（treadmill exercise test）才能检查出潜在病变，常规将平板车坡度定为12%，速度每小时2英里（3.2千米），运动前测患者平卧位踝部血压。患者在平板车上行走，直到下肢出现间歇性跛行症状或行走5分钟为止。患者迅速平卧，测即时、2分钟和10分钟时的踝部血压，视运动后踝部血压降低程度及血压恢复时间以便判断病变的程度。ABI测定可以用于初筛肢体缺血的患者、评估肢体缺血的程度、对腔内治疗及开放手术治疗适应证的选择提供客观依据，作为术后或药物治疗后疗效的评价以及术后随访的重要手段。但是ABI的假阳性率较高，目前趾动脉压（toe pressure，TP）及趾/肱比（TBI）逐渐成为常用的评估手段，正常人群TP一般高于80mmHg，当其处于50～80mmHg应考虑存在轻度缺血，30～50mmHg属于中度缺血，＜30mmHg属于重度缺血。

3. 超声检查

通过二维超声图像可以测量内中膜厚度、斑块大小、明确斑块性质，结合彩色多普勒成像及频谱多普勒可以诊断动脉狭窄或闭塞的部位和程度，并提供收缩期峰值流速、病变部位与病变近心端的峰值流速比值、搏动指数等血流动力学参数。超声检查属无创性检查，检出率高、实时动态、方便快捷、可重复，门诊即可完成。近年来，由于设备性能不断提高，图像清晰度也随之改善，从而使诊断准确性达到很高的水平。超声检查目前在临床上作为筛查首选的检查方法，可准确诊断病变部位及程度、评价流入及流出道、术中及术后评估腔内治疗及开放手术的疗效、移植物通畅与否以及作长期随访。但超声检查的准确性依赖仪器及操作者的水平，尚有一定的局限性。

4. 计算机断层动脉造影（CTA）

CTA是术前常用的无创性诊断方式，随着机器性能提高和软件的更新，在一定程度上可以替代DSA。CTA图像由于动脉壁的钙化影响动脉的有效显影，对远端小动脉的显影有时不理想。通过阅读横断面原始图像，可以提高诊断准确性。

5. 磁共振动脉造影（MRA）

MRA也是术前常用的无创性诊断方法，可显示LEAOD的解剖部位和狭窄程度。但MRA图像有时会夸大动脉狭窄程度，且体内有铁磁性金属植入物时不适合行MRA。缺点是扫描时间长、老年或幼儿患者耐受性差。

6. 数字减影血管造影（DSA）

DSA可以准确显示病变部位、性质、范围和程度，目前仍然是诊断LEAOD的金标准。但作为一种有创检查，有一定的并发症发生率。随着CTA和MRA成像技术的提高，DSA较少单独用于诊断。通常可以通过无损伤检查提供初步诊断资料，必要时再行DSA。尤其是在CTA和MRA成像不佳、不能明确诊断时，DSA仍是最为重要的检查手段。如果患者行腔内治疗的可能性大，则首选有创诊断，血管造影明确病变部位及性质后，同期进行腔内治疗。

通过影像学检查所见的动脉狭窄或闭塞程度，泛大西洋协作组（TASC）将主髂动脉病变、股腘动脉病变及膝下动脉病变进行了TASC Ⅱ分型（图3-1～图3-3），对临床治疗及预后具有指导意义。

|  |  |
|---|---|
| A型<br>·单侧或双侧髂总动脉狭窄<br>·单侧或双侧髂外动脉的单个短段狭窄（≤3cm） | |
| B型<br>·肾下腹主动脉的短段狭窄（≤3cm）<br>·单侧髂总动脉闭塞<br>·未累及股总动脉的单处或多处髂外动脉狭窄（总长度3～10cm）<br>·未累及髂内动脉起始处或股总动脉的单侧髂外动脉闭塞 | |
| C型<br>·双侧髂总动脉闭塞<br>·未累及股总动脉的双侧髂外动脉狭窄（总长度3～10cm）<br>·累及股总动脉的单侧髂外动脉狭窄<br>·累及髂内动脉起始处和/或股动脉的单侧髂外动脉闭塞<br>·单侧髂外动脉闭塞伴重度钙化，累及或未累及髂内动脉起始处和/或股总动脉 | |

D型
· 肾下腹主动脉-髂动脉闭塞
· 需要治疗的腹主动脉及双侧髂动脉的广泛病变
· 累及单侧髂总、髂外及股动脉的多处广泛狭窄
· 累及单侧髂总及髂外动脉的闭塞
· 双侧髂外动脉闭塞
· 髂动脉狭窄合并需要治疗但不适合行腔内治疗的腹主动脉瘤，或合并其他需要腹主动脉或髂动脉开放手术治疗的病变

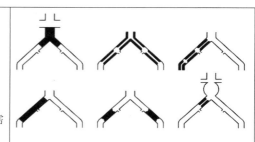

图 3-1　主髂动脉的 TASC Ⅱ 分型

A型
· 单处狭窄，长度≤10cm
· 单处闭塞，长度≤5cm

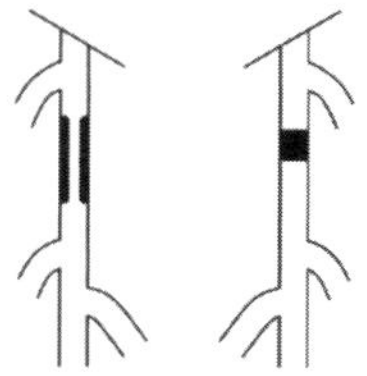

B型
· 多处狭窄或闭塞病变，每处≤5cm
· 单处狭窄或闭塞（长度≤15cm），未累及膝下腘动脉
· 单处或多处病变，胫动脉未受累并可用作旁路手术时的远端流出道
· 钙化严重的闭塞（≤5cm）
· 单处腘动脉狭窄

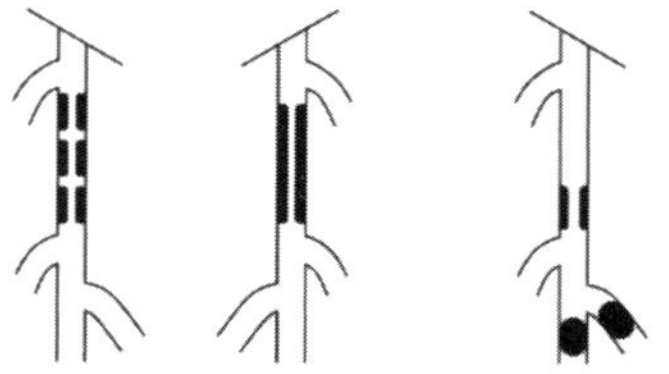

C型
· 多处的狭窄或闭塞，总长度＞15cm，伴或不伴有严重的钙化
· 两次腔内治疗后复发，仍需要治疗的狭窄和闭塞

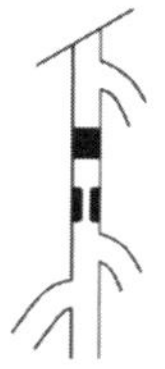

D型
· 股总动脉和股浅动脉的慢性完全闭塞，＞20cm且累及腘动脉
· 腘动脉和膝下三分支的慢性完全闭塞

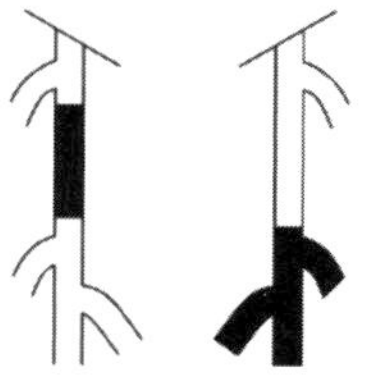

图 3-2　股腘动脉病变的 TASC Ⅱ 分型

A型
单发局部狭窄，长度≤5cm，目标动脉的狭窄或闭塞与其他两支血管相同或更重

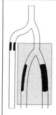

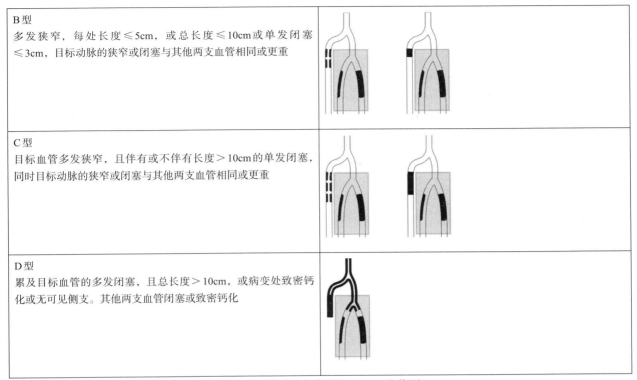

| B型<br>多发狭窄，每处长度≤5cm，或总长度≤10cm或单发闭塞<br>≤3cm，目标动脉的狭窄或闭塞与其他两支血管相同或更重 | |
| C型<br>目标血管多发狭窄，且伴有或不伴有长度＞10cm的单发闭塞，<br>同时目标动脉的狭窄或闭塞与其他两支血管相同或更重 | |
| D型<br>累及目标血管的多发闭塞，且总长度＞10cm，或病变处致密钙<br>化或无可见侧支。其他两支血管闭塞或致密钙化 | |

图3-3　膝下三支病变的TASC Ⅱ分型

#### （四）诊断及鉴别诊断

1. 诊断标准

下肢LEAOD的主要诊断标准：①年龄＞40岁；②有吸烟、糖尿病、高血压、高脂血症等高危因素；③有下肢动脉硬化闭塞症的临床表现；④缺血肢体远端动脉搏动减弱或消失；⑤ABI≤0.9；⑥彩色多普勒超声、CTA、MRA和DSA等影像学检查显示相应动脉的狭窄或闭塞等病变。符合上述诊断标准前4条可以做出下肢LEAOD的临床诊断。ABI和彩色超声可以判断下肢的缺血程度。确诊和拟定外科手术或腔内治疗方案时，可根据需要进一步行MRA、CTA、DSA等检查。

2. 鉴别诊断

（1）血栓闭塞性脉管炎：多见于中青年男性，主要累及四肢中动脉、小动脉，上肢动脉受累远较LEAOD多见，30%的患者发病早期小腿部位反复发生游走性血栓性浅静脉炎。指端发生坏疽的概率较LEAOD高得多。

（2）多发性大动脉炎：多见于青少年女性，虽然下肢缺血，但很少发生静息痛、溃疡和坏疽。

（3）动脉栓塞：一般有心房颤动病史，突发下肢剧烈疼痛，皮肤苍白，动脉搏动消失，迅速出现肢体运动神经麻痹、感觉迟钝和坏疽，发病前无间歇性跛行史。

（4）椎管狭窄症：症状与动脉硬化性闭塞症早期、中期相似，但下肢动脉搏动正常。

（5）髋关节炎或膝关节炎：患者在行走时腿部常感疼痛，但休息时症状不一定缓解，下肢动脉搏动正常。

#### （五）治疗措施

治疗目的主要有：对下肢LEAOD行粥样硬化进展的一级预防和二级预防以及解除下肢间歇性跛行、静息痛和溃疡、坏疽等症状。疾病各期的治疗目标不同，Fontaine Ⅰ期患者的治疗目标是延缓疾病的发展，Ⅱ期是增加行走距离，Ⅲ期、Ⅳ期则是尽可能保存肢体。虽然没有证据表明治疗能够阻止Ⅱ期下肢LEAOD向Ⅲ期、Ⅳ期进展，但是研究显示外科和药物治疗能够降低Ⅲ期、Ⅳ期患者的截肢率和死亡率。

1. 非手术治疗

主要目的是降低血脂和血压，控制血糖，改善血液高凝状态，促进侧支循环形成。一般治疗包括严格戒烟，进行适当的步行锻炼，注意足部护理、避免损伤。药物治疗适用于早中期患者、术后患者和无法耐受手术的患者，可使用血管扩张药物、抗血小板药物和降脂药物等，目前尚无一种药物能治疗动脉硬化本身。

2. 手术治疗

手术重建血供是挽救濒危肢体有效的手段。严重影响生活质量的间歇性跛行、静息痛以及下肢溃疡和坏疽，必须考虑手术。临床上根据患者的动脉硬化病变部位、范围、血管流入道及流出道条件和全身状况，可选择不同的手术方法。

（1）腔内治疗：治疗下肢LEAOD的血管腔内技术较多，例如经皮球囊扩张成形术（percutaneous transluminal angioplasty，PTA）、支架植入、斑块切除术、激光成形术、切割球囊、药物球囊、冷冻球囊以及用药物溶栓治疗或血栓切除等。

（2）手术治疗：①适应证：严重间歇性跛行影响患者生活质量，经保守治疗效果不佳；影像学评估流入道和流出道解剖条件适合手术；全身情况能够耐受。②手术方式：可以通过解剖旁路或解剖外旁路来重建病变部位血供。当需要通过手术重建主髂动脉血运时一般选用人工合成材料；需要重建腹股沟韧带以下肢体血运时，可以采用自体静脉或人工合成材料。对于预期寿命不长的患者，可给予恰当的镇痛以及其他支持性治疗。对于复杂的多节段病变，也可采用复合手术（手术联合腔内治疗）的方法分别改善流入道或流出道。

## 二、药物治疗原则及方案

### （一）针对血管硬化危险因素的治疗

1. 降脂药物治疗

建议下肢LEAOD患者使用他汀类药物降脂治疗。他汀类药物主要适用于血中总胆固醇及低密度脂蛋白胆固醇（LDL-C）增高为主的患者。以多项随机对照试验研究结果为依据，明确他汀类药物治疗可获益的患者包括：①确诊动脉粥样硬化性心血管疾病（ASCVD）者；②原发性LDL-C升高（≥4.9mmol/L）者；③40～75岁、LDL-C为1.8～4.9mmol/L的糖尿病患者；④无ASCVD与糖尿病，但10年ASCVD风险≥7.5%者。应控制低密度脂蛋白胆固醇（LDL-C）水平<2.6mmol/L，对于具有缺血高风险的下肢LEAOD患者，建议控制低密度脂蛋白胆固醇（LDL-C）水平<1.8mmol/L。纤维酸衍生物类降脂药可用于合并高密度脂蛋白胆固醇（HDL-C）偏低、正常LDL-C及高甘油三酯血症的下肢LEAOD患者。

2. 抗高血压药物治疗

治疗原则：小剂量开始，优先选择长效制剂，联合应用及个体化。常用降压药物包括钙通道阻滞药、血管紧张素转换酶抑制剂（ACEI）、血管紧张素受体阻滞剂（ARB）、利尿剂和β受体拮抗药5类，以及由上述药物组成的固定配比复方制剂。此外，α受体拮抗药或其他种类降压药有时亦可应用于某些高血压人群。对于仅合并高血压的下肢LEAOD患者建议控制血压<140/90mmHg。对于有高血压同时合并糖尿病或慢性肾病的下肢LEAOD患者建议控制血压<130/80mmHg。ACEI类药物适用于有症状的下肢LEAOD患者。β受体拮抗药也是有效降压药物，不会对跛行产生负面作用。

3. 糖尿病治疗

糖尿病是动脉硬化发生发展的重要危险因素，对于合并糖尿病的下肢LEAOD患者，必须加强饮食管理。控制血糖目标值：空腹80～120mg/dl（4.44～6.70mmol/L），餐后120～160mg/dl（6.7～8.9mmol/L），糖化血红蛋白（HbA1c）＜7.0%。建议患者主动学习并掌握足部日常护理方法，养成足部自我检查习惯，选择合适的鞋袜，正确护理并治疗足部的擦伤、裂伤、溃疡等。

**（二）下肢动脉硬化的药物治疗**

1. 抗血小板和抗凝治疗

抗血小板药物共同的作用是抑制血小板活化、黏附、聚集和释放功能，从而产生预防血栓形成、保护血管内皮细胞、扩张血管和改善血液循环的作用。抗血小板治疗可以降低LEAOD患者心肌梗死、脑卒中及血管源性死亡的风险。推荐使用的抗血小板药物包括阿司匹林、氯吡格雷等。低剂量阿司匹林（75～150mg qd）可以获得与高剂量相同的疗效。阿司匹林联合氯吡格雷可降低有症状的下肢LEAOD患者（无出血风险和存在心血管高危因素）心血管事件的发生率，应警惕出血风险。使用传统抗凝药（如华法林）并不能减少心血管事件的发生，而且可能增加大出血风险。最近有研究显示，低剂量的新型口服抗凝药（如利伐沙班）对周围动脉疾病的预防和治疗有一定意义。

2. 西洛他唑

西洛他唑是一种强效磷酸二酯酶Ⅲ抑制剂。1999年FDA批准用于治疗间歇性跛行。2007年被TASC Ⅱ指南推荐作为治疗间歇性跛行的一线药物。西洛他唑具有抗血小板活性和舒张血管特性，不仅能够直接抑制血小板功能，改善内皮细胞功能，还可通过减少循环中活化或预调节的血小板数目而有效预防血栓性疾病。

3. 前列腺素类药物

分为静脉和口服剂型，前者如前列地尔等，后者如贝前列素钠及伊洛前列素等。药理作用是扩张血管和抗动脉粥样硬化（保护血管内皮、抗内膜增生、抗血小板）。可提高患肢ABI，改善由下肢缺血引发的间歇性跛行、静息痛及溃疡等症状。

4. 沙格雷酯

沙格雷酯是5-羟色胺（5-HT$_2$）受体选择性拮抗药，通过选择性地拮抗5-HT$_2$与HT$_2$受体的结合，抑制血小板凝集及血管收缩。用于改善慢性动脉闭塞症引起的溃疡、疼痛及冷感等缺血症状。

**（三）下肢动脉血运重建围手术期及术后药物治疗**

1. 基础药物治疗

下肢动脉血运重建围手术期即应针对血管硬化危险因素进行治疗，对于CLI患者，在药物治疗过程中或血管重建手术前后，缺血性静息痛或肢体坏疽引起的疼痛需要适当、有效的止痛治疗，给药方案遵循一般止痛治疗的阶梯治疗原则，从对乙酰氨基酚等非甾体类解热镇痛药开始，如无效可再尝试阿片类止痛药物。对于缺血性溃疡或坏疽合并感染的患者，需要在病原学检查结果的指导下，有针对性地使用广谱、足量、足疗程的全身抗生素治疗。

2. 血运重建后的抗血小板和抗凝治疗

推荐所有行血管重建的患者进行抗血小板治疗，以减少心血管事件的发生，提高通畅率。大量实验证实了每日口服100mg阿司匹林对下肢缺血患者的益处，既维持了下肢动脉的远期通畅，又可降低心脑血管事件发生率。文献表明，双嘧达莫、氯吡格雷、替格瑞洛和沃拉帕沙等抗血小板药物可能均有效，其中每日口服75mg氯吡格雷的总体安全性和有效性最高。腹股沟韧带以下动脉裸支架植入术后推荐进行至少1个月的双联抗血小板治疗。腹股沟韧带以下动脉旁路术后推荐采用阿司匹林单药或双联抗血小板治疗。采用人工移植物行膝下动脉旁路的患者，推荐采用双联抗血小板治疗。

也有研究显示腹股沟以下自体静脉旁路术后采用维生素K抑制剂（华法林）行抗凝治疗的通畅率优于阿司匹林，人工血管旁路术后采用阿司匹林的通畅率更高；但华法林抗凝治疗的大出血风险增大，故不建议口服华法林作为常规治疗。目前有研究尝试使用新型口服抗凝药替代华法林治疗，如利伐沙班、阿哌沙班、依度沙班或达比加群等。有研究显示，与单独使用阿司匹林相比，低剂量利伐沙班（2.5mg qd）联合阿司匹林（100mg qd）可降低严重不良事件（死亡、心肌梗死或中风）和大截肢率。目前常规使用抗凝药物的证据等级较低，因此，应根据患者自身情况制定个体化抗血小板和抗凝方案。

### 三、典型病例

患者，男性，57岁。

主诉：右下肢间歇性跛行6月余。

现病史：患者6月余前步行200米后出现双下肢酸胀、疼痛，右侧为著，休息数分钟后可缓解，无下肢肿胀，无足趾破溃，无心悸、胸闷等不适，再次步行相同距离再次出现上述症状。近6个月来跛行距离逐渐缩短至30～40米，伴足趾间断麻木、发凉，无疼痛、破溃。就诊于外院行下肢动脉彩超示"双下肢广泛动脉硬化，双股浅动脉闭塞"。外院予口服硫酸氢氯吡格雷片75mg qd治疗，症状无明显改善。

既往史：2型糖尿病17年，口服二甲双胍0.25g tid及阿卡波糖100mg tid，规律注射胰岛素；高血压病2年，血压最高180/120mmHg，口服硝苯地平控释片30mg qd及厄贝沙坦氢氯噻嗪片150mg qd；冠状动脉粥样硬化性心脏病、房颤病史6年，口服单硝酸异山梨酯片20mg tid；腔隙性脑梗死2个月；吸烟40年，每日10～20支。

专科查体：双侧肱动脉、桡动脉搏动正常对称，双侧颈动脉搏动正常对称，腹部未及包块，无震颤，双侧股动脉搏动正常对称，双侧腘动脉搏动未及，双侧足背、胫后动脉搏动未及，双足无破溃，右足皮温较低。

诊疗经过：入院后予口服西洛他唑100mg bid、硫酸氢氯吡格雷片75mg qd，静脉予前列地尔10μg qd扩血管治疗。查血常规、尿常规、便潜血等均未见明显异常，凝血示D-二聚体1.88mg/L，余无特殊。下肢CTA示"右侧股浅动脉起始部重度狭窄，中上段闭塞，右侧腘动脉轻度狭窄，右侧胫后动脉中远段闭塞，右侧胫前动脉中段中-重度狭窄"。入院第5天患者局麻下行"右下肢动脉造影＋经皮右下肢动脉斑块旋切术＋右下肢动脉球囊扩张成形术"。术中造影示股浅动脉长段闭塞性病变，腘动脉形态尚可，膝下可见胫前动脉单一流出道。术中使用Turbo Hawk（Medtronic/Covidien/ev3）切除股浅动脉闭塞段斑块，之后使用药涂球囊扩张病变段。复查造影见股浅动脉通畅，残余狭窄＜20%，血流速度满意。术后患者右侧腘动脉及右侧足背动脉搏动可及，自觉右足温度明显改善，右下肢跛行症状消失。出院嘱患者严格戒烟，加强下肢锻炼，低盐低脂饮食；规律用药：硫酸氢氯吡格雷片75mg qd，西洛他唑100mg bid，利伐沙班10mg qd。术后6月余，患者右下肢跛行症状未复发，右侧股动脉、腘动脉、足背动脉搏动可及，右足皮温正常。复查下肢CTA示右侧股浅动脉至腘动脉通畅，管腔形态可，未见需手术干预的狭窄病变。

【药师点评】

本例患者因"右下肢间歇性跛行6个月余"入院，双下肢动脉硬化闭塞症诊断明确，同时合并高血压、糖尿病、吸烟等危险因素。入院后患者行"下肢斑块旋切＋球囊扩张术"，在纠正糖尿病、高血压、吸烟等危险因素的基础上，加用抗血小板药物硫酸氢氯吡格雷片，新型口服抗凝药利伐沙班10mg qd，磷酸二酯酶Ⅲ抑制剂西洛他唑100mg bid治疗。

西洛他唑是用于治疗间歇性跛行，2007年被TASC Ⅱ指南推荐作为治疗间歇性跛行的一线药物。ACCP9指南建议对行走锻炼和戒烟治疗无效的间歇性跛行患者，可在单药抗血小板治疗基础上加用西洛他唑。2016年《美国血管外科学会无症状性和间歇性跛行下肢动脉硬化闭塞症诊治指南》指出西洛他唑改善间歇性跛行疗效确切。《欧洲外周动脉疾病诊治指南（2017）》推荐对于所有进行血运重建的下肢动脉疾病患者，给予长期单一抗血小板治疗，可使用阿司匹林或氯吡格雷【ⅠA级】。CAPRIE试验结果表明，氯吡格雷治疗LEAOD亚组患者中心血管事件死亡率和全因死亡率显著降低，优于阿司匹林。因此，对于需要进行抗血小板治疗的LEAOD患者可先考虑氯吡格雷而不是阿司匹林【ⅡbB级】。

患者合并房颤，$CHA_2DS_2-VASc$ 评分5分（高血压1分，糖尿病1分，卒中2分，血管疾病1分），国内外指南均指出 $CHA_2DS_2-VASc$ 评分≥2分时应抗凝治疗【Ⅰ，A】，华法林、利伐沙班和达比加群等口服抗凝药物均可选用，且新型口服抗凝药的证据越来越多、治疗地位越来越高。《欧洲外周动脉疾病诊治指南（2017）》建议使用新型口服抗凝药治疗的患者，与抗血小板药物合用时应使用脑卒中预防批准研究的最低剂量【Ⅱb，A级】。该患者选择利伐沙班抗凝治疗，常规房颤抗凝用量为20mg qd，出血风险增大时减量为15mg qd。本例患者采用10mg qd剂量，药师认为该剂量相对较小，可根据患者的血栓与出血风险谨慎评估是否需使用15mg qd。

斑块旋切术作为腔内治疗的一种，近年来发展迅速，可获得较高的即刻管腔通畅率，但血管残面常粗糙不平，很容易刺激内膜增生或继发血栓形成而引起术后再狭窄甚至闭塞，因此使用利伐沙班抗凝预防血栓形成。

（杨　淼　刘秀梅）

# 第五节　下肢动脉栓塞及药物治疗

## 一、疾病简介

下肢动脉栓塞是指血栓等栓子自心脏、近心端动脉壁脱落或自外界等部位进入动脉循环，沿血流至远端动脉，阻塞动脉血流而导致肢体组织缺血、坏死及功能障碍的一种病理过程。该病起病急骤，多在短时间内可出现下肢症状甚至使其失去活性，造成不可逆的损伤。处理这类病变对于血管外科医师仍具挑战，近年来治疗方式取得了一系列进步，包括外科血栓切除术和旁路移植术，到腔内治疗、药物治疗等都得到了快速发展；但是下肢动脉栓塞导致的急性下肢缺血的并发症、死亡率、肢体丢失率仍然居高不下，无论使用何种治疗方法，早期诊断和尽快启动治疗对挽救缺血肢体十分重要。

### （一）病因和发病机制

下肢动脉栓塞的病因及组织损伤机制可以归纳为：近端来源栓子嵌入较远端的血管、既往畅通的动脉发生急性血栓形成、支架或移植物内发生急性血栓形成，以及动脉夹层或动脉的直接创伤。而这些栓子绝大多数为来自全身各个部位的血栓。

1. 动脉栓子

大多数迁移至肢体的动脉栓子起源于心脏，是下肢动脉栓塞的最主要病因来源，占总发病的55%～87%，其来源包括：心房颤动导致的心房内血栓形成、心肌梗死或左室功能不全后发生的左心室血栓形成，以及人工心脏瓣膜和发生感染的心脏瓣膜产生的栓子。血栓栓子通常停留在动脉突然狭窄处，如动脉粥样硬化斑块或血管分叉处，以股总动脉、髂总动脉、腘动脉的分叉处最为常见。其中房颤引起的左心房血栓多含纤维蛋白原成分，而瓣膜赘生物、细菌性炎症引起的栓子含有较少的血栓成分，但移行至下肢动脉后有引起严重组织化脓的风险。

2．主动脉斑块

主动脉斑块来源栓子可以分为两种情况，第一种是主动脉粥样硬化斑块表面的纤维帽破溃，导致新生血栓形成或胆固醇结晶脱落；第二种是动脉粥样硬化斑块在动脉管腔内几乎呈现浮动状态，仅有一根短蒂连接动脉壁，血液流动或医源性操作可导致其脱落形成栓子。

3．急性动脉血栓形成

下肢动脉血栓可能是继发于特定病变或干预形成的，包括来源于动脉狭窄、动脉瘤以及既往血运重建处（如支架、旁路移植血管）；自体静脉旁路的血栓形成可以发生在吻合口，或者在保留的血管瓣膜、血管弯曲等部位，急性血栓形成可发生于移植血管的任何位置。

4．动脉损伤

在血管或心脏诊断性和介入性操作中并发急性动脉闭塞，已成为急性肢体缺血较常见的原因。虽然经影像学证实的医源性急性动脉闭塞的发生率仅为2%～5%，但作为重要的医源性病因需要临床医师注意。

## （二）临床表现

下肢动脉栓塞的症状取决于血管闭塞的时间进程、受累血管的位置，以及侧支循环为闭塞处提供血流的代偿能力。症状可在数小时至数日内出现，严重程度不一，轻者为新发或加重的跛行，重者为受累肢体突然出现瘫痪、剧烈疼痛等。根据2007年跨大西洋学会间外周动脉疾病（peripheral artery disease，ASO）管理共识第2版（trans-atlantic inter-society consensus Ⅱ，TASC Ⅱ），栓塞导致的急性肢体缺血是指肢体灌注突然减少，表现为缺血性静息痛、缺血性溃疡和/或坏疽，如果患者在急性事件出现后2周以上才就医，则应视为慢性肢体缺血。"6P现象"即感觉异常（paraesthesia）、疼痛（pain）、苍白（pallor）、脉搏消失（pulselessness）、皮温异常（poikilothermia）和麻痹（paralysis）是急性动脉闭塞典型表现。此外，还包括"蓝趾综合征"以及由于反复小栓塞导致的类似下肢动脉粥样硬化闭塞症的慢性肢体缺血症状。

## （三）辅助检查

常规的实验室检查包括血常规、肝肾功能、凝血功能和D-二聚体检测。此外，对于拟行溶栓治疗的患者，基线水平的纤维蛋白原含量检测也是必要的。影像学检查主要是多普勒超声和下肢动脉CTA，可以评估血管血栓形成的部位，血栓负荷，确定潜在的栓子来源等。是否需要行进一步的血管造影取决于临床医师判断是否需要明确病因来源，体格检查结果以及下肢缺血的严重程度。

## （四）诊断要点

患者出现急性下肢动脉栓塞的相关临床表现，辅助彩色多普勒超声或下肢动脉CTA/动脉造影等，可明确诊断。通常按表3-2进行缺血程度分级，有助于制订处理方案。

表3-2　急性下肢动脉栓塞缺血程度分级

|  | 可存活<br>viable | 轻微威胁<br>marginally threatened | 紧急威胁<br>immediately threatened | 无存活力<br>nonviable |
|---|---|---|---|---|
| 疼痛 | 轻 | 中 | 重 | 不定 |
| 毛细血管充盈 | 好 | 延迟充盈 | 延迟充盈 | 不充盈 |
| 运动障碍 | 无 | 无 | 部分障碍 | 完全障碍（麻痹） |
| 感觉障碍 | 无 | 无/轻度（趾部） | 超过趾部 | 完全障碍（感觉缺失） |
| 动脉多普勒信号 | 可见 | 不可见 | 不可见 | 不可见 |
| 静脉多普勒信号 | 可见 | 可见 | 可见 | 不可见 |
| 治疗 | 立即评估病情 | 立即开通血运 | 紧急开通血运 | 截肢 |

### （五）治疗措施

下肢动脉栓塞的治疗措施可以概括为药物治疗和手术治疗。手术治疗方式分为开放手术和腔内治疗，其中前者主要是受累动脉切开取栓术，是经典的开放手术治疗；而后者由于近些年来器械的发展为临床实践提供了许多选择，包括动脉内导管溶栓术、经导管腔内血栓抽吸术、激光消融术、旋切术，这些新兴的治疗方式仍处于探索阶段，以下针对下肢动脉栓塞性疾病的药物治疗进行重点阐述。

## 二、药物治疗原则及方案

### （一）初始药物治疗

根据病史和体格检查诊断为动脉栓塞，2012年美国胸科医师学会（American College of Chest Physicians，ACCP）对外周动脉闭塞性疾病抗凝治疗的指南和2007年TASC Ⅱ推荐，应立即对患者进行全身抗凝治疗，且优先于影像学检查，全身抗凝通常为静脉应用普通肝素，推荐向患者首剂单次快速静脉注射肝素（60～80U/kg），然后持续输注肝素12～18U/（kg·h）以达到充分抗凝目标，并且在随后的影像学检查或者治疗中随时复查凝血指标APTT监测抗凝水平，指南推荐控制在正常值的1.5～2倍。及时抗凝治疗可以防止动脉或静脉系统远端由于血流过缓导致的血栓扩大或新发血栓形成，给侧支旁路循环和血管解痉提供宝贵的时间。对于某些患者来说，系统抗凝甚至是最重要的治疗方法，尤其对于高危、合并症较多的患者。在2020年ESVS发布的急性肢体缺血（ALI）指南中，也并未说明低分子肝素（LMWH）的应用情况，指南明确强调了普通肝素的使用。

用药前的风险评估也是必不可少的，由于大部分患者合并多种心血管疾病，这些合并症的风险评估对指导下一步的溶栓治疗来说是必不可少的，如果时间紧迫，临床评估（尤其是心脏功能评估）应该与初始药物应用同步进行。

### （二）溶栓药物治疗

1. 有存活力/轻微威胁的下肢动脉栓塞缺血（viable/marginally threatened extremity）

在下肢动脉栓塞的整个病程中，药物治疗可以在有存活力或轻微威胁期的下肢动脉栓塞缺血治疗中发挥举足轻重的作用。TOPAS（thrombolysis or peripheral artery surgery）研究是一项前瞻性随机临床试验，研究比较了药物溶栓治疗和外科手术对急性下肢动脉栓塞缺血患者的治疗效果，在无截肢生存率方面，溶栓组和手术组无论在6个月（72% vs 75%）还是1年（65% vs 70%）时都无显著差异。STILE（surgery vs thrombolysis for ischemia of the lower extremity）试验分析证实，在缺血持续时间短于14日（急性下肢动脉栓塞）的患者中，溶栓治疗组患者的截肢率与外科治疗组患者的相比显著更低（6% vs 18%），并且住院时间更短。而在接受溶栓治疗后仍需要手术的患者中有56%的患者手术操作创伤程度有所降低。

因此，对于大多数存活或可存活的下肢栓塞缺血，根据多个随机对照临床研究和指南推荐，急性期病变的首选的初始治疗方式是溶栓治疗。但是具体的治疗方式还应该根据病变特征决定；对此，需要考虑以下几点来分析：①栓子来源；②病变位置及长度；③症状持续时间；④手术适应证；⑤自体静脉及人工血管材料的可应用性。

对于相对近端的栓子（如主髂动脉、股总动脉），动脉切开取栓可能效果更佳；而远端动脉的栓子（如胫动脉）可以优先考虑药物溶栓治疗。陈旧性的栓子（如动脉瘤继发血栓形成）、非血栓成分栓子（感染性心内膜炎赘生物）对于药物溶栓的效果不佳。总体来说，药物溶栓对于存活或可存活的下肢栓塞缺血病变是安全有效的，但是一旦失败会导致缺血组织进一步损伤且需要转行手术干预，但是有研究显示，即使接受药物溶栓的患者中转外科治疗，其手术范围及复杂程度也低于没有接受过初始药物溶栓的患者。

对于导管内溶栓治疗，是指需要在全身肝素化下的溶栓治疗。肝素化状态不推荐使用治疗量的肝素，但指南也未规定具体用量。动脉内溶栓前应该充分评估患者的溶栓禁忌证（表3-3），其中颅内出血是死亡率最高的药物溶栓并发症；药物溶栓过程应该在杂交手术室、配备C型臂的常规手术室或导管室内进行，当患者治疗过程中出现下肢缺血加重或严重出血事件时，应有条件得到及时的处理。目前临床应用最广泛的溶栓药物是尿激酶（urokinase），其他的还包括阿替普酶（alteplase）、瑞替普酶（reteplase）、替奈普酶（tenecteplase）以及链激酶（streptokinase）。其中由于链激酶相对于尿激酶的低效和高出血风险已经逐渐弃用。研究证实即使组织纤溶酶原激活物的初始溶栓速度可能较尿激酶更快，但两者在靶血管通畅率、保肢率、出血并发症以及死亡率上没有显著性差异。

表3-3　药物溶栓的绝对和相对主要禁忌证

| 绝对禁忌证 | 相对禁忌证 |
| --- | --- |
| 脑血管意外（包括近期TIA） | 近期接受心肺复苏 |
| 出血倾向 | 近期重大非血管手术或创伤 |
| 近期消化道出血 | 血压控制不佳：收缩压＞180mmHg；舒张压＞110mmHg |
| 近期（3个月内）的神经外科手术（颅内或脊柱） | 无法压迫的血管穿刺后 |
| 近期颅脑外伤 | 颅内肿瘤 |
| 脑血管意外（包括近期TIA） | 近期眼部手术 |
|  | 其他* |

注：*其他相对次要禁忌证包括：肝衰竭（尤其是伴有凝血障碍）；感染性心内膜炎；妊娠；出血性糖尿病视网膜病变等。

2. 紧急威胁的下肢动脉栓塞缺血（immediately threatened extremity）

对于紧急威胁的下肢动脉栓塞的病变，外科手术或许是更好的选择。相对于存活期病变，这部分患者由于存在更严重的肢体缺血组织，药物溶栓治疗可能会加重病情进展。由于这一期的病变可在4～6小时内进展为不可逆的下肢损伤，药物溶栓的时间窗无法在短时间内达到有效的下肢灌注改善作用。但是对存在极高危风险的患者等特殊临床场景下，药物溶栓可能是唯一的有效手段，此时需要严密的下肢血运水平监控以及准备充分的抢救条件。如果患者手术治疗过程中，发现有术中残余血栓，目前广泛应用的是术中局部溶栓药物灌注，通常使用rtPA 4～10mg直接灌注血栓处。遗憾的是，此类方式也只是在临床中广泛应用，并无RCT研究来证实。

3. 无存活力的下肢动脉栓塞缺血（nonviable extremity）

对于无存活力的下肢动脉栓塞缺血病变需要立即接受截肢手术，此时无论是溶栓治疗还是血栓清除手术对于患者预后无益，根据患者疼痛症状以及受累肢体有无感染情况，可以选择对症止痛或者抗感染药物治疗。

根据下肢动脉栓塞病变的不同时期，药物溶栓治疗的推荐级别不同。而从病因角度分析，对于以下列出的特殊情况，药物治疗可能是更佳的选择。

远端动脉闭塞/血栓栓塞：在动脉造影检查中，如果患者远端动脉几乎没有血流甚至完全闭塞时，推荐使用药物溶栓改善流出道。因为远端闭塞段可能是由于近端动脉栓塞所导致的血流过缓，又进一步导致了新生血栓延伸至远端动脉，此时采用药物溶栓可以更好地明确远端栓子以显露出原发的近端栓子/血栓，以便后续的开放手术或腔内治疗定位靶病变。此外，在下肢介入手术中发生的远端动脉继发血栓栓塞，经导管给予受累动脉低剂量组织纤溶酶原激活物（2～4mg）可以达到溶解栓子的效果，尤其是针对较远段的动脉栓塞。"蓝趾综合征"作为胆固醇结晶微栓塞导致的一种特殊类型的下肢动脉栓塞，药物治疗是主要手段，但药物选择目前尚存在一定争议，包括降脂治疗、抗凝抗板治疗以及抗炎治疗等。

### （三）防止再栓塞治疗

对于已经接受药物溶栓或者外科手术清除血栓的患者，为防止下肢动脉栓塞复发，推荐其接受多学科协作下的抗凝药物治疗。对接受血栓切除术后的患者推荐最少应用3个月的抗凝药物。对于未行手术处理栓子来源病变的患者，长期应用抗凝药物的风险/受益比需要进行充分的评估。如患者合并不可转复的房颤等疾病，存在很高的再发卒中或下肢动脉栓塞风险，如没有相关禁忌证应该考虑终身接受抗凝治疗。若栓子在病因学上为动脉粥样硬化来源，他汀类药物、抗血小板类药物可以降低下肢动脉再次栓塞事件的发生。

### 三、典型病例

患者，男性，58岁。

主诉：左下肢突发疼痛3周，左股动脉切开取栓术后2周。

现病史：患者3周前因左下肢突发疼痛，发凉，于当地医院诊断为"左下肢动脉栓塞"，行左股动脉切开取栓术，术程不详，自述手术时间14小时，予补片缝合，后症状无明显缓解，来我院就诊。

既往史：冠心病，心肌梗死10余年，规律口服药物治疗；2型糖尿病，高脂血症20余年，规律药物治疗。5年前行肝脏血管瘤切除术。

入院查体：左下肢皮温凉，左股动脉，腘动脉以膝下动脉未及搏动，左股动脉切口处瘢痕。右下肢皮温暖，右股动脉，腘动脉搏动良好。左足运动无明显障碍，伴麻木感。

入院诊断：左下肢缺血，左下肢动脉栓塞？冠状动脉粥样硬化性心脏病，陈旧性心肌梗死，室壁瘤；2型糖尿病；肝血管瘤切除术后；高脂血症。

诊疗经过：患者入院后完善下肢动脉CTA检查显示，左侧髂外动脉闭塞，左侧股总动脉闭塞，左侧股深和股浅动脉闭塞，左侧腘动脉闭塞，膝下动脉隐约显影。考虑患者刚行切开取栓治疗，且用补片成形，手术难度大，暂不考虑再次切开取栓重建血管；患者长段闭塞动脉，考虑血栓可能性大，球囊或支架治疗效果不佳。遂考虑首先导管溶栓治疗，然后根据溶栓结果考虑进一步治疗方式。自右股动脉穿刺置管，翻山操作，留置导丝后，送入溶栓导管至血栓内，行尿激酶溶栓治疗。治疗用药：肝素钠持续动脉鞘管泵入（500U/h），尿激酶持续溶栓导管泵入（20 000U/h），溶栓治疗72小时后评估溶栓效果。溶栓期间每6小时评估化验指标，控制APTT为正常值的1.5～2倍；评估纤维蛋白原指标，根据纤维蛋白原结果调整用量（纤维蛋白原≥2g/L，维持尿激酶剂量不变；纤维蛋白原＜2g/L，适当降低尿激酶泵入剂量并继续监测），溶栓后可见血栓大部分溶解，左髂外动脉及左股浅动脉仍有残余血栓，遂植入裸支架，复查CTA结果良好。出院后规律抗血小板，抗凝治疗，口服拜阿司匹林（100mg/d），华法林（3mg/d），调整用量控制INR（2.0～3.0）。

**【药师点评】**

患者中年男性，入院后完善下肢动脉CTA，左下肢动脉栓塞诊断明确。药物治疗方面，主要包括抗凝、溶栓、抗血小板治疗。该患者无抗凝禁忌证，予以肝素化处理，以防止栓塞动脉的近远端继发血栓蔓延，保持侧支通畅。肝素抗凝需注意，该药治疗窗窄，需通过监测活化部分凝血活酶时间（APTT），来确保最佳疗效和安全性。在启用肝素后4～6小时检测APTT，使APTT处于平均对照值或正常范围上限的1.5～2.5倍。对接受肝素治疗的患者应常规监测血小板计数，以排除肝素导致的血小板减少症（HIT）的可能。溶栓方面，使用尿激酶溶栓过程中，要根据纤维蛋白原结果调整用量，纤维蛋白原≥2g/L，维持尿激酶剂量不变；纤维蛋白原＜2g/L，适当降低尿激酶泵入剂量并继续监测。该患者溶栓72小时后造影可见大部分血栓溶解，左髂外动脉及左股浅动脉仍有残余血栓，遂植入裸支架。术后的维持治疗，应根据病因的不同，采用相应的抗凝或抗血小板治疗。该患者为防止下肢动脉栓塞复发，口服华法林3mg/d抗凝治疗；由于植入裸支架，且合并冠状动脉粥样硬化性心脏病，口服阿司匹林100mg/d抗血小板治疗。抗凝药合并抗血小板药治疗，出血风险增加，用药期间注意监测牙龈出血、皮肤瘀青、鼻出血、血尿、便血等情况。特别注意服用华法林期间，需定期检测INR值，目标范围在2.0～3.0；多种药物、食物，包括中药、保健品等可能影响华法林的效果，服药期间绿叶蔬菜的摄入量应保持恒定，不宜大幅波动，并避免过量饮酒，服用其他药物前请向医生或药师咨询对华法林抗凝是否有影响。

（滕乐群　房　杰　师春焕）

# 第六节　血栓闭塞性脉管炎及药物治疗

## 一、疾病简介

血栓闭塞性脉管炎（thromboangiitis obliterans，TAO），又称Buerger's病。它是累及四肢中小动静脉的一种炎性、血栓性、慢性闭塞性血管疾病。病变具有节段性，痉挛性，炎性内容物和反复发作性的特点。TAO见于世界各地，但主要好发于亚洲地区，以中东、东南亚、远东为主。我国各地均有发病，北方较南方多见，是临床上常见的周围血管疾病之一。TAO以吸烟的中青年男性多见。病情常急性发作，并可导致组织缺损及大范围截肢。TAO疾病具有反复性，患者可能需要长期面临患肢缺血带来的疼痛，甚至多次截肢的风险，使医疗费用增加，并且严重降低了患者的生活质量。

### （一）病因和发病机制

目前，TAO发病的病因和病理机制不能完全明确。其发病相关因素可概括为外部因素（吸烟、潮湿与寒冷的生活环境、外伤和感染）和内在因素（自身免疫功能紊乱、激素紊乱、血管神经调节障碍和遗传因素等）。目前大多数学者认为吸烟是其发病的重要因素。

### （二）临床表现

TAO患者临床变现主要有局部缺血期、营养障碍期和组织坏死期三个阶段。患者初期表现为患肢苍白、发凉、酸胀乏力和感觉异常，然后可出现间歇性跛行。此期有些患者还可表现为反复发作的游走性血栓性浅静脉炎，出现表浅静脉的发红，呈条索状，并有压痛。随着疾病进展，间歇性跛行距离日益缩短，甚至在静息状态下出现持续的患肢疼痛。患肢皮温下降，出现苍白、潮红或发绀，并伴有营养障碍如干燥、脱屑脱毛、指（趾）甲增厚变形等，体检动脉搏动消失。到病情晚期，出现患肢肢端的发黑、干瘪、溃疡或坏疽，多为干性坏疽。此时患者静息痛明显，彻夜难眠，痛不欲生，若同时并发感染，可转为湿性坏疽，严重者可出现中毒症状而危及生命，大多数患者面临着截趾/肢的风险，临床中具有较高的截肢率。

### （三）辅助检查

TAO的实验室检查没有特异性检查指标，但仍需要进行临床筛查，如自身免疫抗体、血管炎的血清学检查。TAO辅助检查包括无创评估检查：踝肱指数（ABI），下肢血管超声、下肢动脉血管CTA造影、磁共振血管造影（MRA）；有创检查即数字减影血管造影（DSA）。

### （四）诊断要点

目前，国内外对于血栓闭塞脉管炎尚无统一的诊断标准，主要依据其临床表现及影像学检查。目前采用按照 Olin 提出的 TAO 诊断标准：①年龄＜45 岁；②烟草接触史；③远端肢体缺血（腘动脉或肱动脉以远）；④排除自身免疫疾病、结缔组织疾病、近端来源栓子及血液高凝状态。TAO 的影像学检查主要表现为管腔逐渐变细，突发闭塞，受累血管弯曲，周围有"树根状"或"螺旋状"的侧支循环，病变远近端的管壁光滑，无动脉壁钙化。

### （五）治疗措施

TAO 的治疗措施包括一般治疗、药物治疗、手术治疗以及局部伤口的护理。

一般治疗包括主要包括戒烟或避免被动吸烟、注意保暖和科学的肢体功能锻炼等。

药物治疗是 TAO 治疗的基本手段之一。血管新生疗法包括基因治疗和细胞治疗是临床常见的两种方式。干细胞移植能有效地增加患者下肢血流，减轻患者的疼痛。血管内皮生长因子（VEGF）基因治疗可使 TAO 患者减少静息痛和溃疡面积，提高踝肱指数，促进侧支血管新生，但截肢率并无减少，并且大约 60% 的患者出现程度不等的水肿。

手术疗法是指通过各种腔内或开放手术的方式开通血管的治疗。腔内微创手术具有微创性、成功率高、操作简单、并发症少、可重复性等优点，在传统单纯球囊扩张的基础上应用新型的减容装置配合药物球囊的应用有可能提高 TAO 血管再通后的通畅率，但血管再狭窄和闭塞仍然是腔内治疗后面临的重要问题。由于 TAO 的病理特点，当动脉损伤和血栓发生时，血管痉挛性收缩就成为重要的病理生理学变化，是 TAO 动脉痉挛性收缩和患肢疼痛的主要原因。有文献表明使用射频导管消融技术可以通过损伤分布在血管的交感神经支，减少交感神经的兴奋，使 TAO 患者长期处于痉挛的血管得到缓解，进而使下肢血管得到扩张，血流量增加，患者症状改善。

开放手术创伤较大，但对 TAO 患者的长段闭塞性病变甚至是累及腘和膝下动脉的长段闭塞病变，仍有较大的血流重建价值和意义。主要包括各种类型的动脉旁路手术，移植材料包括人工血管和自体大隐静脉。除此以外，还有动静脉转流术（即静脉动脉化）、化学性交感神经灭活术（chemical lumbar sympathectomy，CLS）、大网膜移植术（omental transplantation）、动脉切开取栓术等，这些手术方式的疗效还需要进一步验证。

## 二、药物治疗原则及方案

### （一）血栓闭塞性脉管炎的药物治疗

药物治疗是 TAO 治疗的基本手段之一，临床上传统使用的药物包括血管扩张剂、溶栓抗纤药等。对于局部缺血性溃疡合并感染的 TAO 患者，可适当采用局部清创术联合抗生素药物治疗。对于疼痛不能耐受的患者可以适当使用止痛剂或镇痛剂对症治疗。

### （二）血栓闭塞性脉管炎围手术期及术后药物治疗

围手术期及术后药物以抗凝、抗血小板聚集、扩张外周血管、改善循环、抑制炎症为主。如皮下注射低分子肝素剂、口服华法林、利伐沙班片抗凝治疗；口服阿司匹林肠溶片抗血小板聚集；口服西洛他唑片、盐酸沙格雷脂片、贝前列素钠片改善循环、抗血小板聚集；激素或免疫抑制剂改善血管炎症，但目前没有足够的研究；对于足部溃疡或坏疽 TAO 患者，可予口服或静点抗生素类药物。局部溃疡合并感染患者，在药物治疗基础上，配合局部清创术或必要时截趾/肢术、负压治疗。有效的治疗应依据患者临床表现进行个体化抗血小板、抗凝及扩张外周血管治疗。

1. 抗血小板聚集

血栓闭塞脉管炎患者围手术期或术后需要进行抗血小板治疗，以减少心血管事件的发生。有文献报道对于所有行血管重建的患者可口服抗血小板药物治疗。

2. 抗凝治疗

TAO腔内血运重建术中，穿刺放鞘管后，应静脉给予普通肝素（70～100U/kg）进行成分肝素化。TAO患者术中出现球囊扩张无效、远端无复流等现象，手术时间往往较长，因此应根据术中情况随时追加肝素。结合TAO自身的发病特点、术中治疗情况，术后往往需要继续抗凝治疗，口服华法林钠片或者新型抗凝药物如利伐沙班片。由于口服华法林钠片需要定期检测INR，出血风险较高，临床不推荐其作为常规抗凝治疗。近期有研究显示，口服低剂量的新型抗凝药（如利伐沙班）对周围动脉疾病的预防和治疗有一定意义。与单独使用阿司匹林相比，低剂量利伐沙班（2.5mg qd）联合阿司匹林（100mg qd）可降低严重不良事件（死亡、心肌梗死或中风）和大截肢率。但是目前常规使用抗凝药物的证据等级较低，因此，应根据自身的临床表现制定个体化抗血小板和抗凝方案。

3. 前列环素类药物

一种花生四烯酸的主要代谢产物前列环素（或PGI$_2$）是一种有效的血管扩张剂并具有抑制血小板聚集作用。临床常用的药物分为静脉滴注如前列腺素E1（前列地尔）等，口服如贝前列素钠片及伊洛前列素等。它能改善四肢微循环，缓解动脉闭塞引起的缺血症状，对于缺血性溃疡的治疗效果较理想。研究表明，TAO采用前列环素类药物治疗有效率较高。

4. 西洛他唑片

西洛他唑是一种三型磷酸受体抑制剂，有血管收缩和轻度抗血小板聚集作用。2007年被TASC Ⅱ指南推荐作为治疗间歇性跛行的一线药物。有研究指出它可以改善指端缺血患者的缺血性溃疡。西洛他唑片联合阿司匹林可有效降低患者血清炎症因子，使血管活性物质内皮素-1（ET-1）水平升高。

5. 盐酸沙格雷脂片

沙格雷酯是5-羟色胺（5-HT）受体选择性拮抗药。通过选择性地拮抗5-HT2与HT2受体的结合，具有抗血小板聚集和收缩血管双重作用。可用于改善慢性动脉闭塞症引起的溃疡、疼痛及冷感等缺血症状。

## 三、典型病例

患者，男性，31岁。

主诉：右足麻木、疼痛1年余，加重伴右足破溃6个月余。

现病史：患者诉1年余前无明显诱因出现行走后右足趾麻木及足跟部疼痛感，于当地医院治疗（具体治疗不详）。后出现右足第1足趾趾腹部疼痛，于当地医院先后多次行下肢血管超声检查，诊断为"下肢静脉血栓形成"，予活血化瘀等药物治疗（具体不详），自诉上述症状较前好转。6个月前患者无明显诱因出现右足第1足趾趾腹部皮色苍白，后逐渐出现足趾破溃伴脓性分泌物渗出，于当地医院行局部坏死组织切除术，后因切口不愈合并逐渐出现坏死范围较前扩大，再次行右足第1足趾趾骨截骨术，术后切口愈合欠佳。5个月前于当地省中医院行下肢血管超声检查提示双侧小腿部动脉多处狭窄、闭塞（符合血栓闭塞性脉管炎声像图），予口服中药汤剂治疗（具体不详），自诉效果欠佳。2个月前于当地省医院行双下肢动脉血管CTA造影检查提示左侧胫前动脉全程及腓动脉局部管腔闭塞并多发侧支循环形成，后就诊于北京某医院诊断为"血栓闭塞性脉管炎"，先后行"下肢动脉造影＋置管药物注射术"两次手术治疗（具体治疗不详），术后予肝素钠注射液、银杏叶提取物注射液持续泵入等治疗，患者诉右足症状未见明显改善，并逐渐出现右足第2、第4、第5足趾皮肤破溃伴严重静息痛。

辅助检查：右ABI：0，下肢血管超声提示右胫前动脉、足背动脉闭塞。术中DSA造影提示：右下肢膝下三支血管病变。

既往史：否认高血压、糖尿病、高脂血症、心房纤颤及动脉瘤等病史。长期吸烟10余年，平均20～30支/日，已戒烟2个月余。

查体：双侧桡动脉、颈动脉搏动可及；腹部未及包块，无震颤；双侧股动脉搏动可及，左侧腘动脉、足背动脉及胫后动脉搏动弱可及。右侧腘动脉搏动可及，右侧足背动脉、胫后动脉搏动未及，双足踝部皮温可。右足第1足趾缺如，部分跖骨外露伴脓性分泌物渗出，右足第2足趾及足背部部分皮肤破溃结痂，右足第4、第5足趾趾缝见及第5足趾趾根部、外侧皮肤破溃伴脓性分泌物渗出，可闻及明显恶臭。

诊疗经过：入院后查肝肾功能、凝血、血尿常规＋便潜血、自身抗体ANA谱、抗心磷脂抗体等均未见明显异常。超敏C反应蛋白：20.45mg/L↑；血沉：25mm/h↑；同型半胱氨酸（HCY）：40.29μmol/L↑。患者入院后留取足部分泌物细菌培养结果回报提示杨氏枸橼酸杆菌，药敏结果提示氨苄西林、阿莫西林/克拉维酸耐药，头孢他啶、头孢噻肟、头孢吡肟、庆大霉素、美罗培南、亚胺培南、莫西沙星、左氧氟沙星、环丙沙星、四环素、氨苄西林/舒巴坦、复方磺胺敏感，嗜麦芽寡养单胞菌，头孢他啶耐药、氯霉素中介、左氧氟沙星、复方磺胺敏感。患者入院后服用阿司匹林肠溶片0.1g qd、依诺肝素钠注射液4000U q12h抗凝、静脉滴注前列地尔10μg qd，入院第2天给予口服西洛他唑片100mg bid、盐酸沙格雷脂片100mg tid扩张外周血管、改善循环，甲泼尼龙片12mg qd抗炎治疗。

入院第3天患者于全麻下行"经右股总动脉顺行入路，右胫动脉、足背-足弓动脉球囊扩张成形术"，术中经动脉鞘管推入普通肝素钠3000U充分肝素化，手术顺利。术后给予依诺肝素钠注射液4000U皮下注射q12h抗凝治疗，继续静点前列地尔10μg qd，口服西洛他唑片100mg bid、盐酸沙格雷脂片100mg tid扩张外周血管、改善循环，甲泼尼龙片12mg qd抗炎治疗。出院后将抗凝药物调整为口服利伐沙班片10mg qd，增加口服贝前列素钠片20μg tid。

患者介入术后行足部经跖骨截骨术＋持续负压引流。

术后治疗：口服阿司匹林肠溶片0.1g qd、西洛他唑片100mg 2片bid、盐酸沙格雷脂片100mg tid、利伐沙班片10mg qd、甲泼尼龙片12mg qd；规律足部换药治疗。

术后3月随访，患者术后12个月CTA显示，右膝下靶血管胫后动脉、胫前动脉显影良好，足部截趾创面愈合。

【药师点评】

患者青年男性，血栓闭塞性脉管炎诊断明确，长期吸烟10余年。介入术后行足部经跖骨截骨术＋持续负压引流，口服阿司匹林肠溶片0.1g qd、西洛他唑片50mg bid、盐酸沙格雷脂片100mg tid、利伐沙班片10mg qd、甲泼尼龙片4mg qd。

吸烟是血栓闭塞性脉管炎的危险因素之一，戒烟是减轻血栓闭塞性脉管炎的有效方式，可降低大截肢术的风险。药物治疗是血栓性闭塞性脉管炎治疗的基本方法之一。药物治疗主要包括抗血小板药物、抗凝药物、钙通道阻滞药、前列腺素等，这些药物可作为无手术适应证患者的长期治疗措施，也可成为外科术后的辅助治疗。利伐沙班因在下肢动脉闭塞患者中有较好的效果，该患者介入术后使用利伐沙班作为抗凝药物进行治疗。血管舒张药可缓解血栓闭塞性脉管炎的临床症状，主要的血管舒张药包括前列环素类似物和磷酸二酯酶抑制剂。西洛他唑是一种磷酸二酯酶抑制剂，临床可用于治疗血栓闭塞性脉管炎和动脉粥样硬化性下肢动脉闭塞。西洛他唑可减少血栓闭塞性脉管炎患者血浆中炎症介质的表达。亦能改善不适合血运重建患者的缺血性溃疡愈合情况。

沙格雷酯为5-羟色胺受体选择性阻滞药，可抑制血小板凝集及血管收缩。用于改善慢性动脉闭塞症引起的溃疡、疼痛及冷感等缺血症状。患者右胫前动脉、足背动脉闭塞，行球囊扩张术，术后使用阿司匹林抗血小板聚集，联合西洛他唑、沙格雷酯治疗，有助于改善临床结局。

（杨　淼　刘秀梅）

# 第七节　肾动脉狭窄及药物治疗

## 一、疾病简介

肾动脉疾病包括一系列影响肾脏供血的疾病，一般是由于肾动脉狭窄引起的。动脉粥样硬化是引起肾动脉狭窄（renal artery stenosis，RAS）的最常见原因，其他因素包括纤维肌肉发育不良（fibromuscular dysplasia，FMD），夹层与创伤以及主动脉和肾动脉先天性发育不全综合征。RAS的严重性主要与它的两个临床表现有关，即高血压和肾功能受损，长期的血压控制不佳或慢性肾功能不全会导致相应的心脑血管事件和透析。

### （一）病因和发病机制

引起肾动脉狭窄最常见的病理机制是动脉粥样硬化。80%左右的病变源于动脉粥样硬化。肾动脉粥样硬化性疾病通常累及肾动脉开口，但是狭窄可发生在肾动脉的任何部位，包括细微的肾实质血管。肾动脉开口病变前端几毫米的狭窄管腔通常是由相邻的垂直于肾动脉的主动脉斑块形成的。

长期持续的肾脏血流灌注不足会激活神经内分泌-肾素-血管紧张素-醛固酮系统，进而引起血管收缩和血容量增加，肾脏灌注不足促使球旁系统分泌肾素，肾素催化血管紧张肽原裂变，裂变产物是血管紧张素Ⅰ，在血管紧张素转化酶的催化作用下裂变为血管紧张素Ⅱ，这是肾素依赖性高血压的一个主要效应。血管紧张素Ⅱ可以促进小动脉血管的收缩，并促进对水和钠的重吸收，从而在肾血管性高血压的发病过程中起主要作用。血管紧张素转换酶抑制剂（ACEIs）和血管紧张素受体拮抗药（ARBs）是治疗单侧肾脏病变引起的肾血管性高血压的有效药物。

### （二）临床表现

患者的主诉症状并不会很典型。大约有将近一半的患者没有相关症状。患者往往经由高血压就诊，完善检查后才发现肾动脉狭窄；或是由于肌酐水平升高就诊于肾内科，检查发现病变。患者的其他症状，查体所见以及实验室指标异常并无特异性。高龄女性，多种降压药控制不佳的难治性高血压以及合并冠状动脉和外周动脉病史的人群均应引起高度怀疑。

体格检查可发现患者血压升高，可能的表现为腹部血管杂音和股动脉搏动消失等，提示腹主动脉存在狭窄或闭塞，但均无特异性。

### （三）辅助检查

1. 实验室检查

可提示尿素氮和肌酐升高，但其升高缺乏特异性。超声心动图则可以确诊因舒张功能受损引起的心室肥大。但均缺乏特异性。

2. 超声检查

超声是肾动脉疾病快捷、无创伤性、风险最小且价格低廉的影像学检查方法。彩色多普勒超声检查中影响肾动脉超声反射的因素包括肠管胀气和腹部膨隆等。该检查的准确率高达90%以上。判断临界性狭窄的指标有很多，但最常用的是肾动脉收缩期血流峰速的增加（>180～200cm/s），以及狭窄段血管之后的湍流。肾动脉狭窄从60%以下发展到60%以上的主要诊断标准是血流峰速的增加。阻力指数也可以用来间接地判断，其正常值应该小于0.7，若大于0.8，则提示重度肾动脉狭窄。但这也是非特异性的，例如一些肾实质血流阻力升高的疾病，也可以引起该指标异常。

3. CTA检查

CTA是无创性的，应用广泛，总体来说，诊断动脉粥样硬化导致的肾动脉狭窄的敏感性和特异性均接近100%。但是对于肾动脉狭窄造成肾功能不全的患者来说，风险大大增加。

4. MRA

MRA也是无创伤性的检查，和CTA比较，无电离辐射，无须碘造影剂。但对于体内有金属移植物或金属异物的患者来说是禁忌使用的。

5. DSA

DSA是诊断检查的金标准。优点是分辨率高，在诊断性造影的同时可以完成肾血管腔内重建。缺点是为有创性检查，也使患者面临放射性和造影剂肾病的可能，而且需要专科医师来完成。许多需要干预的患者都有肾功能不全的风险，术前水化和减少造影剂的应用可以减少此风险。

6. 放射性核素肾图

分侧肾功能可以通过量化特异的放射性分子来衡量。如果吸收和排泄异常，则提示肾功能受损。高血压患者在从血管重建中收益后，一般肾图会提示肾功能好转。

### （四）诊断要点

肾血管性高血压占所有高血压患者的0.5%～5.0%。肾动脉狭窄指肾动脉管腔狭窄直径大于或等于60%。从临床指标上判断，提示肾动脉狭窄的临床指标包括下表（表3-4）。

表3-4　肾动脉狭窄临床指标

| 提示肾动脉狭窄的临床指标 |
| --- |
| 1. 30岁以前或55岁以后发病的高血压 |
| 2. 恶性高血压 |
| 3. 对三种以上联合用药耐药的高血压 |
| 4. 原先控制良好的高血压而现行治疗效果不满意 |
| 5. Ⅲ～Ⅳ级高血压眼底病变 |
| 6. 腹部或腰部血管杂音 |
| 7. 伴发其他血管疾病 |
| 8. 应用ACEI后肾功能恶化 |
| 9. 反复发作的肺水肿 |
| 10. 老年人不明原因的氮质血症 |

当上述各类无创检查方式仍无法判断时，则建议行肾动脉造影术。表3-5是肾动脉造影评价肾动脉狭窄的适应证。

表3-5　肾动脉造影适应证

| 肾动脉造影评价肾动脉狭窄的适应证 |
| --- |
| 1. 有肾血管性高血压，缺血性肾病或心脏紊乱综合征的临床表现 |
| 2. 至少具备以下一条： |
| （1）无创性血管成像提示肾动脉狭窄大于或等于50% |
| （2）无创性血管成像提示有血流动力学意义的肾动脉狭窄 |
| （3）无创性血管成像在技术上不充分，诊断质量可疑或没有无创性血管成像设备 |
| （4）高血压发病年龄＜30岁 |
| （5）拟诊肾动脉纤维肌性发育不良是引起肾动脉狭窄的原因 |
| （6）年龄≥60岁患者近期发生高血压 |
| （7）在药物控制高血压的过程中肾脏体积减小或肾功能恶化，尤其在使用ACEI或ARB者 |

### （五）治疗措施

肾动脉狭窄的治疗分为内科治疗、腔内治疗和外科治疗。

1. 内科治疗

（1）修正危险因素：所有动脉粥样硬化性RAS患者都应该积极控制高血压，动脉粥样硬化或肾功能不全相关的危险因素。应严格让患者戒烟，并严格控制糖尿病。

（2）控制血压：ACEI和ARB类药物是控制RAS患者血压的一线用药，但有很多患者需要联合应用各种药物才能恢复正常血压。在肾功能不全的患者中，应该谨慎使用螺内酯，或联合应用ACEI以避免高钾血症的发生。

（3）降血脂：降脂药特别是他汀类药物，与动脉粥样硬化性RAS的逆转有一定的关系。

2. 腔内治疗

大量文献比较腔内治疗和药物治疗RAS的随机试验未能显示患者能从死亡率、透析或心血管不良事件方面明显受益。最近几年的两个大规模的前瞻性研究的结论：2014年的CORAL研究和2017年的RADAR研究，显示单纯药物治疗对比支架植入术，在改善肾功能方面无明显差异。这使得对肾动脉狭窄的支架植入治疗更倾向于保守。尽管目前无循证医学Ⅰ类证据明确指导治疗决策，但是血流动力学明显改变的狭窄合并有肾功能不全、难治性高血压者应该进行治疗，这一点已达成广泛共识。

目前肾血管重建的指征是药物难以控制的高血压和高血压合并终末器官损害。腔内治疗的适应证有：单侧或双侧肾动脉狭窄至少70%和至少有下列临床标准之一（表3-6，表3-7）。

**表3-6　腔内治疗适应证**

| 肾动脉狭窄腔内治疗适应证 |
| --- |
| 1. 应用合适的药物不能控制血压 |
| 2. 与单侧有功能肾动脉狭窄或双侧肾动脉闭塞有关的慢性肾功能不全 |
| 3. 存在肾动脉狭窄但没有其他明确原因的终末期肾病需要依赖肾透析治疗的肾衰竭 |
| 4. 非活动性冠脉缺血或其他心脏本身疾病引起的复发性充血性心力衰竭或一过性肺水肿 |

**表3-7　肾动脉支架植入术适应证和相对禁忌证**

| 肾动脉支架植入术适应证和相对禁忌证 |
| --- |
| 1. 适应证 |
| （1）肾动脉成形术无法获得满意结果 |
| （2）肾动脉开口处狭窄，其正常直径大于或等于5mm |
| （3）既往经球囊血管成形术治疗成功的病变发生再狭窄 |
| 2. 相对禁忌证 |
| （1）非弹性狭窄，球囊血管成形术后狭窄不能减少至50%以下 |
| （2）有脓毒血症 |
| （3）如果发生再狭窄，支架会妨碍外科手术 |
| （4）正常直径≤4mm的动脉发生狭窄 |

3. 开放手术

不建议对缺乏高血压或肾功能不全症状的患者行预防性的肾血管重建术，但是在特定情况下，经验性地行肾动脉开放手术是恰当的，如肾动脉内膜剥脱术、主动脉-肾动脉旁路手术、肾动脉移植术、内脏动脉-肾动脉旁路手术等。

## 二、药物治疗原则及方案

动脉粥样硬化病因导致的肾动脉狭窄性高血压，主要是针对危险因素的控制。2017年欧洲ESVS外周动脉指南提出：肾动脉狭窄的药物治疗以治疗高血压为主。主要的治疗方案为危险因素的控制，生活习惯的改变，控制血压药物的服用。大部分降压药物，如ACEI、ARB、钙通道阻滞药、β受体拮抗药、利尿剂等是可以有效控制高血压的。ACEI和ARB可以很好地使患者获益。

药物降压是肾血管性高血压的基础治疗。可选用的药物有ACEI/ARB，钙通道阻滞药，β受体拮抗药等。在大宗的临床观察研究中，ACEI和ARB可以降低死亡率和致残率，而钙通道阻滞药是安全有效的药物。对于双侧肾动脉狭窄或肾功能恶化的患者，应谨慎使用ACEI/ARB药物，因为服药后可能会导致一过性的尿量减少和肌酐上升，可能会诱发急性肾功能不全。如果肾功能受损，应立刻减量或停药，一般肾功能均能恢复。但临床上非常少的患者会进展至肾衰竭。利尿药可以激活肾素释放，一般不主张用于肾血管性高血压，但患者如果合并原发性高血压、肺水肿或心力衰竭，仍可选用。

抗血小板用药和他汀类降脂药物可以很好地改善生存率，减缓疾病发展进程，降低支架术后再狭窄率。但是双抗还是单抗血小板，指南并无具体推荐。临床中，有的医生倾向单抗即可，有的医生倾向先双抗3～6个月，然后改为单抗治疗。治疗过程中需关注是否存在出血风险。他汀类药物可以改善生存率，延缓疾病的进展，减少肾动脉支架植入术后再狭窄的风险。建议对肾血管性高血压强化降脂治疗，目标为低密度脂蛋白≤1.8mmol/L。

对于大动脉炎导致的肾动脉狭窄疾病，如果大动脉炎在临床上处于活动期，尤其是在急性期，一般主张积极抗炎治疗，多数指南推荐初始治疗为糖皮质激素。但是激素类药物的剂量和疗程如何规定，指南中并无统一推荐，需要大规模的RCT研究来证实。阜外医院蒋雄京教授经过多年的临床实践，总结了相关的经验。泼尼松初始治疗推荐剂量为0.5mg/（kg·d），或30mg/d，若1周内C反应蛋白和红细胞沉降率降至正常，炎症缓解，则可继续维持；如果不达标，可增至1mg/（kg·d），维持治疗2个月以上，随后复查C反应蛋白和红细胞沉降率，如果在正常范围内，可以每月递减5mg，至10～15mg/d低剂量维持。也有研究表明应用免疫抑制剂和糖皮质激素来诱导和维持炎症缓解，常用的免疫抑制剂有氨甲蝶呤、硫唑嘌呤、环磷酰胺等。但联合用药的疗效也无大规模RCT研究来证实。

## 三、典型病例

患者，男性，73岁。

主诉：高血压20余年，检查发现双肾动脉狭窄1个月。

现病史：患者20余年前体检发现高血压，后不规律药物治疗，血压最高可达200/130mmHg，期间反复更换降压药物，效果仍不明显。后就诊完善彩超检查发现双肾动脉狭窄，考虑不除外肾血管性高血压入院。

既往史：陈旧性脑梗死，长期吸烟史。

入院诊断：高血压病肾血管性高血压？双肾动脉狭窄，陈旧性脑梗死，高脂血症。

诊疗经过：患者入院后完善相关彩超检查及肾图，双肾功能中重度受损，考虑由于动脉粥样硬化导致双肾动脉狭窄，导致肾血管性高血压。目前口服药物：硝苯地平控释片30mg qd，培哚普利片4mg qd，氯沙坦钾片100mg qd，美托洛尔片50mg bid，阿司匹林肠溶片100mg qd，阿托伐他汀钙片20mg qn。结合患者病史及检查，考虑双肾动脉狭窄诊断明确，拟行双侧肾动脉支架植入术。术程顺利，分别植入6mm直径支架两枚，术后患者血压较术前明显降低，口服降压药物减少两种。

**【药师点评】**

患者老年男性，双肾动脉狭窄、肾血管性高血压。药物治疗方面，服用降压药，主要目的是控制高血压预防肾功能恶化。患者合用了4种降压药，分别为硝苯地平控释片、培哚普利片、氯沙坦钾片和美托洛尔片。双肾动脉狭窄是ACEI/ARB使用的禁忌证，因此患者选择培哚普利片和氯沙坦钾片不适宜。ACEI/ARB扩张出球小动脉，有可能加重其原已存在的肾缺血，使肾小球内压力进一步下降，肾小球滤过率下降，引起肾功能急剧减退。另外，ACEI和ARB都是作用于RAS系统，不常规推荐联合使用。钙通道阻滞药硝苯地平可安全有效应用于肾动脉狭窄引起的高血压治疗，在降压同时可维持肾脏灌注，尤适合肾动脉狭窄降压治疗所引起肾血流动力学改变的情况。β受体拮抗药美托洛尔也可用于肾动脉狭窄患者的降压治疗。该患者由动脉粥样硬化导致的双肾动脉狭窄，抗血小板药阿司匹林和他汀类降脂药阿托伐他汀可以改善生存率，减缓疾病发展进程，降低支架术后再狭窄率。

（滕乐群　房　杰　师春焕）

# 第八节　原发性慢性下肢静脉功能不全及药物治疗

## 一、疾病简介

慢性下肢静脉功能不全（chronic venous insufficiency，CVI）是血管外科最常见的疾病，发病率约8%，指单纯性下肢静脉曲张，又称原发性下肢静脉曲张（varicose vein of the lower extremities），指在直立测量中大于3mm的皮下浅静脉扩张，与其相近的词语包括静脉瘤、血管曲张和静脉曲张状态。包括累及中轴浅静脉-大隐静脉曲张或小隐静脉曲张，或其他任何下肢浅静脉的分支静脉曲张。常伴有皮肤淤滞性皮炎、血栓性浅静脉炎或经久不愈的顽固溃疡等并发症，导致血管性疼痛，影响工作生活质量。

### （一）病因和发病机制

1. 静脉壁薄弱和瓣膜缺陷

静脉壁相对薄弱，在静脉压作用下可以扩张，静脉瓣膜窦处的扩张导致原有的静脉瓣膜无紧密闭合，发生瓣膜功能关闭不全，血液逆流。瓣膜发育不良或缺失，不能发挥有效地防止逆流作用，导致发病。

2. 静脉内压力持久增高

静脉血本身由于重力作用，对瓣膜产生一定的压力，正常情况下对其不会造成损害，但当静脉内压力持续升高时，瓣膜会承受过重的压力，逐渐松弛、脱垂、使之关闭不全。这多见于有长期站立工作、重体力劳动、妊娠、慢性咳嗽、长期便秘等高危因素的患者，如教师、外科医生、护士、士兵、理发师、售货员、厨师等需长时间站立的职业者皆是高危人群。

### （二）临床表现

早期症状主要表现为患肢酸胀不适或胀痛感，伴有肢体沉重感，久立或午后感觉加重，在平卧、肢体抬高或穿弹力袜时减轻。中后期表现为浅静脉迂曲、扩张。后期特别是交通支静脉瓣膜功能破坏时，或合并深静脉瓣膜功能不全时，可合并小腿下段皮肤营养障碍性病变，包括皮肤萎缩、脱屑、瘙痒、色素沉着、皮肤和皮下组织硬结，甚至湿疹和溃疡形成。可出现患肢尤其是小腿下段踝关节部位可凹性肿胀，晨起时轻，午后加重。可由于外伤或曲张静脉自发性破裂，引起急性出血，或曲张静脉处疼痛，呈现红肿硬结节和条索状物，并发血栓性浅静脉炎。

体格检查主要包括视诊（毛细血管扩张症、静脉曲张度、水肿、皮肤颜色改变、环状静脉扩张、脂性硬皮病、溃疡等）、触诊（条索感、静脉曲张度、压痛、硬化程度、反流、搏动、震颤、腹股沟或腹部肿块等）、听诊（杂音），并检查踝关节活动度；询问患者慢性静脉疾病的症状，如麻刺感、疼痛、烧灼感、肌肉抽筋、下肢肿胀、搏动感或重物感、皮肤瘙痒、下肢不自主运动、下肢疲劳感等。主要体征包括：①大隐静脉瓣膜功能试验（Trendelenburg试验），阳性提示交通支静脉瓣膜功能不全；②交通支静脉瓣膜功能试验（Pratt试验），在两根绷带之间的间隙内出现任何曲张静脉，即意味着该处有功能不全的交通静脉；③深静脉通畅试验（Perthes试验），阳性提示存在深静脉回流受阻。

### （三）辅助检查

1. 多普勒超声

CVI患者首选的诊断检查是多普勒超声。这项检查安全、无创、费用经济而且可靠。多普勒扫描在评价股静脉梗阻和静脉瓣膜功能不全方面非常具有优势。评估深静脉和浅静脉反流应采用患者站立位，患肢外旋，足跟着地，用对侧肢体支撑身体重量。卧位检查会产生各种反流的假阳性和假阴性结果。对慢性静脉疾病患者推荐完整的彩色多普勒超声的四个部分应可视化、压缩性、静脉血流，包括反流时间测定以及扩大化。推荐在站立位诱导出现反流来检查瓣膜关闭不全。可以通过以下两种方法来诱导：通过Valsalva动作增加腹压来评价股总静脉和股-隐静脉交汇处；对于远端静脉通过手动加压或袖囊装置加压、释放压力来检查肢体远端静脉情况。

对于大隐静脉、胫后静脉、股深静脉、静脉异常反流时间，定义为≥500ms。对于大隐静脉、胫后静脉、股深静脉、小隐静脉、交通支静脉异常反流时间，定义为≥500ms；对于股静脉和腘静脉的异常反流时间偏大定义为≥1秒；

SVS/AVF指南制定委员会推荐的交通支静脉功能不全的定义如下：向外反流时间≥500ms，直径≥3.5mm，位置在愈合或活动性溃疡下方。（CEAP class C5-C6）.

2. 容积描记仪（Plethysmography）

容积描记仪（空气法或者应变测量）应用于无创性检查评价小腿肌肉收缩功能，整个静脉的反流情况，以及静脉流出道的梗阻。容积描记仪是对多普勒超声检查的补充。

3. 静脉造影

对于静脉曲张患者以及其他形式的CVI慢性静脉功能不全患者，顺行或逆行的静脉造影选择性的应用于深静脉阻塞、深静脉血栓形成后综合征患者，或拟行腔内或者开放手术治疗者。可以通过直接的静脉受压来评价静脉曲张患者以及来评价髂静脉狭窄的下肢静脉曲张患者。

4. CTV或者MRV

当怀疑近端梗阻或者髂静脉受压，通过来确认伴有盆腔静脉受压或者髂静脉狭窄的下肢静脉曲张患者（May-Thurner综合征），CTV或者MRV都是合适的。

这些患者适合进行重建，如左肾静脉受压（胡桃夹综合征），性腺静脉功能不全，盆腔静脉充血综合征。钆成像的MRI对于静脉畸形，包括先天性的静脉曲张患者特别适用。

5. 血管内超声检查（IVUS）

血管内超声检查（IVUS）成功地应用于评价髂静脉受压和阻塞以及静脉支架植入术后的患者的术后评估。对于患有静脉曲张的患者（IVUS）应该选择性的应用于怀疑或者确诊有髂静脉受压的患者。（IVUS）对于在评估静脉壁的形态、确认诸如小梁形成、瓣膜僵硬、黏膜增厚以及外部受压等形态，这些变化通过传统的静脉造影检查无法发现，并提供狭窄程度的测量。另外，IVUS可以确认静脉支架的位置以及对狭窄的改善程度。

### （四）诊断要点

诊断要点包括：①有长期站立和使腹压升高病史，或下肢静脉曲张的家族史；②患者下肢静脉明显迂曲扩张，站立时曲张加重；③可伴有皮肤色素沉着、血栓性浅静脉炎、出血、溃疡等并发症；④彩色多普勒超声或静脉造影示大隐静脉迂曲扩张，瓣膜功能不全。

鉴别诊断需与以下疾病相鉴别：①原发性下肢深静脉瓣膜功能不全；②下肢深静脉血栓形成后综合征；③布加综合征；④动静脉瘘；⑤静脉畸形骨肥大综合征（Klippel-Trenavnay综合征）。

### （五）治疗措施

原发性慢性下肢静脉功能不全的治疗主要包括保守治疗和手术疗法。

1. 保守治疗

适应证为妊娠妇女、早期轻度静脉曲张或全身情况较差，难以耐受手术的病人。保守治疗方案包括使用压力疗法减少慢性静脉疾病患者静脉压力，同时改变生活方式，如减轻体重、抬高患肢，避免久站久坐，休息时尽可能抬高下肢。

通过压力治疗（Compression treatment）促使下肢静脉血回流，有效的缓解或改善下肢静脉和静脉瓣膜所承受压力。

推荐使用足踝压力为20～30mmHg的压力梯度弹力袜治疗。最常用的弹力袜长度为膝关节高度的弹力袜。

2. 手术疗法

凡有临床症状、中重度静脉曲张、下肢浅静脉瓣膜和/或深浅静脉间交通支瓣膜功能不全以及合并淤滞性皮炎浅静脉炎及溃疡者，并排除深静脉阻塞，均宜行手术治疗。手术主要包括：传统大隐静脉高位结扎、剥脱术、CHIVA技术、射频消融术和硬化治疗等。

## 二、药物治疗原则及方案

### （一）原发性慢性下肢静脉功能不全的药物治疗

静脉活性药物可以增加静脉张力和毛细血管通透性，减轻局部水肿和促进溃疡愈合，用于症状性静脉曲张和进展期的慢性静脉疾病已经有几十年的历史。最常用属皂苷类，如马栗果种籽提取物七叶皂苷（aescin）；黄酮类（flavonoids），如地奥司明（diosmin），橘皮苷（hesperidin）；微粉化纯化黄酮类化合物（micronized purified flavonoid fraction，MPFF），化合药物包括羟苯磺酸钙（calcium dobesilate）。

马栗果种籽提取物：一个独立的循证医学研究回顾了17个RCT研究发现，马栗果种籽提取物（七叶皂苷）对于减轻水肿、疼痛和瘙痒有效。

地奥司明和橘皮苷：黄酮类药物可以影响白细胞和上皮细胞而减轻炎症和水肿。Guilhou等人进行的RCT研究已经证明，慢性静脉疾病患者联合应用压力疗法和黄酮类药物，如微粒化纯化的地奥司明、橘皮苷，可以促进溃疡愈合，减轻症状。尽管在静脉溃疡小于10cm的患者中联合压力疗法时，全部药物的效果微弱，如微利化纯化黄酮类药物组对比安慰剂组其溃疡愈合率为32%：13%（$P = 0.037$）。应用微粒化纯化黄酮类药物可以减少下肢沉重感（$P = 0.030$）。

Coleridge-Smith等人报告了关于五个RCT研究的荟萃分析，概括了723例静脉溃疡患者。研究发现，辅助应用微粒化纯化黄酮类药物6个月，比单纯常规疗法治疗的静脉溃疡患者，其溃疡愈合概率高出32%（相对风险减少32%；95%可信区间，3%～70%）。这些结果证明，应用微粒化纯化黄酮类药物可以促进静脉溃疡愈合。ACCP指南推荐（证据水平2B），患有持续性静脉溃疡的患者应口服微粒化纯化黄酮类药物或先肌注后口服舒洛地特（sulodexide）。SVS或AVF指南也推荐（证据水平2B），对于静脉溃疡患者来说，将微粒化纯化黄酮类药物作为压力疗法的辅助治疗促进溃疡愈合。

**（二）下肢静脉曲张伴溃疡的药物治疗**

1. 全身治疗

己酮可可碱：Dale等人进行的RCT研究证实，己酮可可碱有促进溃疡愈合作用。在双盲安慰剂对照的实验中，64%的患者应用己酮可可碱后静脉溃疡完全愈合，而对照组53%的患者溃疡愈合。然而，这个差别并没有统计学上的显著差异性。

在另外一个RCT研究中，Falanga等人发现，己酮可可碱对于133个患者的溃疡愈合起效。实验组通过给予患者800mg，每日三次的己酮可可碱对比安慰剂组患者，前者溃疡愈合速度增快（$P=0.043$）。安慰剂组、400mg己酮可可碱组和800mg己酮可可碱组完全愈合的中位时间分别为10 083天和71天。高剂量的己酮可可碱组（800mg，每日3次）对比低剂量组更佳有效，尽管高剂量组有更明显的胃肠道反应。这项研究的结论是，己酮可可碱可以加速腿部溃疡的愈合。

在一个最近的RCT研究证明，己酮可可碱联合高压力疗法可以增加伤口愈合的机会，证据水平中等。己酮可可碱组对比安慰机组增加了溃疡愈合的概率，尽管这个结果仅是在校正后分析中才有统计学差异（$P=0.046$）。在美国胸科医师学会静脉指南中，建议对于静脉溃疡患者除局部护理［压力治疗或间歇性加压泵（intermittent compression pump，ICP）］外再加用己酮可可碱口服治疗，剂量为400mg，每日3次，证据水平为［2B］。

2. 局部治疗

生长因子：对伤口愈合起重要作用的生长因子包括：血小板衍生生长因子（platelet derived growth factor，PDGF）、成纤维细胞生长因子（fibroblast growth factor，FGF）和粒-巨噬细胞集落刺激因子（granulocyte-macrophage colony stimulating factor，GM-CSF）。

PDGF-贝卡普莱明是一种PDGF凝胶制剂，能促进细胞增殖和血管生成，从而改善伤口愈合。该生长因子通过局部用含水羧甲基纤维素钠凝胶给药。其适用于无感染的溃疡，而这些溃疡延伸到皮下组织，且有充足血供。

表皮生长因子-一项关于慢性静脉性溃疡的研究中，与安慰剂组对比，局部应用人重组表皮生长因子组患者溃疡面积减幅更大（7% vs 3%）、溃疡愈合率更高（35% vs 11%），但这些差异无统计学意义。上皮化并未受到显著影响。

GM-CSF-皮内注射GM-CSF能促进慢性腿部溃疡（包括静脉性溃疡）愈合。一项试验将60例静脉性溃疡患者随机分为3组，其中2组注射GM-CSF，剂量分别为一次200μg和一次400μg，一周1次，持续4周，另一组给予安慰剂，发现13周时GM-CSF组的愈合率显著高于安慰剂组（分别为57%、61%和19%）。GM-CSF已用于促进各种慢性伤口愈合。

消毒剂和抗菌药物：大多数局部应用的消毒剂和抗菌产品有刺激性，部分有细胞毒性可导致愈合延迟，并可引起接触性过敏反应。不过，其中两种药物对特定人群可能有益。

基于碘的制剂：卡地姆碘是一种抗菌剂，能减少伤口内的细菌负荷，并能为伤口提供湿润环境而刺激愈合。卡地姆碘对所有革兰阳性和革兰阴性菌都有杀菌作用。对于局部用制剂，有一些证据表明采用卡地姆碘的愈合率高于标准治疗。

基于银的敷料：尽管银对细菌有毒性作用，但含银敷料并没有表现出显著益处。一篇系统评价评估了局部用含银敷料对感染伤口的作用，纳入了3项使用不同含银敷料治疗总共847例受试者的试验。第1项试验在腿部溃疡患者中比较了含银泡沫敷料（Contreet）与吸水泡沫敷料（Allevyn）。第2项试验比较了含银藻酸盐敷料（Silvercel）与单纯藻酸盐敷料（Algosteril）。第3项试验在慢性伤口患者中比较了含银泡沫敷料（Contreet）与最佳局部治疗。结果发现，与最佳局部治疗中不含银的敷料相比，含银泡沫敷料在使用4周时并未显著改善溃疡愈合。尽管如此，许多临床医师仍采用含银敷料减少严重的创面细菌污染。

常用敷料：尽管敷料可根据很多特征分类，但根据敷料的保水能力来分类最有用，因为敷料的首要目的是维持创面环境的湿度。据此，敷料可分为开放式、半开放式和半闭合式。

开放式敷料主要包括纱布，通常将纱布用生理盐水浸湿后再放到伤口中。纱布绷带有各种尺寸，包括5cm×5cm、10cm×10cm的正方形敷料，以及宽度8cm或10cm的绷带卷（如Kerlix）。更厚的吸收垫（如ABD垫）覆盖在纱布敷料之上。处理较大伤口时，可使用自粘胶带将大块敷料固定在适当的位置。不建议使用干纱布敷料。湿润的纱布敷料可用于填充较大软组织缺损，直至可以闭合或覆盖伤口。纱布敷料价格便宜，但常需频繁更换。

半开放式敷料通常包括凡士林油、石蜡油或其他油膏浸渍的细孔纱布，商品名包括Xeroform、Adaptic、Jelonet和Sofra Tulle。在上述浸有油膏的细纱布（第1层）上面覆盖吸水纱布和吸收垫（第2层），最后使用胶带或其他粘合方法固定（第3层）。半开放式敷料的优点是费用很低、使用简易；主要缺点是不能维持充分湿润的伤口环境，也不能良好控制渗出液。渗出液可以透过第1层敷料并被第2层吸收，既使得创面床干燥，又浸渍了与第2层敷料接触的周围组织。半开放式敷料还有其他缺点，如敷料体积大、用于某些部位时不方便、需要频繁更换。

各种半闭合式敷料的闭合性、吸收能力、贴合性和抑菌活性各异。半闭合式敷料包括薄膜类、泡沫类、藻酸盐类、水胶体类和水凝胶类。

3. 溃疡伤口的处理

所有伤口均有微生物定植，但并非所有伤口都会发生感染。因此，并非所有伤口都需要抗生素治疗，抗生素应仅用于有临床感染的伤口。尚无已发表的证据支持对无感染的慢性伤口预防性应用抗生素治疗，也无证据表明抗生素治疗能提高无临床感染证据的伤口愈合的可能。存在下列临床感染征象时需应用抗生素：局部症状（如蜂窝织炎、淋巴管炎性红线、化脓、恶臭、湿性坏疽、骨髓炎等）和全身症状（如发热、寒战、恶心、低血压、高血糖、白细胞增多、意识模糊）。

冲洗：液体冲洗对减少细菌负荷和去除松散的异物非常重要，应为常规伤口处理的一部分。通常无须添加稀释碘液或其他消毒液（如氯己定、过氧化氢、次氯酸钠）。这些添加物的抗细菌作用微弱，且某些添加物还可能阻碍伤口愈合。

低压冲洗通常足以去除大多数伤口表面的物质。临床上已证实使用脉冲冲洗下肢慢性伤口可减少细菌负荷。对于高度污染的伤口，使用更高压力冲洗减少细菌负荷的益处可能超过邻近组织可能受损的风险。尽管较高压力冲洗可能导致局部组织损伤和增加组织水肿，但尚无具体数据能确定发生组织损伤或阻碍伤口愈合（而不是改善伤口愈合）的压力临界值。

手术清创：锐性切除清创是用手术刀或其他锐性器械（如剪刀或刮匙）去除失活组织和积聚的碎屑（生物膜）。对慢性伤口进行锐性切除清创能降低细菌负荷，并刺激伤口收缩和上皮化。手术清创最适用于去除大面积坏死组织，且只要有感染证据（蜂窝织炎、脓毒症）均需行手术清创。手术清创也适用于处理慢性不愈合伤口，以去除感染、处理潜行伤口边缘或获取深层组织进行培养和病理学检查。在恰当的临床情况下，连续手术清创似乎会增加愈合可能。

4. 下肢静脉曲张围手术期及术后药物治疗

绝大多数需求治疗的静脉曲张患者存在曲张血管处酸胀、搏动感、下肢沉重、疲劳、抽筋、瘙痒、不安腿、足踝肿胀、压痛或疼痛。可予以静脉活性药物如马栗树籽提取物、地奥司明片改善症状。有些患者有表浅曲张静脉发生血栓性浅静脉炎或出血的病史，或者出现进展性慢性静脉疾病的症状，如水肿、皮肤改变、包括脂性硬皮病，湿疹，色素沉着，已愈合或者活动的溃疡。

并发湿疹：多位于足靴区，严重搔痒，局部渗液，易继发葡萄球菌或链球菌感染。治疗应局部碘伏消毒保持清洁和干燥，手术后湿疹处可外用抗皮炎药物，外用弹力绷带或穿弹力袜有利于控制局部静脉高压。下肢淤滞性皮炎的患者常最先到皮肤科就诊，单纯外用药物治疗该病往往是治标不治本，停药后很快复发，患者非常痛苦，给个人和家庭带来巨大的精神和经济负担。我院皮肤科医生在这方面非常有经验，遇到下肢淤滞性皮炎患者首先介绍到血管外科就诊，原发病静脉的问题解决了，皮炎很快能自愈。因此该病主要是原发病的治疗，即控制静脉高压，辅以皮科外用药治疗。

（1）控制静脉高压：基本措施包括弹力加压绷带、弹力袜以改善静脉回流；抬高患肢，改变久站的生活方式，以防止血液淤积在静脉和皮下液体积聚。锻炼腓肠肌群以增加肌肉泵促进静脉回流的作用。必要时需要外科手术治疗，去除功能不全的隐静脉等。

（2）外用药治疗：同其他类型湿疹的外用药原则，急性期可外用0.05%盐酸小檗碱溶液或0.1%～0.5%依沙吖啶溶液冷湿敷，待分泌物减少再外用糖皮质激素乳膏和40%氧化锌油或氧化锌糊剂。慢性期皮损外用糖皮质激素乳膏和20%氧化锌软膏或青鹏软膏等。顽固的患者可以外用钙调神经磷酸酶抑制剂，如0.1%他克莫司软膏。出现皮肤感染时需要外用抗生素软膏或系统应用抗生素。平时注意加强局部皮肤保湿润肤护理。注意外用药物或润肤剂时需谨慎，因为淤积性皮炎患者的皮肤容易受到刺激或发生过敏反应，很多药物如抗生素（如新霉素）、外用糖皮质激素、羊毛脂、乳化剂、消毒（碘）防腐剂及氧化剂、香料、植物来源的化妆品及现代的伤口敷料都可能加重病情。

5. 下肢静脉曲张伴血栓的药物治疗

血栓性静脉炎：表现局部疼痛，静脉表面皮肤发红、肿胀，静脉呈索条状，压痛，范围较大者可发烧。治疗应抬高患肢，局部用硫酸镁湿敷消肿，穿弹力袜，全身使用抗生素。治疗期间，若发现血栓扩展，有向深静脉蔓延趋向者，应施行高位结扎术，炎症控制效果不佳者应行手术，切除受累静脉及血栓，而且能解决浅静脉曲张的根本问题。

围手术期的静脉血栓预防：有必要对手术患者进行血栓风险评估，并对高危患者进行有选择性的血栓预防处理。有深静脉血栓或血栓性静脉炎病史的患者以及肥胖的患者均属于高危人群，有可能于围手术期内发生深静脉血栓。与最新的ACCP指南要求相似，对于上述高危人群，建议利用低分子肝素；或小剂量普通肝素；或磺达肝素预防深静脉血栓（证据等级1C）。而对于无高危因素的患者，医生除建议早期下床活动外不需要进行常规抗凝治疗（证据等级2B）。

## 三、典型病例

患者，男性，58岁。

主诉：左下肢迂曲团块伴色素沉着20年余。

现病史：患者20余年前出现左下肢浅静脉扩张，迂曲，以内侧为甚，有时感左下肢扩张静脉处刺痛，活动后加重，休息后或晨起时缓解。后左下肢浅静脉曲张渐加重，1年前左下肢内踝区出现色素沉着，在当地医院予口服马栗树籽提取物等药物，未见明显缓解，为求进一步诊治入我院。起病来精神睡眠可，食欲佳，大小便正常，体重无明显变化。

既往史：体健。

专科查体：左下肢皮肤温度、颜色正常，左下肢无肿胀，左小腿多发迂曲扩张静脉团块，足踝区色素沉着，HOMANS征阴性。

辅助检查：

多普勒超声检查提示：左下肢隐股静脉瓣膜功能不全，反流时间大于3秒，左下肢多发迂曲扩张静脉。深静脉通畅，未见血栓。

诊疗过程：

（1）完善血、尿常规、生化、感筛、凝血、心电图等必要术前检查。

（2）手术治疗：患者于全麻下行左下肢大隐静脉微创剥脱高频消融术。手术进行顺利，麻醉满意，术后患者安返病房。

（3）术后治疗：术后口服马栗树籽提取物，地奥司明片改善术后肿胀情况；重点监测生命体征、患肢颜色、温度、肿胀情况及足背动脉搏动情况，监测血、尿常规、生化（重点为肾功能、电解质等）。患者伤口逐步愈合。

出院后处理：

（1）门诊复诊，下肢绷带拆除后外用多磺酸黏多糖乳膏改善淤血色素沉着。

（2）穿医用二级压力弹力袜3个月以上。

（3）嘱患者适当运动，增加小腿肌肉泵功能。

**【药师点评】**

患者中年男性，慢性病程，左下肢静脉曲张诊断明确。患者于全麻下行左下肢大隐静脉微创剥脱高频消融术，术后口服马栗树籽提取物，地奥司明片改善术后肿胀情况。

根据既往循证学证据及临床治疗经验，术后应用马栗树籽提取物马栗树籽提取物，通过降低毛细血管通透性、增加静脉张力、活化静脉瓣膜和促进静脉血液回流等作用，能够有效减少水肿、疼痛和瘙痒。数项安慰剂对照试验以及至少2项荟萃分析认为，与安慰剂相比，马栗树籽提取物可改善慢性静脉功能不全相关的症状。一项研究发现，马栗树籽提取物降低腿部体积与水肿的效果不仅优于安慰剂，还与加压袜的作用相当。马栗树籽提取物的不良反应通常轻微且不常见。

与此同时，联合应用黄酮类药物地奥司明，可以促进溃疡愈合，减轻症状。一篇纳入了5项试验的荟萃分析显示，与安慰剂相比，地奥司明可显著减少腿部症状（如疼痛、沉重感、痛性痉挛和感觉异常）。

（尹 杰 周 双）

# 第九节　急性深静脉血栓形成及药物治疗

## 一、疾病简介

急性深静脉血栓形成（deep venous thrombosis，DVT）指血液在深静脉（多见于下肢）内不正常地凝固形成血栓，使静脉管腔部分或完全阻塞，严重时血栓可能脱落进入并栓塞肺动脉，从而导致呼吸和循环功能障碍。与肺血栓栓塞症（pulmonary thromboembolism，PTE）合称为静脉血栓栓塞疾病（venous thromboembolism，VTE）。DVT是一种常见的血管疾病，在住院患者中也较为常见。

### （一）病因和发病机制

高凝状态、血流淤滞、内皮损伤是导致静脉血栓形成的三大病理机制，称为Virchow三联征。除此以外，内皮功能障碍、炎症、纤溶系统功能受损等因素也是导致DVT发生发展的机制。DVT的危险因素包括：分为以下几类：①高凝状态：包括恶性肿瘤、妊娠、围产期、口服避孕药、激素替代治疗、创伤、手术（尤其是下肢、髋关节、腹部和盆腔）、炎性肠病、肾病综合征、系统性红斑狼疮、脓毒血症、易栓症（如V因子Leiden突变、蛋白C缺乏、蛋白S缺乏、抗凝血酶缺乏等）；②血流淤滞：包括房颤、左心衰竭、卧床或制动、长途旅行（"经济舱综合征"）、静脉曲张或瓣膜功能不全、髂静脉受压迫或梗阻、腘静脉限迫、静脉瘤、肥胖、妊娠等；③内皮损伤：包括创伤、手术、静脉穿刺、化学药物输注、心脏瓣膜疾病或瓣膜置换、静脉留置导管等；④其他：高龄、VTE病史、血型、种族、下腔静脉畸形等。有明确原因的DVT称为继发性的DVT，无明确诱因的DVT称为特发性或原发性DVT。恶性肿瘤、三个月内的手术史、外伤史是院外患者患DVT的三大主要原因。在院内患者中，恶性肿瘤和手术是DVT的两大主要诱因。Caprini评分是最使用的用于评估住院患者血栓风险的评分系统。

### （二）临床表现

深静脉血栓形成以下肢最为常见，也可见发生于上肢深静脉、上腔静脉、下腔静脉等。其临床表现根据血栓部位、时间、侧支循环代偿情况、血栓进展程度、患者体位、治疗手段等不同而呈现不同的表现。患者可以从无症状到肢体肿胀甚至肢体坏疽。急性期常见的症状和体征有：肢体肿胀和张力升高、肢体疼痛、浅静脉怒张、皮肤颜色温度变化等。当出现股青肿、股白肿时，由于肢体动脉血供受到影响，肢体皮肤可出现颜色苍白、发绀甚至花斑，同时伴有患侧肢体皮肤温度降低，需要急诊手术处理。DVT后期可以表现为不同程度的血栓后综合征，如肢体沉重不适、肿胀，久站或活动多后加重；可伴有间歇性静脉性跛行、浅静脉曲张、皮肤色素沉着、增厚粗糙、瘙痒、湿疹样皮炎，形成经久不愈的或反复发作的慢性溃疡等。

DVT伴肺栓塞的患者大多数为无症状性或症状表现轻微。小部分患者为症状性肺栓塞，可出现与肺梗死、呼吸功能受损或血流动力学变化相关的症状。常见的表现包括：呼吸困难、胸痛、咯血、发热、发绀、低血压、晕厥、休克甚至猝死。大面积肺栓塞后期可以表现为不同程度的肺动脉高压。

### （三）辅助检查

D-二聚体（D-dimer，DD）是纤维蛋白的降解产物。DD诊断VTE的敏感性可高达97%。不同的DD检测方法敏感性有所不同。传统的酶联免疫吸附检测法（enzyme-linked immunosorbent assay，ELISA），敏感度最高，但也耗时最长；DD床旁诊断（point-of-care testing，POCT）方便快捷，其敏感度与ELISA基本相当。尽管DD诊断DVT敏感度较高，但特异度较差，原因是除血栓以外的多种原因均可能导致DD升高，如妊娠、手术、创伤、肿瘤、弥漫性血管内凝血等。DD诊断DVT的特异性仅35%，在肿瘤和近期接受手术的患者中，DD的特异性分别为0和18%。DD阴性的患者患DVT的概率较小，但陈旧性血栓、远端性血栓以及应用抗凝等均可使DD水平降低，甚至降到正常范围。DD诊断DVT必须与临床评估和其他辅助检查结合。

彩色多普勒超声和静脉加压超声（compression ultrasonography，CUS）是DVT的首选检查方法，通过管腔内低回声、管腔直径、局部加压后管腔被压扁的情况以及静脉血流特征，可了解血栓大小及其所在部位，并能与其他非血管性疾病鉴别。CUS对近端深静脉血栓的诊断敏感性90%～100%，特异性达到95%～100%。但值得注意的是，CUS对小腿静脉DVT的诊断尚有一定的局限性。对于DD阳性且临床高度怀疑DVT的患者，如果首次CUS结果是阴性的，要在后续14天内一到多次复查以提高DVT的诊断率。

CT血管造影（CT venography，CTV）和核磁静脉显像（magnetic resonance venography，MRV）可以了解静脉的管腔情况，明确DVT的部位。是临床诊断DVT的重要方法。CTV敏感度可达到95%，阳性预测值95%。MRV敏感度约91.5%，阳性预测值94%。

顺行静脉造影曾被认为是诊断DVT的"金标准"。但是顺行静脉造影是有创检查，临床应用受到一定限制。

[18]F标记的氟脱氧葡萄糖正电子发射断层扫描计算机层析成像（[18]F-FDG PET/CT）可以诊断急性血栓，判断血栓的新旧程度，区分急性血栓和瘤栓，在临床当中的应用正在逐步拓展。

### （四）诊断要点

诊断DVT，首先要根据患者的症状、体征和可能的危险因素，评估患者罹患DVT的可能性，最常用的临床可能性评分量表是DVT验前概率Wells评分量表（表3-8）。根据Wells验前概率评分将患者罹患DVT的可能性分为3类：≥0分，提示DVT患病临床可能性低；验前概率评分为1～2分，提示DVT

患病临床可能性中等；验前概率评分≥3分，提示高度可能罹患DVT。

表3-8　Wells评分——深静脉血栓的验前概率评分

| 项目 | 评分 |
| --- | --- |
| 活动性肿瘤（近6个月内接受肿瘤治疗或目前正采取姑息疗法） | 1 |
| 下肢麻痹、瘫痪或下肢石膏固定 | 1 |
| 4周内卧床3天以上或4周内大手术史 | 1 |
| 沿深静脉系统走行的局部压痛 | 1 |
| 下肢肿胀 | 1 |
| 胫骨结节下方10cm处测量的小腿腿围较对侧增加3cm以上 | 1 |
| 患肢可凹性水肿 | 1 |
| 浅静脉侧支循环（非静脉曲张） | 1 |
| 其他比DVT更符合的诊断 | -2 |

注：如果双侧下肢均有症状以症状严重侧为准。

DVT的诊断，需联合患者的验前概率评分、临床表现、D-二聚体检测水平和辅助检查结果，进行综合的评估和诊断，流程如图3-4所示。

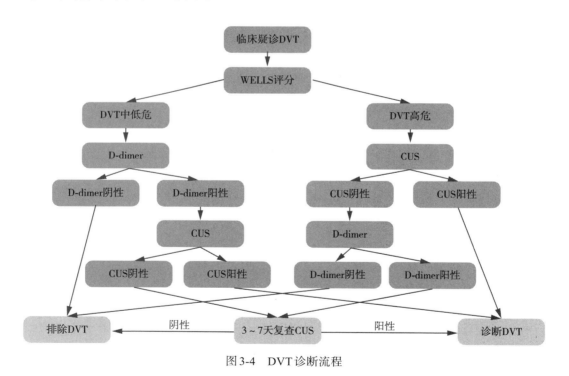

图3-4　DVT诊断流程

值得一提的是，目前还没有行之有效的方法来鉴别血栓的新旧程度，区别复发性血栓和陈旧性血栓，因此对血栓新旧程度的判定还主要依靠传统的检测方法和临床判断。

**（五）治疗措施**

DVT主要治疗目的：预防致死性肺栓塞、防止复发性VTE以及防止血栓后综合征。治疗措施主要包括：一般治疗、抗凝治疗、祛栓治疗和放置下腔静脉滤器等。早期卧床和抬高患肢有助于缓解疼痛和肿胀等症状。在正规有效的抗凝治疗下，患者如果能耐受可佩戴弹力袜下地活动，有助于促进血栓再通。原发疾病治疗或危险因素控制也是DVT治疗的重要措施。抗凝治疗是DVT的主要治疗措施，原则是早期、足量、足程。急性DVT，尤其是急性髂股静脉血栓，早期清除血栓，有助于降低血栓负荷，保护瓣膜功能，促进管腔通畅，降低血栓复发率，减少血栓后综合征的发生率和严重程度。清除血栓的方法，不推荐全身溶栓，而建议采取导管相关微创祛栓措施，如导管溶栓（catheter-directed thrombolysis，CDT）、药物机械除栓（pharmacomechanical thrombolysis，PMT）等。CDT是通过插入到血栓中的导管的侧孔，喷洒尿激酶等溶栓药物，达到祛栓目的。而PMT是通过机械装置插入到血栓中，将血栓击碎并进行抽吸，可以缩短溶栓的时间，减少溶栓药物的剂量，降低出血风险。常用的机械有Angiojet和Aspirex等。外科手术切开祛栓由于创伤较大，已不成为临床首选。急性DVT患者不建议常规放置腔静脉滤器。但是如果患者存在抗凝禁忌，或者为严格抗凝基础上的复发血栓或PTE，建议放置腔静脉滤器。

## 二、药物治疗原则及方案

### （一）急性DVT的抗凝治疗

抗凝治疗是DVT的主要治疗措施。急性DVT一旦确诊，应立即开始抗凝治疗，除非患者存在抗凝禁忌。临床高度怀疑急性DVT的患者，无须等待辅助检查结果，应立即开始抗凝治疗；临床中度怀疑急性DVT的患者，推荐如获得辅助检查结果的时间预计超过4小时，则无须等待，应立即开始抗凝治疗。临床低度怀疑急性DVT的患者，如获得辅助检查结果的时间在24小时内，应等待辅助检查结果以确定是否开始抗凝治疗。抗凝疗程的决定往往需要根据DVT发病原因、初发还是复发、DVT部位（中心型/周围型）和出血风险大小等因素来确定。表3-9列举了几种常见情况中抗凝疗程的制定，表3-10是抗凝治疗的出血高危因素。

表3-9　抗凝疗程的制定

| 情况 | 建议抗凝疗程 |
| --- | --- |
| 继发于一过性危险因素（如手术、长途旅行、外伤等）的中心型/周围型DVT | 3个月 |
| 特发性DVT，无论是周围型还是中心型，建议抗凝治疗至少3个月 | 至少3个月 |
| 初发、无明显诱因的中心型DVT，且评估出血风险中低危 | 3个月以上 |
| 初发、无明显诱因的中心型DVT，且评估出血风险高危 | 3个月 |
| 复发性DVT，且出血风险中低危 | 3个月以上 |
| 复发性DVT，如出血风险高危 | 3个月 |
| 如诱发DVT的危险因素持续存在或不能去除 | 延长抗凝时间，直到DVT的危险因素去除 |
| 恶性肿瘤相关的DVT | 至少3个月。如果肿瘤仍活动或正在接受治疗，抗凝治疗需要一直持续 |

对于接受长期抗凝治疗（3个月及以上）的DVT患者，应定期进行风险效益比评估，以决定是否继续抗凝治疗。对于因各种原因未能及时采取抗凝措施、或者因顾忌出血并发症而未达到标准抗凝的患者，有必要采取更长期的抗凝策略，并评估风险受益比来决定抗凝疗程。

表3-10 抗凝治疗的出血高危因素

| | |
|---|---|
| 年龄＞65岁 | 糖尿病 |
| 年龄＞75岁 | 贫血 |
| 既往出血史 | 抗血小板治疗中 |
| 恶性肿瘤 | 抗凝药物控制不佳 |
| 转移性肿瘤 | 合并基础疾病，功能减退 |
| 肾功能不全 | 近期手术史 |
| 肝功能不全 | 频繁跌倒 |
| 血小板减少症 | 嗜酒 |
| 既往卒中史 | 使用非甾体抗炎药物 |

　　急性DVT抗凝药物的选择需根据发病和抗凝时间，是否合并肿瘤、患者的肝肾功能、出血风险、药物的可获取情况、长期用药的方便性和经济负担、医生的经验和患者的意愿来综合考虑并做出决定。选择原则可参考表3-11。

表3-11 急性DVT抗凝药物选择

| 抗凝阶段 | 是否合并肿瘤 | 推荐抗凝药物 | 不推荐的抗凝药物 |
|---|---|---|---|
| 初始阶段（0～7天） | 否 | 利伐沙班、阿哌沙班、达比加群酯、依度沙班、DOACs、LMWH等 | VKAs、普通肝素 |
| | 是 | LMWH | VKAs、普通肝素 |
| 长期和延长期抗凝阶段（7天～最初3个月和3个月以后） | 否 | DOACs、VKAs | LMWH |
| | 是 | LMWH | VKAs、DOACs |

　　注：LMWH：低分子肝素（low molecular weight heparin）；DOACs直接口服抗凝药（direct oral anticoagulation Drugs）；VKAs：维生素K拮抗剂（vitamin K antagonists）。

　　另外还要注意到抗凝治疗的个体化选择：①无法应用或不愿意注射治疗的，因VKAs需要与胃肠外抗凝药物桥联，可以用利伐沙班；②希望每天服药一次的患者，可以用利伐沙班或VKAs；③肝脏疾病或凝血功能障碍的患者，可以用LMWH；④CrCL小于30ml/min的严重肾功能不全的患者，建议用VKAs；⑤合并冠心病的患者，建议用VKAs或利伐沙班，并尽量避免与阿司匹林等抗血小板药物合用；⑥既往消化道出血史的患者，建议用VKAs；⑦依从性较差的患者，由于可以通过INR监测抗凝效果，故建议用VKAs；⑧同时应用溶栓药物的患者，应考虑持续UFH泵入；⑨可能需要拮抗抗凝效果的患者，建议用VKAs或UFH，两者分别可以通过VitK和鱼精蛋白拮抗；⑩妊娠期妇女建议用LMWH，其他药物可能会通过胎盘屏障，故不建议应用；产妇建议用LMWH或华法林。

　　急性DVT抗凝疗程结束后，应监测D-二聚体水平确定患者是否要终止用药，或进入延长期抗凝治疗。如无阿司匹林用药禁忌，可以口服阿司匹林或小剂量DOACs预防复发。

　　在VKAs治疗期间INR达标、或利伐沙班治疗期间患者依从性好，仍复发的急性DVT，应换用LMWH治疗至少1个月；LMWH治疗期间患者依从性好仍复发的急性DVT，应将LMWH剂量增加1/4～1/3。

### （二）急性DVT的溶栓治疗

　　溶栓是急性DVT的常用治疗方法之一。溶栓药物主要是各种类型的纤溶酶原激活物。早期采用外周静脉输入溶栓药物溶栓进行全身溶栓，但这种方法收效欠佳且溶栓药物用量大，出血风险高，已不作为急性DVT的常规治疗方法。仅在危急情况下需要迅速给药时才会采用。

CDT和PMT是两种最主要的急性DVT微创祛栓方法，尤其适用于血栓负荷较大的急性DVT患者。CDT通过插入到血栓当中的多侧孔导管，向血栓内喷洒溶栓药物。通过多侧孔导管输送溶栓药物，可以减少药物在循环中被纤溶酶原激活物抑制剂灭活，从而达到降低溶栓药物剂量，减少出血并发症的风险。常用的溶栓药物包括尿激酶、重组人组织型纤溶酶原激活物（recombinant human tissue-type plasminogen activator，rt-PA）、阿替普酶、瑞替普酶、替奈普酶等。尿激酶首次负荷量25万～50万U，可以溶解于25～50ml盐水中，在半小时内以脉冲喷洒的方式推入导管中。溶栓过程中，需监测D-二聚体和纤维蛋白降解产物（fibrin degradation products，FDP），两者会因为血栓的溶解而升高，但升高的程度与血栓溶解的程度并不完全相关。随着溶栓过程的进行，凝血因子和纤维蛋白原（Fibrinogen，Fbg）也会被消耗。当Fbg低于100mg/dL，溶栓应暂缓。如连续12小时复查静脉造影影像无变化，溶栓则可以停止。因此，尿激酶的实际用量是根据血栓负荷量、患者纤维蛋白原水平、血栓溶解情况来确定的。阿替普酶、瑞替普酶、替奈普酶治疗急性DVT目前并没有CFDA适应证，但是由于这些药物的对纤维蛋白作用的特异性较高，因此这些药物在指南和文献中有所推荐。目前，CDT治疗急性DVT，以70kg体重为例，阿替普酶的可参考的用量为0.25～2.00mg/h，瑞替普酶0.75U/h、替奈普酶0.25～0.50mg/h。如急性DVT伴发严重肺栓塞，可考虑外周静脉输注阿替普酶，剂量为2小时100mg。

急性DVT溶栓治疗中，通过溶栓导管给入溶栓药物的同时，需要通过鞘管或外周静脉持续泵入肝素，维持APTT在正常值1.5倍，避免已溶解的血栓重新形成。溶栓过程当中，APTT不应超过正常值的1.5倍，否则会带来出血风险升高。

PMT是采用机械方法，如高速水流、高速旋转的刀片和超声波等方法，破碎并抽吸血栓，进一步降低血栓负荷，减少溶栓药物剂量，缩短溶栓时间，减少出血风险。

祛栓手术前一般采用普通肝素抗凝，因为普通肝素半衰期短，比低分子肝素或直接口服抗凝药更容易控制。无论采用哪种祛栓方法。急性DVT的长期抗凝策略不变。

### （三）放置腔静脉滤器后的抗凝治疗

急性DVT患者不建议常规放置腔静脉滤器。但是如果患者存在抗凝禁忌，或者为严格抗凝基础上的复发血栓或PTE，可放置腔静脉滤器。已经放置腔静脉滤器的患者，一旦出血风险消除建议继续抗凝治疗，长期抗凝策略同前。

## 三、典型病例

患者，男性，42岁。

主诉：突发左下肢肿胀8天。

既往病史：否认高血压、冠心病、糖尿病等慢性病史，30余年前曾因右髋关节结核行手术及抗结核治疗，后痊愈；2年前行阑尾切除术。否认药物、食物过敏史。

现病史：患者8天前无明显诱因出现左下肢肿胀、疼痛，范围为自大腿根部以下，皮温增高，无发热、咯血、胸痛、憋气等不适。行超声检查诊为"左下肢深静脉血栓"，行低分子肝素抗凝治疗及足部静脉输液"溶栓"，（具体不详）后口服华法林3mg 1天，症状缓解不满意，来我院急诊，行双下肢深静脉超声，提示左股总、股浅静脉内低回声，诊为"左下肢深静脉血栓"。

诊疗经过：患者入院查血常规正常，肝功能：ALT（谷丙转氨酶）55U/L↑，肾功能正常；凝血PT（凝血酶原时间）12.1s，APTT（活化部分凝血活酶时间）25.4s，INR（国际标准化比值）1.01，D-Dimer

（D-二聚体）3.66mg/L FEU↑；LA（狼疮抗凝物）1.23s↑；HCY（同型半胱氨酸）93.6μmol/L↑。8天前行低分子肝素抗凝治疗及足部静脉输液"溶栓"（具体不详），后口服华法林3mg 1天。考虑INR未达标，入院后立即给予依诺肝素钠6000U皮下注射q12h，同时予叶酸5mg tid口服、维生素B6 10mg tid口服及甲钴胺0.5mg tid口服治疗高同型半胱氨酸血症。入院第2天，患者全麻下行经右股静脉入路，下腔静脉滤器植入；经左胫后静脉入路，左下肢深静脉、髂静脉造影，左股浅静脉、股总静脉、髂静脉血栓抽吸，左髂静脉球囊扩张＋支架植入；经右股静脉入路，下腔静脉滤器回收术，术中予尿激酶50万单位喷洒血栓，手术顺利。术后予肝素持续泵入抗凝［肝素钠注射液（12 500U）2ml静脉泵入（3.6ml/h）＋氯化钠注射液48ml］，监测凝血，目标APTT为60～70s；静脉予奥美拉唑40mg、补液，肌注甲氧氯普胺注射液1ml。术后第1天，主诉腹痛、恶心，加用山莨菪碱注射液10mg肌内注射，解除平滑肌痉挛、胃肠绞痛、胆道痉挛以及急性微循环障碍等，同时停用甲钴胺片。术后第3天，停用甲钴胺片两天后，患者胃肠道反应缓解，认为术后胃部不适症状与此药相关性大。Fbg值呈上升趋势，D-dimmer值先上升后逐渐下降，评估血栓溶解呈好转趋势，继续肝素泵入抗凝治疗，同时监测APTT值的变化。术后第4天，APTT 109.9s，目前肝素减量至5.0ml/h。近两日APTT值基本平稳，溶栓效果良好，于今日停肝素泵，改利伐沙班15mg bid口服，3周后第22天改为20mg每天1次。复查全血细胞指标及同型半胱氨酸指标回报：PLT 287×10⁹/L，HCY49.4μmol/L↑，继续药物治疗，予出院。

**【药师点评】**

患者中年男性，急性病程；无明显诱因，突发左下肢肿胀8天入院，入院后完善相关检查后，左髂静脉闭塞、左下肢深静脉血栓诊断明确，评估患者出血风险，排除手术禁忌后全麻下行经右股静脉入路，下腔静脉滤器植入；经左胫后静脉入路，左下肢深静脉、髂静脉造影，左股浅静脉、股总静脉、髂静脉血栓抽吸，左髂静脉球囊扩张＋支架植入；经右股静脉入路，下腔静脉滤器回收术。手术顺利。术中予尿激酶50MU溶栓治疗，术后肝素泵入抗凝，APTT稳定后改为利伐沙班口服抗凝治疗（15mg bid 3w→20mg qd）。

依据深静脉血栓形成的诊断和治疗指南（第3版）2017年版，深静脉血栓形成（DVT）是血液在深静脉内不正常凝结引起的静脉回流障碍性疾病，常发生于下肢。依据发病时间；DVT分为急性期、亚急性期和慢性期。急性期是指发病14d以内，亚急性期是指发病15～30d；发病30d以后进入慢性期，早期DVT包括急性期和亚急性期。依据本患者的发病时间及病史可明确其为DVT急性期。

药物治疗方面，溶栓治疗的适应证为急性近端DVT（髂、股、腘静脉），全身状况好，预期生命大于1年和低出血并发症的危险。溶栓的禁忌症包括：溶栓药物过敏，近期（2～4周内）有活动性出血，包括严重的颅内、胃肠、泌尿道出血，以及近期接受过大手术、活检、心肺复苏、不能实施压迫的穿刺，近期有严重的外伤，及难以控制的高血压（血压大于160/110mmHg）严重的肝肾功能不全，细菌性心内膜炎，出血性或缺血性脑卒中病史者，动脉瘤、主动脉夹层，年龄＞75岁和妊娠者慎用。结合本患者有适应证无相对禁忌证，可选用置管溶栓治疗。尿激酶对急性期的治疗起效快、效果好、过敏反应少的特点，通常与肝素合用。外周血管插管溶栓建议每天50万～100万U。监测纤维蛋白原（Fbg）变化，Fbg＜1.5g/L是注意出血风险，Fbg＜1.0g/L时停用尿激酶，同时注意D-Dimmer变化。长期抗凝药物的选择，利伐沙班是一种直接口服抗凝药（DOAC），具有生物利用度高的因子Ⅹa抑制剂，其选择性地阻断因子Ⅹa的活性位点，且不需要辅因子（如抗凝血酶Ⅲ）以发挥活性。通过内源性及外源性途径活化因子Ⅹ为因子Ⅹa，在凝血级联反应中发挥重要作用。从非口服抗凝剂转换为利伐沙班：对正在接受持续给药的非口服抗凝剂的患者（如静脉给药的普通肝素），应在停药时开始服用利伐沙班。

（陈跃鑫　唐晓婉）

# 第十节　原发性下肢深静脉瓣膜功能不全及药物治疗

## 一、疾病简介

原发性下肢深静脉瓣膜功能不全（primary lower extremity deep venous valve insufficiency）指深静脉瓣膜不能紧密关闭，引起血液逆流，但无先天性或继发性原因，不同于深静脉血栓形成后瓣膜功能不全。深静脉中瓣膜的游离缘伸长、松弛、下垂，以致在重力作用下血液倒流时，不能使两个相对的瓣叶在管腔正中紧密对合，从而引起深静脉倒流性病变，造成下肢静脉系统淤血和高压，而导致一系列临床症状和体征。先天静脉壁薄弱、扩张、静脉瓣膜缺陷、静脉腔内压力持久升高以及老年静脉壁及瓣膜退行性变是导致下肢静脉瓣膜关闭不全的主要原因。

原发性下肢深静脉瓣膜功能不全常与股隐静脉瓣功能不全同时存在，二者都因下肢静脉高压和淤血，导致一系列临床表现。本病在足靴区皮肤可发生营养性变化，如脱屑、变薄、变硬、粗糙、色素沉着及溃疡形成等方面较单纯股隐静脉瓣膜功能不全为重。

### （一）病因和发病机制

下肢深静脉功能不全确有两种类型，一种是继发性，即血栓形成后遗症，表现为静脉回流障碍；另一种是原发性，即原发性深静脉瓣膜功能不全，表现为静脉血液倒流。原发性瓣膜功能不全多发生于双侧下肢的多个平面上；股静脉瓣膜功能不全的发病率高于腘静脉。

原发性下肢深静脉瓣膜功能不全的瓣膜结构薄弱，在持久的逆向血流及血柱重力作用下，瓣膜游离缘松弛，因而不能紧密闭合，造成静脉血经瓣叶间的裂隙向远侧逆流。静脉扩张是瓣膜损伤后所造成的结果；垂直血柱重力作用，首先破坏股浅静脉第一对瓣膜，并按照"多米诺骨牌"效应，顺序损坏其远侧股浅静脉中的诸瓣膜。病变初期，由于人体的代偿功能，特别是腓肠肌有效的泵作用，静脉血液仍然能快速向心回流，症状较轻。当瓣膜破坏一旦越过腘静脉平面，一方面小腿静脉壁和瓣膜因离心较远而承受更高的压力；另一方面当小腿深静脉瓣膜破坏后，深静脉血液向远侧倒流，可使远侧深静脉瓣膜和交通静脉瓣膜遭到破坏，当腓肠肌收缩时，深静脉中的部分血液经交通静脉倒流入踝上静脉网，使局部浅静脉系统处于淤血和高压状态，从而引起足靴区一系列皮肤营养障碍性病理变化。

### （二）临床表现

患者可出现与单纯性浅静脉曲张类似的症状和体征，但是远较单纯性大隐静脉曲张明显和严重。从轻到重分为三度：轻度：久站后下肢沉重不适，浅静脉扩张或曲张，踝部轻度水肿。中度：浅静脉明显曲张，伴有轻度皮肤色素沉着及皮下组织纤维化，下肢沉重感明显，踝部中度肿胀。重度：短时间活动后就出现小腿胀痛或沉重感，水肿明显并累及小腿明前静脉明显曲张，伴有广泛色素沉着、湿疹或溃疡（已愈合或活动期）。

1. 浅静脉曲张

是最早出现的病理改变。多发生沿大隐静脉和/或小隐静脉解剖分布位置的浅静脉扩张、伸长，而行程蜿蜒迂曲，部分可出现球状扩张。曲张静脉可因血流缓慢而合并感染，导致血栓性浅静脉炎。

2. 肿胀、胀痛

是深静脉功能不全、静脉高压的特征性表现。下肢出现明显的乏力、酸胀、不适或胀痛，有时可有小腿肌肉抽搐。小腿均匀性肿胀，胫前可有指压性水肿。症状在午后、行走时加重，晨起、休息、抬高患肢可缓解。

3. 皮肤营养性改变

皮肤营养性改变包括皮肤萎缩、脱屑、疹痒、色素沉着、皮肤和皮下组织硬结、湿疹和溃疡形成。如果合并踝部交通静脉功能不全，则可加速这些变化的出现。高度扩张的浅静脉易因轻度外伤或自行穿破而并发出血，且难以自行停止。应该特别强调，在患者睡眠中发生的出血，是非常危险的。

### （三）辅助检查

彩色多普勒血管超声：了解深静脉是否通畅，浅静脉是否合并血栓阻塞，并了解深静脉瓣膜、交通支瓣膜和浅静脉瓣膜的功能状况，有无瓣膜关闭不全，血液反流。

下肢深静脉顺行造影和逆行造影结合 Valsalva 技术，可进一步测定深静脉瓣膜功能。根据 Kistner 标准，瓣膜功能的分级如下：①瓣膜功能健全（0级）：平静呼吸时，无造影剂通过瓣膜向远侧泄漏。②轻度瓣膜功能不全（Ⅰ级）：有少许造影剂通过股浅静脉最高一对瓣膜而向远侧泄漏，但不超过大腿近段。③中度瓣膜功能不全（Ⅱ～Ⅲ级）：有多量的造影剂通过深静脉瓣膜而倒流，直达小腿。这一级的瓣膜功能不全可分为中度轻（Ⅱ级）和中度重（Ⅲ级）两类，前者造影剂倒流终止于腘窝平面，后者超过腘窝平面；④重度瓣膜功能不全（Ⅳ级）：造影剂向远侧倒流，直达踝部。

### （四）诊断要点

主要诊断要点包括：①患者除下肢静脉明显迂曲扩张外，可伴有皮肤色素沉着、血栓性浅静脉炎、出血、溃疡等并发症；②彩色多普勒超声或静脉造影示深瓣膜功能不全，股、腘静脉瓣膜反流时间1s以上；③下肢深静脉造影显示瓣膜反流明细。

鉴别诊断主要需与深静脉血栓形成后遗症、原发性下肢静脉曲张和 Klippel-Trenaunay 综合征等相鉴别。

### （五）治疗措施

凡有明显的临床症状和体征，经各种检查确诊为原发性下肢深静脉瓣膜功能不全，属3级或4级深静脉倒流者，是深静脉瓣膜重建术的适应证。应根据静脉瓣膜破坏的严重程度，采用合理的术式进行手术治疗。瓣膜重建术包括瓣膜修复术和瓣膜替代术两大类。前者主要为腔内瓣膜修复术、管壁外瓣膜修复术和瓣膜包窄术等；后者为自体带瓣静脉段移植术、深静脉移位术和腘静脉外肌袢成形术等。

## 二、药物治疗原则及方案

### （一）原发性下肢深静脉瓣膜功能不全的药物治疗

患者可出现与单纯性浅静脉曲张类似的症状和体征，但是远较单纯性大隐静脉曲张明显和严重，溃疡发生率高，药物治疗方面除传统静脉曲张用药外，促进溃疡愈合用药尤为重要。

阿司匹林：阿司匹林可加快慢性静脉性溃疡的愈合，并因此可用于治疗对其无禁忌证的患者。血小板增多症和血小板体积增加是与慢性静脉功能不全有关的特征。

一项纳入了20例患者的小型双盲随机临床试验发现，300mg/d的肠溶阿司匹林与安慰剂相比显著提高了4个月时治愈的溃疡患者数（38% vs 0），并且增加了溃疡显著减小的患者人数（52% vs 26%）。此研究中的所有患者均还采用了加压绷带治疗。在另一项纳入了78例患者的研究中，使用300mg/d阿司匹林的患者与对照组相比，其治愈时间缩短（12w vs 22w）。治疗组和对照组均使用了加压疗法。影响溃疡预后的主要因素是溃疡面初始大小。

己酮可可碱：一些试验已在静脉性溃疡患者中对不同剂量己酮可可碱（联合或不联合辅助性加压疗法）的效果进行了研究。一项荟萃分析对11项质量不一的试验进行了评估，结果表明与安慰剂或不治疗相比，己酮可可碱对溃疡全部或部分愈合显著更有效（RR 1.7，95%CI 1.3～2.2）。己酮可可碱作为加压疗法的辅助治疗比无加压疗法的药物治疗更为有效。当不与加压疗法联合使用时，己酮可可碱（一次800mg tid）比安慰剂或不治疗更为有效。胃肠道副作用（恶心、消化不良和腹泻）在己酮可可碱治疗的患者中相对常见。

前列环素类似物：伊洛前列素［碳化前列环素，以0.5～2.0ng/（kg·min）的剂量肠外给药］是前列环素的合成类似物，也是一种强效的血管舒张药，可抑制血小板聚集和黏附，增加红细胞变形性，改变中性粒细胞功能（包括自由基生成），以及毛细血管通透性，并可能有助于修复受损的内皮。在一项随机试验中，静脉输注3周的伊洛前列素与生理盐水相比，前者提高了溃疡治愈率和下肢溃疡缓解的患者比例（150日时100% vs 84%）。静脉给药的伊洛前列素在美国尚无法获得。

舒洛地特：舒洛地特是一种高度纯化的糖胺聚糖，该药具有抗血栓活性和纤溶酶原活性以及其他药理作用，前两者与其对抗凝血酶Ⅲ和肝素辅因子Ⅱ的亲和力有关。

一项随机双盲试验纳入了230例溃疡大小和持续时间不同的静脉性溃疡患者，对舒洛地特（肌内注射，一次60mg qod，持续20日；随后口服，一次50mg bid，持续70日）和安慰剂的疗效进行了比较。两组患者还接受了局部伤口处理和加压包扎，直至溃疡愈合。在2个月和3个月时，舒洛地特组的治愈率明显高于安慰剂组（2个月时，35% vs 21%；3个月时，52.5% vs 32.7%）。在意向治疗分析中，这相当于在第3个月时，每额外治愈1例溃疡患者，需要采用舒洛地特治疗的患者数为5例。采用舒洛地特最有可能治愈的溃疡为小于10cm$^2$且相对近期发作（至多12个月）的溃疡。舒洛地特组和安慰剂组在不良事件方面无差异。

### （二）原发性下肢深静脉瓣膜功能不全围手术期及术后药物治疗

术后患肢抬高，鼓励病人在麻醉作用消失后，做患肢足跖背伸运动，早期下床活动。瓣膜修复成形术后应予低分子肝素抗凝1周，此后过渡到华法林口服抗凝，至少持续半年。3个月及半年后复查治疗效果，注意有无复发。

## 三、典型病例

患者，男性，67岁。

主诉：右下肢酸胀不适10年余，加重伴迂曲团块伴色素沉着5年。

现病史：患者10余年无明显诱因出现右下肢酸胀不适感，晨轻暮重，久站后加重，休息可缓解，当时未在意，未做诊治。5年前右下肢酸胀感加重，渐出现右下肢浅静脉扩张，迂曲，以内侧为甚，伴足靴区色素沉着，为求进一步诊治入我院。起病来精神睡眠可，食欲佳，大小便正常，体重无明显变化。

既往史：体健。

专科查体：右下肢皮肤温度、颜色正常，右下肢呈可凹性肿胀，右小腿多发迂曲扩张静脉团块，足踝区色素沉着，HOMANS征阴性。

辅助检查：下肢静脉造影显示股静脉Ⅲ级反流：有多量的造影剂通过深静脉瓣膜而倒流，直达小腿，造影剂倒流超过腘窝平面。

诊疗经过：

（1）完善血、尿常规、生化、感筛、凝血、心电图等必要术前检查。

（2）手术治疗：患者于全麻下行右下肢股静脉第一对瓣膜腔外成形术，术中游离显露股静脉第一对瓣膜，腔外以人工血管包裹缩窄。同时结合大隐静脉射频消融术，手术进行顺利，麻醉满意，术后患者安返病房。

（3）术后治疗：围手术期低分子肝素抗凝；伤口局部规律换药。重点监测生命体征、患肢颜色、温度、肿胀情况及足背动脉搏动情况，监测血、尿常规、生化（重点为肾功能、电解质等）。患者伤口逐步愈合，可下床活动后予出院。

出院后处理：

（1）门诊复诊，伤口按需换药。华法林抗凝治疗半年，定期行血管影像学检查。

（2）穿医用二级压力弹力袜半年以上。

（3）嘱患者适当运动，增加小腿肌肉泵功能。

**【药师点评】**

患者老年男性，"下肢股静脉瓣膜功能不全"诊断明确，于全麻下行右下肢股静脉第一对瓣膜腔外成形术。患者围手术期应用起效快、半衰期短的非口服抗凝药物：低分子肝素抗凝治疗以预防血栓的形成，术后桥接至华法林口服，INR控制在2.0～3.0，抗凝疗程为半年。

华法林口服吸收完全，4小时达血药峰浓度，抗凝效果通常出现在服药后24小时内，但抗凝效果的峰值可能延迟至72～96小时，为保证抗凝效果，术后开始服用华法林，同时延续低分子肝素治疗5日以上直至INR在目标范围内2日。根据《华法林抗凝治疗的中国专家共识》建议，中国成年人的华法林初始剂量为1～3mg，临床常以3mg qd开始服用，此后2～3天后开始每日或隔日监测国际标准化比值（INR），直到INR达到治疗目标并维持至少2天。此后，根据INR水平的稳定性数天至1周监测1次，若稳定可适当延长，出院后可每4周监测1次。

服用华法林期间须监护患者的用药剂量、服药时间、食物及药物相互作用，并对患者进行相关知识的患者教育。华法林抗凝治疗期间注意观察患者有无出血，包括大小便颜色、皮肤浅表出血点、血肿及其他出血现象。患者若出现与华法林相关的严重出血，首先应立即停药，必要时静脉注射维生素$K_1$逆转抗凝效果。

（尹 杰 周 双）

## 参 考 文 献

[1] V Aboyans，Ricco JB，Bartelink MEL，et al. 2017 ESC Guidelines on the Diagnosis and Treatment of Peripheral Arterial Diseases，in collaboration with the European Society for Vascular Surgery（ESVS）：Document covering atherosclerotic disease of extracranial carotid and vertebral，mesenteric，renal，upper and lower extremity arteriesEndorsed by：the European Stroke Organization（ESO）The Task Force for the Diagnosis and Treatment of Peripheral Arterial Diseases of the European Society of Cardiology（ESC）and of the European Society for Vascular Surgery（ESVS）［J］. Eur Heart J，2018，39（9）：763-816.

[2] Task FM，Aboyans V，Ricco JB，et al. 2017 ESC Guidelines on the Diagnosis and Treatment of Peripheral Arterial Diseases，in collaboration with the European Society for Vascular Surgery（ESVS）［J］. Eur J Vasc Endovasc Surg，2017，S1078-5884：30454-30459.

[3] Kearon C，Akl EA，Ornelas J，et al. Antithrombotic Therapy for VTE Disease［J］. Chest，2016，149（2）：315-352.

[4] N Sakalihasan，Michel JB，Katsargyris A，et al. Abdominal aortic aneurysms［J］. Nat Rev Dis Primers，2018，4（1）：34.

［5］Chaikof EL，Dalman RL，Eskandari MK，et al. The Society for Vascular Surgery practice guidelines on the care of patients with an abdominal aortic aneurysm［J］. Journal of vascular surgery：official publication，the Society for Vascular Surgery and International Society for Cardiovascular Surgery，North American Chapter，2018，67（1）：2-77. e2.

［6］N Lameire，Kellum JA. Contrast-induced acute kidney injury and renal support for acute kidney injury：a KDIGO summary（Part 2）［J］. Crit Care，2013，17（1）：205.

［7］主动脉夹层诊断与治疗规范中国专家共识［J］. 中华胸心血管外科杂志，2017，33（11）：641-654.

［8］中国血栓性疾病防治指南［J］. 中华医学杂志，2018，98（36）：2861-2888.

［9］中华医学会外科学分会血管外科学组. 颈动脉狭窄诊治指南［J］. 中国血管外科杂志，2017，（2）：78-79.

［10］抗血小板治疗中国专家共识［J］. 中华心血管病杂志，2013，（3）：183-194.

［11］M Roman，Biancari F，Ahmed AB，et al. Prothrombin Complex Concentrate in Cardiac Surgery：A Systematic Review and Meta-Analysis［J］. Ann Thorac Surg，2019，107（4）：1275-1283.

［12］Fowkes FG，Rudan D，Rudan I，et al. Comparison of global estimates of prevalence and risk factors for peripheral artery disease in 2000 and 2010：a systematic review and analysis［J］. Lancet，2013，382（9901）：1329-1340.

［13］Hoeks SE，Poldermans D. European Society of Cardiology 2009 guidelines for preoperative cardiac risk assessment and perioperative cardiac management in noncardiac surgery：key messages for clinical practice［J］. Pol Arch Med Wewn，2010，120（7-8）：294-299.

［14］Olinic DM，Tataru DA，Homorodean C，et al. Antithrombotic treatment in peripheral artery disease［J］. Vasa，2018，47（2）：99-108.

［15］O Dag，Kaygin MA，Erkut B. Analysis of risk factors for amputation in 822 cases with acute arterial emboli［J］. Scientific World Journal，2012，2012：673483.

［16］I Robertson，Kessel DO，Berridge DC. Fibrinolytic agents for peripheral arterial occlusion［J］. Cochrane Database Syst Rev，2013，（12）：D1099.

［17］陈孝平，汪建平. 外科学［M］. 第8版. 北京：人民卫生出版社，2013：503-504.

［18］MS Modaghegh，Hafezi S. Endovascular Treatment of Thromboangiitis Obliterans（Buerger's Disease）［J］. Vasc Endovascular Surg，2018，52（2）：124-130.

［19］J Tang，Gan S，Zheng M，et al. Efficacy of Endovascular Radiofrequency Ablation for Thromboangiitis Obliterans（Buerger's Disease）［J］. Ann Vasc Surg，2017，4278-4283.

［20］Anand SS，Bosch J，Eikelboom JW，et al. Rivaroxaban with or without aspirin in patients with stable peripheral or carotid artery disease：an international，randomised，double-blind，placebo-controlled trial［J］. Lancet，2018，391（10117）：219-229.

［21］J Yong，Zhang S，Gao Y，et al. Effects of aspirin combined with cilostazol on thromboangiitis obliterans in diabetic patients［J］. Exp Ther Med，2018，16（6）：5041-5046.